스포츠 손상 예방 해부학

Sport Injury Prevention _ANATOMY_

스포츠 손상 예방 해부학

Sport Injury Prevention ANATOMY

David Potach
Erik Meira

영 문 출 판 사

■ **공동역자**(가나다 순)

김성언 (주)펄스 대표이사
프리미엄 PT센터 펄스짐 대표
세종대학교 산업대학원 스포츠산업학과 교수
김용주 남서울대학교 스포츠건강관리학과 외래교수
김효철 원광디지털대학교 한방미용예술학과 교수
박세웅 더에이랩(주) 대표
백형진 가천대학교 특수치료대학원 운동치료전공 교수
성기석 한국선수트레이너협회 이사장
송치웅 어바웃머슬 대표
안정환 정형외과 전문의
양홍석 KHMA 교육협회 협회장
이지현 대한운동전문가협회 이사
임근우 한림성심대학교 레저스포츠과 겸임교수
임석민 서울 클래스 병원 정형외과 전문의
임진우 서울 클래스 병원 정형외과 전문의
장호수 서울 클래스 병원 대표원장
차범걸 바디어스 대표

■ **감수**

재활의학과 전문의 이종민
현) 한맘플러스재활의학과의원 재활원장
현) 대한민국농구협회 국가대표 팀닥터
현) 두산베어스 필드닥터
전) 서울투탑정형재활병원 재활원장
삼성서울병원 인턴 수료(최우수 인턴)
국립재활원 전공의 수료
분당서울대학교병원 전임의
Pilates Instructor
ICN bikini pro

Sport Injury Prevention Anatomy
by David Potach and Erik Meira

스포츠 손상 예방 해부학

2023년 9월 11일 초판 인쇄
2023년 9월 19일 초판 발행

지 은 이 : David Potach • Erik Meira
옮 긴 이 : 김 성 언 외
발 행 인 : 박 병 조
발 행 처 : 도서출판 영문출판사
등 록 : 1987년 12월 21일 제2-419호
주 소 : 서울시 강남구 삼성동 69-2
전 화 : (02) 514-5590, 776-5590
팩 스 : (02) 756-8943
E-mail : yeongmunsa@empas.com
홈페이지 : www.ymsbook.net
정 가 : 25,000원
ISBN 978-89-7224-556-8 93510

※ 파본은 교환해 드립니다.

역자 서문

'스포츠 손상 예방 해부학'은 건강과 운동을 지도하는 모든 이들에게 스포츠의학을 위시한 운동손상학과 해부학을 보다 쉽게 학습할 수 있도록 도와주는 필독서 입니다. 많은 사람들이 스포츠 활동을 즐기면서도 부상의 위험에 직면하게 되는데, 이를 최소화하기 위해서는 신체의 구조와 기능을 이해하는 것이 중요합니다. 본 서적은 주로 인체의 해부학적 구조와 관련된 내용을 다루면서 스포츠 활동과 관련하여 어떻게 부상을 예방할 수 있는지를 설명하고 있습니다.

특히, 기초가 부족한 사람들도 운동학적 관점의 해부학 기본 개념을 이해할 수 있도록 쉽게 설명되어 있으며, 최신의 운동손상 및 예방운동에 관련된 연구와 전문가들의 분석이 잘 통합되어 있습니다. 또한 상세한 해부학적 삽화들과 함께 운동과 프로토콜에 대한 심층적인 지식이 담겨있어 초보자부터 고급자까지 모두에게 도움이 되는 가이드입니다. 더군다나 운동손상 및 예방운동 관련된 인체의 움직임과 해부학적인 내용들을 세세하게 다루고 있어 건강운동관리사를 비롯해 트레이너, 물리치료사, 필라테스 강사, 생활 또는 전문 스포츠지도사 등 운동을 지도하는 분들에게 매우 유용하게 활용될 것으로 기대됩니다.

본 서적은 돌아서면 금세 잊히는 단순 암기식 학습이 아닌 해부학의 실전적인 지식습득을 위해 스포츠손상예방과 관련된 메커니즘 등을 토대로 해부학을 풀어내 운동 지도자들 뿐만 아니라 관련 학과 학생들에게도 좋은 교재로 활용될 가치가 충분합니다. 또한, 번역과정에서는 저자의 의도를 왜곡하지 않고 내용이 독자들에게 잘 전달될 수 있도록 대학병원과 피트니스 센터에서 건강운동관리사로 근무하면서 경험한 임상의 재활 트레이닝 노하우를 반영하였습니다. 독자들은 스포츠 및 운동활동 중 발생할 수 있는 다양한 부상과 위험 요소를 인식하고, 이를 예방하기 위한 방법과 기술들을 습득할 수 있을 것입니다.

현재 헬스케어 벤처기업의 대표이자 대학에서 학생들을 가르치시는 교수이며, 건강과 운동에 관한 여러 다양한 콘텐츠를 기획하고 전달하는 건강운동 전문가로 활동 중이기에 매일 많은 운동 지도자들을 만나면서 실전에서 필요로 하는 지식들에 대해 누구보다 큰 공감을 가지고 있습니다. 관련 학과 학생들을 포함한 많은 운동 지도자들이 본 서적을 통해 그 갈증을 해소할 수 있으리라 생각됩니다.

마지막으로 '스포츠손상예방 해부학'이 나오기까지 협력하고 참여해주신 모든 분들께 깊은 감사의 인사를 드립니다. 여러분의 노고가 훌륭한 정보와 지식을 전달하는데 큰 도움이 되어 독자들이 스포츠손상예방 해부학과 친해질 수 있는 계기를 만들어 줄 것입니다. 감사합니다.

대표역자 김성언 ES. Ph.D.

차례

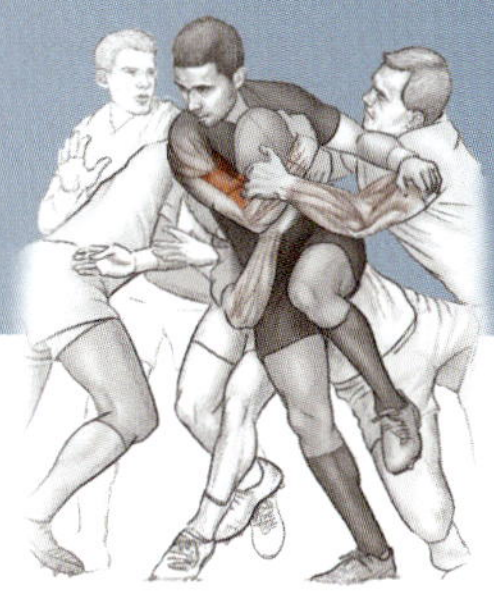

개요

활동적인 것은 평생의 건강한 생활 스타일의 중요한 부분이다. 신체적인 활동은 심장과 근육 건강을 증진시키고, 스테미너와 멘탈 예리함을 증가시키고, 혈당과 체중을 조절하는데 도움을 준다. 다행히, 많은 사람들은 신체활동의 이득을 봐왔다: 스포츠와 운동 참여율은 지난 20년간 점진적으로 증가되어 왔다. 그러나, 더 깊게 보면, 공식적인 팀스포츠 참가자 비율은 조금씩 감소되었고, 이는 신체활동 참여 또한 감소했다는 것을 의미한다. 이러한 변화의 이유가 다양할지라도, 가장 흔한 이유 중 하나는 건강의 감소와 부상이다. 젊은 나이에서 스포츠 참여자들 중 많은 운동선수들은 부상과 그전 기령으로의 재기불능 때문에 "은퇴"했다. 신체활동의 많은 이점 때문에, 부상의 위험을 줄이는 방법을 찾는 것과 사람들을 젊을 때 스포츠와 운동 안에서 활동적으로 유지시키는 것은 유익하다.

스포츠, 운동, 그리고 신체활동에 적용할 때, 손상 방지의 목표는 부상의 위험을 줄이고 건강과 선수개인과 팀의 삶의 질을 향상시킴으로써 건강한 생활 스타일을 증진시킨다. 이것은 적절한 운동 또는 스포츠 복용량과 타이밍 가이드라인을 따르면서 특정 운동을 수행함으로써 가장 잘 달성된다.

그러나 손상 예방이 가능한가? 이 질문에 대답하기 전에, *손상 예방*이 무엇인지 정의해 보는 것이 중요하다; 이것은 보기 보다 좀 더 복잡하다.

손상 INJURY

손상은 기능을 손상시키는 특정 구조물의 데미지로 정의된다. 손상은 보통 외부 물체와 함께 상호 작용으로 유발된다 — 예를 들어, 넘어지는 것은 몸이 땅(외부 물체)에 닿는 것을 의미하고, 이는 손상이 발생할 수 있다 — 그러나 이것들은 또한 가속, 감속, 방향 전환, 단시간에 너무 많은 경기 또는 경기, 신체활동, 또는 운동을 위해 몸이 제대로 준비되지 않을 경우에도 발생할 수 있다.

손상 방지 INJURY PREVENTION

*방지*라는 단어의 흔한 사용은 무언가 일어나기(happening) 전에 막는 것을 의미하지만, 이것은 늦추거나, 방해하거나, 또는 사건을 미연에 방지(forestall)하는 것을 의미할 수 있다. 그러므로, *손상 방지*에 대한 정의는 — 다음 장에서 논의되는 — 손상이 발생하기 전에

가능성을 줄이는 것을 의미한다. 모든 손상을 발생하기 전에 막을 수 있다고 생각하지 않는다. 대신에, 부상이 발생하기 전에 특정 위험 요소를 사전에 해결하는 것은 — 특정 운동을 수행하고 적절한 운동과 신체활동 가이드라인을 수행하는 것처럼 — 부상을 방지하고 손상의 위험과 정도를 줄일 수 있다고 믿는다. 계속해서 *방지*라는 단어를 사용하겠지만, 정의를 마음속에 새기고 있어야 한다.

감소된 손상률 DECREASED INJURY RATE

특정 해부학적 구조물을 타겟을 했는지 — ACL, 발목, 또는 햄스트링 — 또는 특정 스포츠의 선수 — 러너, 레슬러, 또는 축구선수와 같이 — 손상 방지 프로그램이 손상의 위험을 줄인다는 근거가 압도적이다. 사실, 몇몇의 연구들은 이러한 프로그램에 참여하는 것이 손상의 위험성을 75%까지 줄인다고 하였다! 연구된 손상 방지 프로그램은 특정 손상을 위한 것들이 포함된다.

- 전방십자인대(ACL) 손상(Ardern et al. 2018; Petushek et al. 2019; Tanaka et al. 2020),
- 발목 염좌(Vuurberg et al. 2018),
- 햄스트링 좌상(Ayala et al. 2019; van Dyk et al. 2019),
- 하부 요부 좌상(Shiri et al. 2018)
- 어깨 불안정(Niederbracht et al. 2008), 그리고
- 뇌진탕(Schneider et al. 2017).

이러한 연구는 스포츠와 신체활동을 타겟한 손상 방지 프로그램 또한 포함한다.

- 던지기(Wilk et al. 2021),
- 런닝(Taddei et al. 2020; Warden et al. 2014),
- 축구(Crossley et al. 2020),
- 레슬링(Grindstaff and Potach 2006),
- 체조(Sands 2000),
- 춤(Fuller et al. 2020), and
- 농구(Cherni et al. 2019)

이러한 프로그램들은 — 그리고 추가로— 손상 위험을 줄이는 것을 보여왔다. 게다가, 여러 협회들은 그들만의 손상 방지 프로그램들을 알려왔다. 이들 중 대부분은 ACL에 초점을 맞춘다.

- 11+(공식적으로 FIFA 11+로 알려져 있음) (FIFA Medical Netwark),
- 스포츠메트릭스(신시내티 대학),

- PEP(Prevent injury, Enhance Performance) Program(산타모니카 스포츠 메디신 연구 파운데이션),
- Knäkontroll, 그리고
- Thrower's Ten(American Sports Medicine Institute).

모든 프로그램의 일반적인 추천은 스트렝스, 플라이오메트릭, 스피드 그리고 민첩성, 가동성, 그리고 유산소성 지구력 운동의 조화를 포함한다. 그러나, 손상 방지를 위한 가동성 운동은 다양한 결과를 보여왔다는 점을 유념한다.

손상 방지 INJURY PREVALENCE

손상 방지 프로그램에 참여하는 것은 모든 운동선수들에게 추천되지만, 특히 착지나 감속, 그리고 방향 전환이 많이 포함되는 축구, 농구, 풋볼 그리고 발리볼과 같은 스포츠의 선수들에게 더욱 권장된다; 이러한 스포츠의 선수들은 다른 스포츠에 비해서 더 높은 손상률을 보인다. 손상 방지는 어깨와 팔꿈치 손상 위험이 증가하는 야구선수들에게 또한 추천된다 — 특히 많이 공을 던지고 빠르게 던지는 투수와 포수에게.

비록 대부분의 ACL 손상은 남자가 차지할지라도, 축구나 농구와 같은 스포츠를 하는 여성들은 남성 선수보다 여섯 배 높은 손상 비율을 보인다 — 남성 풋볼선수와 유사한 손상률을 보인다. 이러한 비율 때문에, 우리는 모든 여성 운동선수들에게 — 특히 고위험으로 분류되는 축구나 농구와 같은 스포츠를 하는 선수들에게 — 그리고 풋볼 남자선수들에게 ACL을 타겟으로 하는 손상 방지 프로그램을 추천한다.

참여 PARTICIPATION

불행하게도, 질문을 했을 때 선수들 중 90% 가까이 되는 선수들이 손상 방지 프로그램에 참여하고 싶다는 의견을 표출해도 20%보다 낮은 비율만이 이러한 프로그램을 수행했다. 게다가 유스 축구 코치 중 33%보다 낮은 비율만이 그들의 선수들에게 손상 방지 프로그램을 수행시켰다. 이러한 프로그램에 참여하는 것을 방해하는 요소들은 다음과 같다:

- *교육의 부재.* 그러나, 교육을 했을 때, 오직 절반의 코치들만 그들의 선수들에게 운동을 수행시켰다(Sugimoto et al 2017).
- *인지의 부재.* 오직 33%의 선수들만 이러한 프로그램의 존재를 인지하고 있다(Tanaka 2020).
- *시간의 부재.* 대부분의 프로그램들은 15분 미만으로 수행할 수 있을지라도, 많은 코치들은 연습시간을 이러한 프로그램에 할애하고 싶어하지 않는다.

이 문장의 목적은 왜 손상이 발생하고 손상 방지 프로그램 뒤에 숨어있는 원리에 대해서 기초적인 이해를 돕기 위함이고, 흔한 손상 방지 운동들은 손상 위험을 줄이기 위해서 쉽게 수행할 수 있게 하기 위함이다. 비록 이러한 운동들을 디자인하고 수행하는 것은 다치지 않을 것이라는 것을 보장하지 않지만, 적은 시간 투자로 손상 위험을 확 줄일 수 있고 또한 퍼포먼스도 향상시킬 수 있다고 믿는다.

이것을 하기 위해서, 우리는 손상 방지 프로그램을 디자인하기 위해 사용되었던 일반적인 생리학과 훈련 원칙들을 제공할 것이다. 이 배경 요소들은 특별 손상의 위험을 줄이는 운동의 섬세한 묘사를 포함하는 장에서 나올 것이다. 이 운동들은 운동모드와 운동을 수행시키기 위한 단계, 관련된 근육, 그리고 예방을 위해 가장 좋은 것은 운동이라는 예방적 중점 섹션이 포함된다. 다음 장들에 나올 각각의 운동들은, 세 개의 아이콘으로 볼 수 있다, 세 개중 하나의 운동 모드는: 스트렝스 트레이닝 운동, 플라이오메트릭 운동, 그리고 특별 트레이닝 운동으로 나뉜다(아이콘을 본다). 이 아이콘들의 목적은 운동 모드 또는 운동에 대부분 적용된 모드를 명확히 하는 것이다; 적용 가능한 모드는 풀 컬러와 운동에 적용되지 않는 스크린백 아이콘으로 표시된다. 이 세 가지의 운동 모드는 제2장에서 상세히 설명된다.

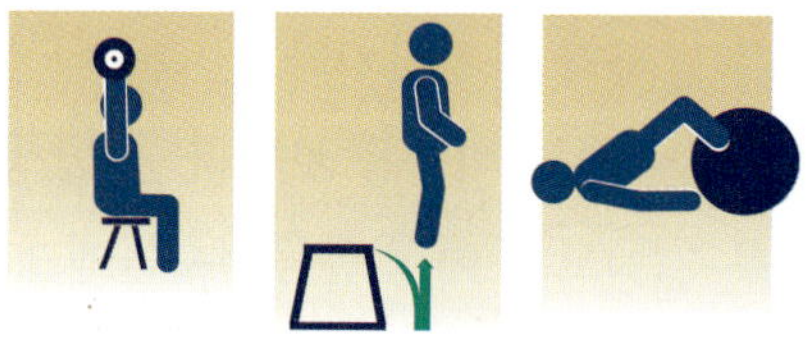

각각의 운동은 수행하는 방법에 대해서 해부학적 삽화를 추가해서 너의 이해를 돕는다. 운동의 자세 때문에 운동 그림 안에서 관련된 근육들을 다 보지 못할 수도 있다; 포함되는 모든 근육은 분리된 부분에 각 운동별로 정리되어 있다. 일부 운동그림은 근육이 움직이지 않는 사지에서만 쉽게 보이는 경우가 있다; 이 경우 운동에서 움직이는 사지 말고 안 움직이고 보이는 사지에 라벨이 나타날 것이다. 게다가, 이러한 삽화는 색칠 되어서 주된 근육과 부수적인 근육 그리고 결합조직의 특징들이 각각의 운동안에서 표시될 것이다.

주된 근육　　부수적인 근육

책은 특정 운동과 함께 손상 방지 프로그램을 디자인하는 과정으로 독자분들을 안내해 줄 수 있는 생리학과 트레이닝 원칙의 조화로 끝날 것이다. 이 장은 손상 방지 프로그램의 예시를 포함한다.

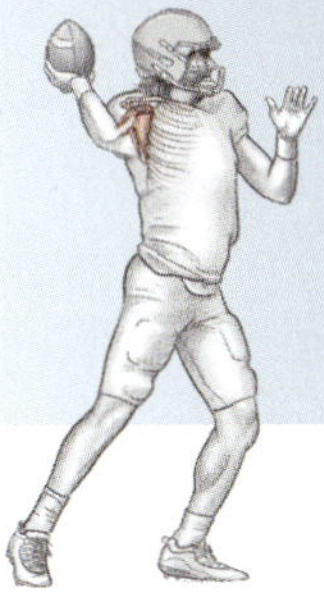

1

스포츠 손상에 대한 이해
UNDERSTANDING SPORT INJURIES

손상을 예방하기 위해서 특정 운동의 조심성 있는 사용, 적당한 강도, 적절한 기술, 그리고 온전한 훈련 연습이 필요하다. 만약 상기 요소 중에 하나라도 무시할 경우, 효용성이 떨어지게 된다. 이 책은 구체적 손상을 확인하고, 그 손상이 전형적으로 어떻게 발생하는지, 손상을 해결하기 위한 운동법에 관하여 다룬다. 그러나 손상의 기초에 대한 이해는 다음 장에서 언급하는 효과적인 전략을 짜는 데 중요하다. 이 책은 스포츠 관련 손상의 위험도를 낮추고자 하며, 이 원칙들 중 대부분은 훈련, 체력 단련, 심지어 일하는 것까지 포함하는 다른 활동 영역을 포함한다.

손상은 상대적으로 이해하기 쉽다. 손상은 특정 구조물(specific structure)이 손상(damage)을 입어 기능(function)을 해치는 것(impair)을 말한다. 이것은 4가지 측면에서 정의한다.

1. *손상(damage)*은 구조물이 온전함이 깨지는 것을 지칭한다(예: 깨짐, 파열).
2. *특정 구조물(specific structure)*은 해부학적인 것에 포함된다(예: 뼈, 건).
3. *해치는 것(impair)*은 그 구조물이 더 이상 그 본연의 역할을 못 하는 것을 의미한다(예: 관절 안정성 또는 힘 생산력이 저하되는 것).
4. *기능(function)*은 구체적으로 목표 지향과제를 말한다(예: 달리기 또는 계단 오르기).

축구 선수에게 가장 흔한 손상 중 하나가 엉덩이 굴곡근 긴장(hip flexor strain)이다. 축구공으로 슛할 때, 엉덩이 굴곡근 근섬유들(가장 흔히 대퇴직근)이 부분 또는 전부 찢어질 수 있다. 이 근육 근섬유가 찢어지는 것을 *긴장(strain)*이라 정의한다. 대퇴직근은 긴장되었을 경우 통증은 있더라도 고관절에서 대퇴부를 굴곡시키는 역할을 하는 경우가 종종 있다. 그러나 대퇴직근의 힘이 떨어지고, 공을 차는 속도 역시 떨어지게 된다. *손상(injury)*을 정의한 것에 따르면, 긴장(근섬유의 찢어짐)은 손상이며, 특정 구조물은 대퇴직근, 해치는 것은 힘이 떨어진 것, 공을 차는 효율성이 그 기능이다.

손상을 정의하고 구분하는 한 가지 방법은 포함된 구조와 손상을 야기하는 기전을 기초로 한다. 몇몇의 손상은 특정 사건의 결과인 *외상(traumatic)*, 시간이 지남에 따라 발생하는 과사용(overuse)으로 이루어진다. 이 두 가지 경우의 손상은 조직(근육, 인대, 건, 뼈 등)이 스트레스를 견디지 못하기 때문에 발생한다. 스트레스는 구조물이 견딜 수 있는 정도를 넘지 않는 한 꼭 문제가 되지는 않는다. 예를 들어, 벤치 프레스(bench press)를 반복하는 것은 근육(구체적으로 대흉근, 앞쪽 삼각근, 삼두근)에 스트레스를 준다. 대부분의 사람들에게서 이 스트레스는 잘 견딜 수 있고 손상도 없다. 그러나 초보자가 첫 번째부터 본인이 들 수 있는 가장 큰 중량을 들려고 하면 어떻게 될까? 또는 경험자라도 본인이 들 수 있는 중량을 2배 더 많이 들려고 하면 어떨까? 첫 번째 예에서 연습되지 않은 대흉근은 그 무게를 견디지 못하고 외상 손상을 입을 것이다. 두 번째 예에서 대흉근은 그 동안 해왔던 힘보다 더 많은 힘을 견디지 못해 과사용 손상이 일어날 것이다.

외상 손상 TRAUMATIC INJURIES

외상 손상은 신체 구조물이 견딜 수 없는 힘, 스트레스로 인해 생긴다. 때때로 이 힘은 외부적으로 (상대편 선수 또는 물체와 부딪히는 경우), 때때로 내부적으로(근육 안에서) 발생된다. 대부분 해부학적 구조물들은 외상으로 손상될 수 있다. 아래에 흔한 외상 손상을 열거한다.

- 외측 인대 섬유의 찢어짐을 포함하는 발목 염좌는 발이 인대가 견딜 수 없을 정도로 내전될 때 발생한다.
- 아킬레스 인대 파열(뒷꿈치 족저굴곡근을 연결하는 섬유의 찢어짐)은 인대가 견디지 못할 힘이 전해졌을 때 발생한다.
- 요골 골절은 선수가 손을 뻗치며 넘어질 때 뼈에 견디지 못할 힘이 전해질 때 발생한다.
- 견관절 탈구 또는 아탈구는 선수의 어깨가 너무 빨리 앞으로 움직여서 견관절의 연골 가장자리 부분을 안정화하는 관절와순이 견딜 수 없는 힘이 가해져 발생한다.
- 햄스트링(hamstring) 근육 그룹의 손상은 그것이 감당할 수 없는 힘을 쓸 때 (자세, 속도 등) 발생한다.

이런 손상의 종류는 주로 특정 사건이 있을 때 견딜 수 없는 힘을 구조물이 받을 때 발생한다. 외상 손상은 직접 접촉(direct contact), 간접 접촉(indirect contact), 비접촉 손상(noncontact injuries)으로 나누어진다. 외상 손상을 이런 식으로 분류하는 것은 손상이 발생하는 환경과 어떻게 힘이 발생되는지를 알게 해준다.

직접 접촉 손상 Direct Contact Injury

직접 손상은 구조물이 직접 타격에 대해 버티려고 할 때 발생한다. 예를 들어, 만약 축구 선수가 무릎 꿇은 채로 넘어지고 다른 선수가 발목을 밟았다고 하자. 무릎이 고정된 채로 하지가 뒤틀리면 이때 직접 손상인 고위 발목 염좌(high ankle sprain)가 발생한다. 이 손상은 전형적인 내전 발목 염좌와 다른 메카니즘과 다른 경우이다. 또 다른 흔한 직접 접촉 손상은 골절이다. 예를 들어, 어떤 사람이 무게 운동을 하다가 발에 무게판을 떨어뜨리면 골절이 발생한다.

간접 접촉 손상 Indirect Contact Injury

직접 접촉 손상과 반대로, 간접 접촉 손상을 다른 선수와 접촉은 있지만 구조물에 직접적으로 접촉하지 않을 때 발생한다. 예를 들어, 운동선수의 무릎이 상대방에 의해 가격을 당했다면, 이는 직접 접촉 손상이다. 그러나, 그 운동선수가 상대방의 어깨를 가격했을 때, 우측 무릎이 접촉을 막기 위해 애쓰다가 우측 무릎 손상이 생기면 이것이 바로 간접 접촉 손상이 된다.

간접 접촉 손상은 두 가지 흔한 상황 속에서 발생한다.

- 다른 운동선수와의 접촉에 대해 반응하려고 할 때 발생한다.
- 공중에서 떠밀려서 착지하다가 발생한다.

비접촉 손상 Noncontact Injury

비접촉 손상은 이름에서 알 수 있듯이 다른 선수나 물건을 건드리지 않을 때 발생하는 경우를 말한다. 예를 들어, 축구 선수가 빠른 속도로 뛰고, 방향을 바꾸고, 발목을 뒤집을 때 비접촉 발목 염좌가 발생한다. 접촉에 관련된 골절보다는 덜 흔하지만 비접촉 골절도 발생될 수 있다. 예를 들어, 농구 선수가 리바운드를 하고 착지할 때 하지의 뼈가 부러질 수 있다.

전방십자인대 손상

전방십자인대(ACL)는 후방십자인대와 겹치며 앞쪽에 위치한다. 전방십자인대 파열이 일어나는 세 가지 분류가 있다.

- *직접 접촉*. 다른 운동선수와 무릎이 부딪히면서 인대 파열을 일으키는 방향으로 힘을 받을 때
- *간접 접촉*. 다른 운동선수와 부딪히면서, 접촉에 대항하며 힘을 주다가 인대 파열이 되는 경우
- *비접촉*. 선수가 감속하거나 방향 전환 시에 내측 방향 움직임(외반)과 슬관절이 굴곡되지 않을 때 전방십자인대 파열이 발생한다.

비접촉 손상이 다른 선수와 신체적 접촉 없이 발생한다해도 손상에 외부의 힘이 작용하지 않았다는 뜻은 아니다. 종종 손상은 특이한 상황 속에 빠르게 반응하려다가 발생한다. 예를 들어, 럭비 선수가 어느 방향으로 출발을 하고 속도를 높이는 중 상대편 선수가 있는 것을 감지하고 방향을 갑자기 바꾸려고 하면 전방십자인대가 파열된다. 이는 직접적 신체 접촉 없이 다른 선수와 상호반응(interaction)이 손상을 야기함을 알 수 있다. 이는 일반적으로 "잘못된 움직임(moving wrong)"보다 더 복잡하다.

과사용 손상 OVERUSE INJURIES

외상 손상은 한순간에 갑자기 너무 많은 외력이 신체에 가해지면서 발생하지만, 과사용 손상은 적절한 회복 없이 견딜 수 없는 스트레스를 일정 기간 이상 받으면서 발생한다.

인대 Ligaments

공을 던진다고 가정하자. 투수는 비교적 짧은 시간 안에 빠른 속도의 공을 많이 던진다. 던지는 공의 속도가 빠를수록 몸 전체적으로 큰 힘을 받게 된다. 특히 어깨와 팔꿈치에는 더욱 더 그렇다. 한 번 투구를 하고 충분히 쉬었다면 손상은 일어나지 않을 것이다. 그러나 투수들은 한 게임에서 이닝 사이 15분에서 20분만 쉬면서 많은 공을 던진다. 이것은 척골측부인대(UCL)와 같은 인대를 손상시키며, 이 인대의 손상은 Tommy john 수술을 받아야 할 확률을 높인다. 빠른 속도와 많은 투구량, 그리고 상대적으로 짧은 휴식의 환경에서는 과사용 손상이 일어나기 쉽다.

뼈 Bone

달리기(running)는 과사용 손상을 일으키기 쉬운 활동 중 하나이다. 평균적으로 달리기 선수는 분당 200번의 스텝(step)을 하고, 30분 정도에 6,000번의 스텝을 한다. 만약 1주일에 평균 4일 운동을 한다면 24,000번의 스텝을 한다. 달리기 주기 동안 밀어내는 동작(push off)과 착지(landing)에 관여하는 근육들이 외력을 받으며, 그 근육 주위에 있는 조직 역시 외력을 받는다. 이 근육 주위에 있는 조직들 중 하나가 뼈이며, 스텝의 양, 강도, 반복 정도가 뼈에 복합적으로 작용하며 정강이 부목(shin splint) 또는 뼈 외력 반응(stress reaction) – 심지어 스트레스 골절까지 일으킨다.

건 Tendons

농구는 과사용 손상을 일으키는 활동 중 하나이다. 농구는 특히 이른바 "점프 무릎(jumper's knee)"이 가장 흔하다. 이는 슬개건(대퇴사두근이 슬개골을 통해 하지와 연결되는 구조물) 건병증(tendinopathy)이다. 이 근육들은 점프할 뿐 아니라 착지와 감속하는 것을 도와준다. 농구를 하면서 수많은 리바운드, 점프 슛, 빠른 방향 전환을 하게 되는데 이것이 슬개건에 과부하를 주며 건병증을 일으킨다.

손상 위험도에 기여하는 인자
FACTORS THAT CONTRIBUTE TO INJURY RISK

이 책의 목표는 손상의 위험도를 낮추는 것이다. 이를 위해 첫째로 손상이 일어나는 이유를 검토하는 것이 중요하다. 손상이 일어나는 이유를 알게 되면 그 이유를 해결하도록 프로그램을 설계하며 손상 위험을 줄일 수 있다. 어떻게 손상이 일어나는지를 이해하는 것은 다양한 스포츠에서 선수들이 만나는 힘에 관한 철저한 분석을 하고, 그 힘을 어떻게 견디는지, 손상과 관련된 기술에 대해 아는 것을 포함한다. 흔한 이유 외에도 프로그램을 너무 빨리 또는 느리게 하는 것, 선수의 이전 경험, 건강 상태(fitness) 등의 다른 변수도 있다.

힘 Force

힘은 단순히 한 신체에서 다른 쪽에 영향을 주는 것이다. 예를 들어, 움직임의 상태를 변화시키기 위해 물체를 밀거나 당기는 것을 말한다. 인체에서 이 힘은 운동에 대한 내부 저항과 외부 저항 사이의 상호 작용이다. 내부의 힘은 운동을 변화시키기 위해 신체 내부에서 시작되는 반면, 외부의 힘은 주변 환경과의 상호작용으로 인해 신체 외부에서 시작된다.

힘은 항상 두 개 이상의 물체 사이에서 상호작용하기 때문에 반대되는 외력 없이는 내부의 힘이 있을 수 없다. 우리는 이것이 항상 상호작용임에도 불구하고, 종종 고립된 상태로 묘사할 것이다. 예를 들어, "근육의 힘"처럼 말이다.

내력은 압박(compression)과 같은 반응일지라도, 가장 일반적인 내력은 뼈를 잡아당겨 움직임을 만드는 인장근력(tensile muscle force)이다. 다른 내력의 종류는 신체의 구획을 사이의 뼈와 뼈 사이를 연결하는 힘인 관절반응력(joint reaction force)이다. 이러한 관절 반응력은 한 부분에서 다른 부분으로 전달되는 순 효과를 나타내며 관절에 가해지는 근육, 인대 및 뼈 접촉력으로 인해 발생한다. 점프에서 착지하는 농구 선수의 무릎을 생각해보자: 그의 발이 땅에 닿았을 때, 땅과의 상호작용으로 운동선수의 몸에 힘을 가해진다. 그의 무릎이 그 힘을 흡수하기 위해 구부러질 때, 사두근 근육은 착지를 조절하기 위해 그 굽힘에 저항한다. 착지로부터의 굴곡 자극과 사두근으로부터의 신전 자극의 상호작용은 관절반응력을 만든다.

외부의 힘은 운동선수와 운동선수의 신체 외부의 무언가와의 접촉을 포함하며, 가장 일반적으로 중력이나 다른 물체나 사람과의 접촉의 결과이다. 예를 들어, 상대방을 막거나 태클하면 한 사람이 다른 사람과 접촉하게 되고, 수영을 할 때 벽에서 밀어내는 것은 수영 선수가 벽에 접촉하여 힘을 전달하는 것을 포함한다. 그리고 점프에서 착지하면 선수의 발과 지면이 접촉하게 된다.

이러한 힘 중 하나가 구조물의 견딜 수 있는 한계치를 초과할 경우, 다음과 같은 부상이 발생할 수 있다.

- 근육의 과도한 인장력(tenslie force)은 근육의 긴장을 초래할 수 있다.
- 과도한 관절반응력은 연골 손상을 초래할 수 있다.
- 과도한 전단력(shear force)은 피부 마모를 초래할 수 있다.

기술 Technique

기술은 주어진 움직임의 구성(organization), 궁극적으로는 실행(execution)하는 것을 의미한다. 비록 주어진 동작을 수행하는 특정한 옳고 그른 방법은 없지만, 어떤 기술들은 일반적으로 부상과 관련이 있다. 우리 몸은 기술에 따라 견딜 수 있는 정도가 다르기 때문이다.

- 과도한 외반(내측) 움직임은 ACL 파열과 관련이 있다.
- 달리기 할 때 발 앞쪽으로 착지하면 발목 관절의 스트레스가 증가한다.
- 옆 팔(sidearm) 위치에서 던지면 팔꿈치 안쪽 부분에 스트레스가 증가할 수 있다.

이러한 기술을 사용한다고 해서 반드시 부상이 발생하는 것은 아니다. 오히려, 이러한 기술은 부상의 발생 증가와 관련이 있을 뿐이다.

훈련 스트레스 Training Stress

신체는 여러 가지 방법으로 훈련 스트레스에 반응할 수 있다. 훈련 시에 성적을 향상시키려면 볼륨, 강도, 빈도 및 지속 시간과 같은 훈련 변수를 포함하는 스트레스의 진행(progression)이 있어야 한다. 훈련 스트레스가 너무 빨리 진행되면 부상 가능성이 높아진다. 선수의 능력과 연중 시기(예: 시즌 중 또는 비수기)에 따라 언제 어느 정도 진행할지 변경해야 한다. 따라서, 부상 위험을 평가할 때, 확인된 훈련 스트레스의 진행뿐만 아니라 수행된 연습 모두를 고려하는 것이 중요하다.

건강 상태 정도 Fitness Level

스포츠 참여를 위한 이상적인 건강 상태를 결정한 연구는 아직 없다. 스포츠 참여의 전제 조건으로 간주되는 내구력, 유연성, 힘 또는 유산소 수준은 없다. 그러나 경험상 연구 결과 선수들이 정상적인 몸 상태(in shape)일수록 덜 다치는 경향이 있다고 여기고 있다. 이것은 모든 스포츠에서 반드시 동일한 것은 아니다. 일부 스포츠는 유연성(flexibility)을 선호하고, 다른 스포츠는 힘(power)을 선호하는 반면, 다른 스포츠는 내구력(strength)을 우선시한다. 이러한 변수가 이상적일수록 선수의 부상 가능성이 줄어든다.

운동 경험 Sport Experience

마지막으로 고려해야 할 요소는 선수가 얼마나 많은 경험을 가지고 있느냐이다. 인간 움직임의 해법은 특정한 환경에서 복잡한 학습 메커니즘을 통해 획득된다. 이것은 선수들이 그들의 스포츠를 하는 경험을 통해 가장 자연스럽게 성취된다. 다시 말해, 운동선수들이 그들의 스포츠를 많이 할수록 그들은 일반적인 스포츠뿐만 아니라, 경기 중에 발전할 수 있는 독특한 상황에 대해 더 많은 경험을 수집한다.

상대 선수가 자신의 의도한 이동 방향을 가로막는 갑작스러운 등장에 선수가 반응하다가 발생했던 이전 부상의 예를 생각해보자. 만약 이것이 선수가 이전에 여러 번 경험한 상황이라면, 그는 최적으로 반응하기 위해 충분한 경험을 가질 것이다. 선수가 이전에 이러한 상황을 여러 번 경험하지 않았다면, 막는 상대 선수와의 접촉을 피하기 위해 효과적이고 안전하게 반응하는 방법을 알지 못할 수 있으며, 따라서 부상을 피하지 못할 수 있다. 이러한 증가된 스포츠 경험과 노출은 활동에 대한 내성을 형성하여 부상에 대한 회복력을 증가시킬 수 있다. 따라서 적절한 부상 방지 프로그래밍 활동에 자주 참여해야 한다.

다음 장들은 운동선수들이 경험하는 가장 흔한 부상들 중 일부를 줄이기 위한 운동과 전략을 제공할 것이다. 어떤 부상들은 단순히 피할 수 없지만, 우리는 더 회복력 있는 운동선수를 만들어냄으로써, 그들의 부상 위험을 크게 줄일 수 있다. 대부분의 선수들은 훈련 결과를 최적화하기 위해 힘과 훈련 스트레스를 적절히 적용함으로써 더 좋은 결과를 얻을 것이다.

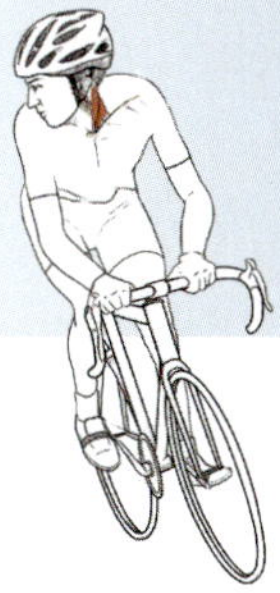

2

손상 방지 운동 원칙
INJURY PREVENTION EXERCISE PRINCIPLES

손상 방지 프로그램을 설계할 때, 대상자의 안전과 프로그램의 효과를 보장하기 위해 몇 가지 변수들을 고려해야 한다. 전반적인 훈련 계획 안에서 적절한 손상 방지 프로그램을 구성하기 위해서 충분한 시간과 이해도가 요구된다. 운동선수를 위한 프로그램을 만들 때 손상 유형과 운동 원칙은 중요하다; 이러한 원칙을 사용하고 고수하는 것은 부상의 가능성을 줄이는 동시에 선수의 성공 가능성을 극대화한다. 손상의 다양한 유형의 개요는 이전 장(chapter)에서 언급했고, 지금부터는 운동 설계의 원칙에 대해서 논의해보자. 이 책에서 우리가 집중해야 할 운동 원칙은 근육의 수축, 운동 유형의 선별 그리고 인간이 움직임을 배우는 방법을 포함한다.

특수성(specificity), 과부하 그리고 절차(progression)는 손상 방지 프로그램 운동을 선택할 때 고려해야 하는 가장 중요한 요소들이다. 일반적인 움직임과 손상 받기 쉬운 특정 움직임에서 몸이 어떻게 움직이고 근육이 어떻게 기능하는지 반드시 고려해야 한다. 만약 무게가 운동선수에게 너무 가볍다면 — 즉, 과부하 — 적응(adaptations)은 발생하지 않을 것이다. 그리고 만약 운동과 부하가 점진적으로 증가하지 않는다면, 선수들은 정체기에 빠지고 적응(adaptations)에 계속해서 실패할 것이다. 그러므로, 손상 방지 프로그램을 설계할 때, 우리의 목표는 확실한 변화 또는 신체에 부과되는 요구의 유형에 다른 적응이다. *이것은 부과된 요구에 대한 특정한 적응(specific adaptation to imposed demands)* 또는 *원칙(principle)*이라고 불린다. 목표가 더 빨리 달리는 것이라면, 운동프로그램에 빨리 달리기가 포함되어야 한다. 목표가 더 높이 뛰는 것이라면, 훈련프로그램에 점프가 포함되어야 한다.

움직임 묘사 MOVEMENT DESCRIPTION

스포츠 움직임을 분석하고 손상 위험을 줄이는 운동을 사용하기 위해, 움직임 용어(movement terminology)에 대한 이해는 중요하다. 모든 스포츠 동작은 신체관절의 협응된(coordinated) 움직임을 포함한다. 움직임은 근 수축에 의해 조절된다. 이러한 근 수축들은 관절을 움직이고 그 움직임에 대한 저항에 부딪힐 때, 토크라고 불리는 힘이 발생한다. 가장 흔한 관절 움직임은 그림 2.1에 나타난다.

손목-시상면
굴곡
운동: 손목 구부리기(curl)
스포츠: 농구 자유투

폄
운동: 손목 신전
스포츠: 라켓볼 백핸드

손목-관상면
척측편위
운동: 척측편위 손목 구부리기(curl)
스포츠: 야구 배트 스윙

요측편위
운동: 요측편위 손목 구부리기(curl)
스포츠: 골프 백 스윙

팔꿈치-시상면
굴곡
운동: 이두근 구부리기(curl)
스포츠: 볼링

신전
운동: 삼두근 푸쉬다운(pushdown)
스포츠: 포환던지기

어깨-시상면
굴곡
운동: 어깨 전방 거상
스포츠: 복싱 어퍼컷

신전
운동: 중립 그립 시티드 로우(seated row)
스포츠: 자유형 수영

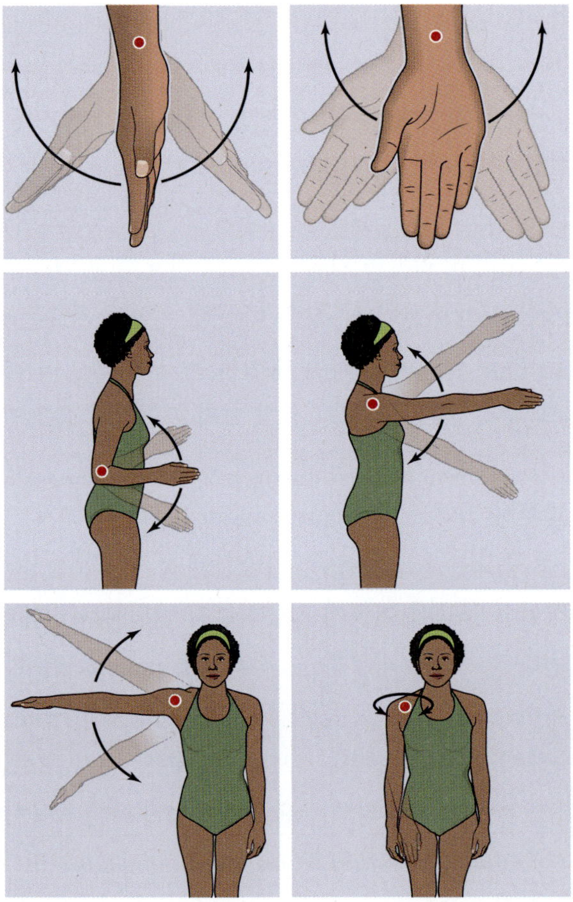

어깨-관상면
내전
운동: 와이드 그립 랫플다운(lat pulldown)
스포츠: 평영 수영

외전
운동: 와이드 그립 숄더프레스(shoulder press)
스포츠: 스프링보드 다이빙

어깨-횡단면 또는 수평면
내회전
운동: 고무밴드(tubing)를 이용한 내측 회전
스포츠: 야구 던지기

외회전
운동: 고무밴드(tubing)를 이용한 외측 회전
스포츠: 무술 움직임(martial arts movement)

그림 2.1 스포츠에서 사용되는 관절의 흔한 움직임.

Adapted by permission from E.A. Harman, M. Johnson, and P.N. Frykman, "A Movement-Oriented Approach to Exercise Prescription," *NSCA Jounal* 14, no. 1(1992):47-54

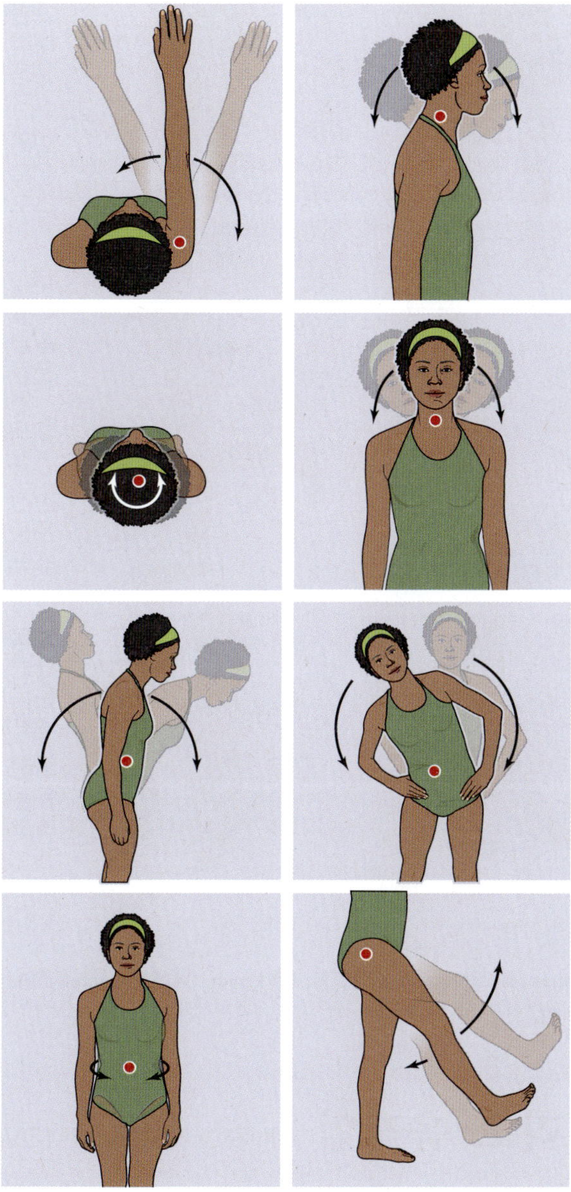

어깨-횡단면 또는 수평면
(몸통에 대한 상완 90°)
내전
운동: 덤벨 체스트 플라이
스포츠: 테니스 포핸드

외전
운동: 벤트-오버 래터럴 레이즈
스포츠: 테니스 백핸드

목-시상면
굴곡
운동: 목 기구(machine)
스포츠: 서머솔트(somersault)

신전
운동: 역동적인 교각운동(dynamic back bridge)
스포츠: 백 턱(back tuck)

목-횡단면 또는 수평면
좌측 회전
운동: 도수 저항
스포츠: 레슬링 움직임

우측 회전
운동: 도수 저항
스포츠: 레슬링 움직임

목-관상면
좌측 경사
운동: 목 기구(machine)
스포츠: 활강 경기(slalom skiing)

우측 경사
운동: 목 기구(machine)
스포츠: 활강 경기 (slalom skiing)

하부 허리-시상면
굴곡
운동: 윗몸 일으키기(sit up)
스포츠: 창던지기 팔로우 쓰로우 (follow-through)

신전
운동: 과신전
스포츠: 백 턱(back tuck)

하부 허리-관상면
좌측 경사
운동: 메디신 볼 오버헤드 훅 던지기
스포츠: 옆 돌기(gymnastics side aerial)

우측 경사
운동: 측면 굴곡
스포츠: 농구 후크 샷(hook shot)

하부 허리-횡단면 또는 관상면
좌측 회전
운동: 메디신볼 측면 토스
스포츠: 야구 베팅

우측 회전
운동: 몸통 기구 (torso machine)
스포츠: 골프 스윙

고관절-시상면
굴곡
운동: 다리 올리기(leg raise)
스포츠: 미식 축구 펀트(punt)

신전
운동: 백 스쿼트
스포츠: 멀리뛰기 도약 (long jump take-off)

그림 2.1 (계속)

Adapted by permission from E.A. Harman, M. Johnson, and P.N. Frykman, "A Movement-Oriented Approach to Exercise Prescription," *NSCA Jounal* 14, no. 1(1992):47-54

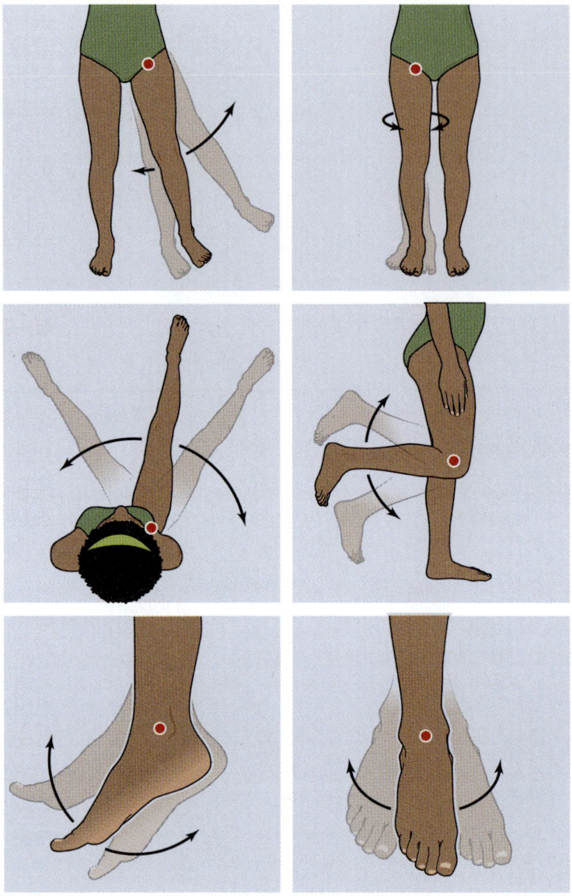

고관절-관상면
내전
운동: 기립 내전 기구
스포츠: 축구 사이드 스텝

외전
운동: 기립 외전 기구
스포츠: 하키 스케이팅

고관절-횡단면
내측 회전
운동: 내측 회전 저항
스포츠: 농구 피벗 움직임

외측 회전
운동: 외측 회전 저항
스포츠: 피겨스케이팅 턴

고관절-횡단면 또는 수평면
(몸통에 대한 상부 다리 90°)
내전
운동: 내전 기구
스포츠: 가라데에서 스윕 (sweep)

외전
운동: 앉은 자세 외전 기구
스포츠: 레슬링 빠져나가기 (escape)

무릎-관상면
굴곡
운동: 짐볼(stability ball) 햄스트링 컬
스포츠: 다이빙 잠수 (diving tuck)

신전
운동: 다리 신전
스포츠: 발리볼 블록(block)

발목-관상면
배측굴곡
운동: 발목 배측굴곡 저항
스포츠: 러닝

족측굴곡
운동: 종아리 올리기 (calf raise)
스포츠: 높이 뛰기

발목-관상면
내번
운동: 내번 저항
스포츠: 축구에서의 방향 전환

외전
운동: 외번 저항
스포츠: 스피드 스케이팅

그림 2.1 (계속)

Adapted by permission from E.A. Harman, M. Johnson, and P.N. Frykman, "A Movement-Oriented Approach to Exercise Prescription," *NSCA Jounal* 14, no. 1(1992):47-54

근육 그리고 움직임 MUSCLES AND MOVEMENT

근육과 움직임 사이의 관계를 설명하기 위해서, 우리는 세 가지 분리된 그러나 관련된 목적들을 검사할 것이다. 근육의 기능(function), 작용(action), 근수축의 속도를 고려할 것이다.

근육 기능 Muscle Function

근육의 기능은 외부 자극에 반응하여 근육이 어떻게 결합하는지에 대한 설명이다(*note:* 비록 근육의 기능(function)과 역할(role) 사이에 약간의 차이가 있을지라도, 여기서는 두 용어가 혼용될 것이다). 근육의 기능을 검사하기 위한 구성 요소가 두 가지 있다: 힘의 발생 그리고 움직임, 근육이 수축할 때, 힘이 발생한다. 때때로 이 힘은 움직임을 생산하고(예: 높이 뛰기), 움직임을 저항하고(예: 착지할 때 감속), 그리고 자세를 유지한다(예: 체조에서 철 십자 모양(iron cross)). 힘을 발생시키는 것과 연관된 유형의 움직임은 *근 수축* 또는 *작용*(action)이라고 불리지만, 근육의 힘과 움직임의 유형 모두 이 정의에서 중요하다. 만약 상대편이 운동선수의 팔꿈치를 구부리고 그 운동선수는 보조하지 않는다면, 이것은 근육의 작용이 아니지만 수동적인 움직임이다. 비록 *근육 수축*(수축은 단축을 의미함) 대 *근육의 작용*(action)이라는 용어를 사용하는데 약간의 논쟁거리가 있지만, 더 나은 이해를 위해 우리는 *근육의 수축*이라는 용어를 사용할 것이다.

근육들은 움직임 목적에 따라서 다른 역할들을 가지고 있다 — 움직임을 생산하거나 저항하기 위해 —. 우리가 의논할 세 가지 역할은 주동근, 대항근 그리고 안정화이다. 주동근은 작용(action)을 만드는 첫 번째 요소이다. 덤벨 이두근 컬을 위해 팔의 근육들은(우선적으로 상완근과 이두근) 주동근이 되고 — 근육들은 움직임을 생산하기 위한 힘을 발생시킨다. 덤벨 이두근 컬의 경우 삼두근은 대항근 그룹이다. 안정화는 움직임을 수행하기 위한 몸의 정렬을 유지하는 것을 수행한다. 덤벨 이두근 컬 동안 어깨 근육들(우선적으로 삼각근 그리고 회전근개 근육들)은 어깨 정렬을 유지시켜서 팔꿈치의 움직임이 나타날 수 있게 한다.

근육 작용 Muscle Action

근육의 작용은 근 수축이 일어날 때 일어나는 일을 묘사한 것이다. 이전에 언급했듯이, 모든 근육의 수축은 힘을 생산하는 결과로 이어진다. 근육 수축에는 세 가지 주요 유형이 있는데, 이는 힘의 생성으로 인해 발생하는 운동 유형을 의미한다: 구심성, 편심성 그리고 등척성.

구심성 Concentric

구심성 근육 수축은 근육이 짧아지는 작용을 의미한다. 구심성 수축 동안, 근육 섬유들은 짧아지고 섬유들의 끝이 서로 가까워진다. 이러한 수축 작용의 결과는 관절의 움직임이다. 구심성 근육 수축은 움직임을 *생산*한다고 생각하는 것이 가장 이해하기 쉽다. 덤벨 이두근 컬 동작에서 위로 올릴 때 팔의 앞쪽 근육들은(우선적으로 상완근과 이두근) 구심성으로 활성화 되어 팔꿈치를 구부리고 그러므로 무게를 들어 올린다. 이 시나리오 안에서 덤벨의 외부 저항에 의해 생성되는 외부 힘보다 팔 근육들에 의한 내부 힘이 더 강하고 덤벨이 들어 올려진다. 사이클링은 구심성의 한 예이다.

편심성 Eccentric

편심성 근육 수축은 근육이 길어지는 작용(action)을 의미한다. 편심성 수축 동안, 근육 섬유는 길어지고, 섬유의 끝은 서로 멀어진다. 편심성 수축은 움직임을 저항할 때 쓰인다고 생각하는 것이 이해하기 쉽다. 덤벨 이두근 컬에서 팔을 내리는 동작을 수행할 때 똑같이 팔의 앞쪽 근육들은 편심성으로 활성화되며 팔꿈치의 폄을 저항하고 그러므로 팔이 천천히 내려가게 된다. 이 시나리오 안에서 덤벨의 저항에 의해 생성되는 외부 힘보다 팔 근육들이 생성하는 내부 힘이 더 작고 덤벨은 아래로 내려가게 된다. 점프에서 착지하는 것은 편심성 수축의 한 예이다. 야구나 소프트볼의 던지기에서 또한 편심성 근육 수축은 요구된다. 공이 손을 떠나는 순간, 어깨 후방에 있는 근육들은(극하근, 소원근, 후방삼각근, 능형근들) 팔의 모멘텀을 줄이기 위해 편심성으로 활성화된다.

편심성 수축을 포함하는 운동의 두 가지 이점은 편심성 운동에 대한 내구성을 향상시키는 능력과 — 근육에 대한 일종의 "손상 방지" — 그리고 편심성 수축은 감속하는 역할을 한다. 첫 번째로, 편심성 운동을 수행할 때, *지연성 근육통*(DOMS)이라고 불리는 현상이 종종 발생한다. DOMS는 근섬유의 미세손상을 포함하고 이는 붓기와 운동 48시간 후 통증을 유발한다. 편심성 수축 운동 수행을 계속하는 것은 동작 또는 활동의 내구성을 향상시키기 위한 전략이다. 내리막 길을 달리는 것은 좋은 예시이다: 대퇴사두근은 편심성으로 수축해서 내려올 때 속도를 늦추는 기능을 하고 종종 러너의 앞쪽 대퇴에 심각한 통증(soreness)을 유발할 수 있다. 그러나 반복적으로 수행한다면, 이 근육의 내구성은 증가하고 미래의 통증 가능성은 줄어들 것이다.

추가로, 움직임을 감속할 때 근육은 편심성으로 작용한다. 대부분의 스포츠는 반복적으로 멈추기, 출발하기, 감속하기 그리고 방향 전환을 포함한다. 정지하고 방향을 바꾸는 순간은 부상의 흔한 순간이다. 이러한 정지와 방향 전환 동안 관련된 근육들은 다시 구심성으로 수축하는 움직임이 시작하기 전에 편심성으로 수축해서 운동선수의 움직임을 멈추거나 속도를 늦춘다. 모멘텀은 질량과 속도의 결과이기 때문에, 크고 빠른 물체들은 멈추거나 늦추기 위해 더 큰 힘이 요구된다. 만약 우리가 몸을 감속시키는 근육을 좀 더 효과적으로 훈련할 수 있다면 — 편심성 근육 작용을 통해 — 우리는 손상의 위험을 감소시킬 수 있다.

등척성 *Isometric*

등척성 근육 수축은 근길이의 변화 없이 작용하는 것을 의미한다. 등척성 수축 동안, 근섬유들은 활성화되어 있지만, 섬유들의 양 끝은 같은 거리를 변하지 않는다. 등척성 수축은 자세를 유지하는 것이라고 생각하는 것이 이해하기 쉽다. 예를 들어, 운동선수가 덤벨 이두근 컬을 하는 동안 멈추고 덤벨을 움직임 없이 유지한다면, 팔의 앞쪽 근육들은 등척성으로 활성화되어 팔꿈치의 위치를 유지시킬 것이다. 이 시나리오 안에서, 팔 근육들은 덤벨의 저항에 의해 생산되는 외부 힘과 동일한 내부 힘을 생성하고 덤벨은 움직이지 않을 것이다. 플랭크 자세는 전체 등척성 수축의 예이다.

수축의 속도 Speed of Contraction

근육 수축은 느릴 수 있고, 조절될 수도 있으나, 빠른(rapid) 움직임 동안에도 발생한다. 스포츠에서 운동선수의 근육 수축의 속도는 손상 방지운동을 설계할 때 중요하다. 예를 들어, 공을 던지는 것은 일반적으로 여러 단계를 포함하는데, 빠른 주동 편심성 근육 수축, 빠른 주동 동심성 수축, 그리고 빠른 길항 편심성 수축으로 구성된다. 던지기와 관련된 손상을 줄이기 위해 훈련할 때, 운동은 신속한(rapid) 운동이 포함되어야 한다; 만약 던지는 사람(thrower)이 느린 운동만 제공된다면, 힘(strength)은 증가하겠지만, 그 선수에게 필요한 근육 수축의 유형은 아닐 것이다.

파워를 생산하기 위한 운동에는 특별한 생각을 해야 한다. 운동선수들이 일반적으로 느리거나 조절된 움직임에서 사용하는 세 가지의 근육 수축과 반대로 폭발적인 수축은 운동선수의 최대 동심성 가속이 동반되는 움직임을 포함한다. 이러한 근육 수축의 최대 속도는 휴식자세에서 일어날 수 있지만, 종종 편심성 수축이 선행된다. 게다가, 이러한 폭발적인 근육 수축은 움직임이 나타나지 않을 때도 발생할 수 있다.

그러나, 폭발적인 근육 수축을 빠른 가속으로 생각하는 것이 가장 쉬운 방법이다. 만약 운동선수가 덤벨 이두근 컬을 가능한 빠르고 강하게 실행한다면, 이것은 폭발적인 근육 수축일 것이다. 앞쪽 팔 근육들은 외부에서 덤벨에 의해 발생하는 저항의 힘 보다 신속하게 반응해서 내부 힘을 발생시켜서 운동량 변화를 일으킨다. 그러나 덤벨 이두근 컬 운동은 폭발적인 근육 수축의 흔한 사용은 아니고, 이것들은 점핑이나, 커팅과 던지기에서 조금 더 흔하게 보인다. 이러한 활동들은 운동량의 크고 빠른 변화를 생성하고 저항하기 위한 빠른 힘의 생성을 포함한다.

운동 학습

움직임 과제를 수행하는 법을 배우는 것은 운동선수와 주변 물리적 세계 안에서의 복잡한 시행착오이다. 이 과정은 흔히 *운동 학습*이라고 불린다. 운동선수 내부에는 신경계와 근골격계 사이의 복잡한 인터페이스가 있고, 아주 많은 숫자의 미묘한 해결책들이 있다. 그러므로, 한 운동선수에게 최적의 움직임 과제 해결책이 다른 사람에게는 다를 수 있다.

이상적인 훈련 전략은 각각의 운동선수를 격려하고 그들에게 최상의 해결책을 찾기 위해 환경을 조정하는 것일 수 있다. 기본 생체 역학적 원리, 운동 모드 및 활동 노출을 이해하는 것은 각각의 운동선수들을 위한 이상적인 훈련 환경을 개발하는 데 중요하다.

생체역학적 원칙 BIOMECHANICAL PRINCIPLES

부상 방지 프로그램 설계는 효과적인 생체역학적 원칙에 많이 의존한다. 운동선수의 움직임을 분석할 때, 우리는 종종 힘을 어떻게 응용하는지에 집중한다. 때로는 동작을 내기 위해 빠르게 적용되기도 하고(힘의 발달 속도), 때로는 장시간 유지되기도 하며(강한 지구력), 때로는 동작을 늦추는 것이 필요하다(감속). 이러한 적용을 이해하는 가장 쉬운 방법은 고정된 물체를 밀 때 시간이 지남에 따라 발생하는 힘을 고려하고 힘–시간 곡선을 그리는 것이다(impulse; 그림 2.2).

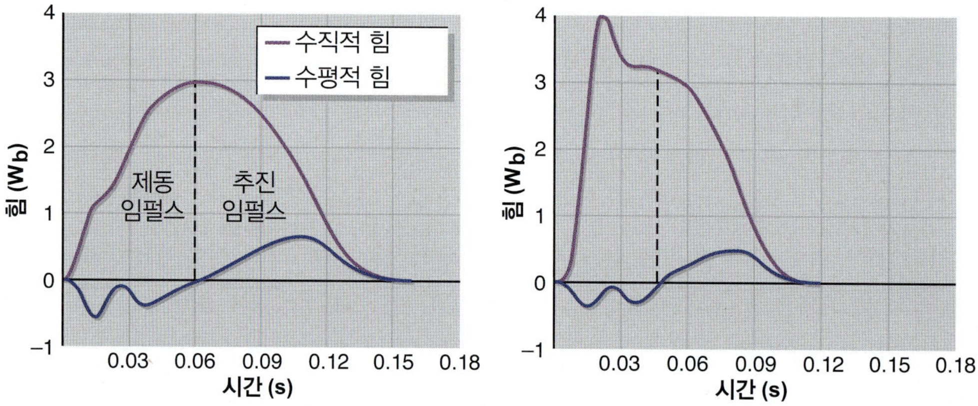

그림 2.2 힘–시간 곡선.

Reprinted by permission from B.H. Deweese and S. Nimphius, "Program Design and Technique for Speed and Agility Training," in *Essentials of Strength Training and Conditioning*, 4th ed., edited for the National Strength and Conditioning Association by G.G. Haff and N.T. Triplett (Champaign, IL: Human Kinetics, 2016), 524

힘 Force

힘은 물체를 또 다른 물체에서 밀거나 당기는 것이다. 이것은 그 물체의 움직임 또는 정적인 상태를 변화시키는 결과를 가져온다 — 한마디로, 힘은 모멘텀의 변화를 가져온다. 신체는 많은 유형의 힘을 경험한다. 몇몇은 뼈의 뻣뻣함 또는 근육의 당김과 같은 내부의 힘, 그리고 몇몇은 달리는 표면의 마찰이나 땅에 부딪히는 충격과 같은 외부의 힘이다. 최대 힘은 힘–시간 곡선에서 달성된 최고점으로 표현된다.

힘의 발전 속도 Rate of Force Development

힘의 발전 속도(RED)는 얼마나 빨리 힘이 생성되는지를 의미한다. 이것은 힘–시간 곡선에서 경사도로 표현된다. RED는 두 가지 다른 관점으로 보일 수 있다. 이것은 선수의 폭발력

을 나타내는 지표이다; RFD가 클수록 폭발력은 커진다. RED를 보는 또 다른 관점은 운동선수가 얼마나 많은 스트레스를 견딜 수 있는지 보는 것이다. 특히, 운동선수가 근육 수축을 더 빨리 통해 내부 힘을 발생시킬수록 빠르게 생성되는 외부의 힘을 더 많이 견뎌낼 수 있게 된다.

임펄스 Impulse

임펄스는 시간이 지남에 따라 생성되는 힘이며, 힘–시간 곡선에서 면적(area)으로 나타난다. 일정 시간 동안 발생하는 충격의 양은 같은 시간 내에 변화할 수 있는 운동의 양을 제한한다. 착지 및 절단과 같은 스포츠 동작에서, 임펄스를 발생시킬 수 있는 시간은 굉장히 짧다. 만약 운동선수가 높은 힘을 발생시킬 수 있지만, 시간이 충분하지 않다면, 발생하는 운동량의 변화는 원하는 만큼 크지 않을 것이다.

힘 지구력 Strength Endurance

일정 시간 지속적으로 힘을 생산하는 능력은 *힘 지구력*으로 알려져 있다. 운동과 스포츠에서, 운동선수는 플랭크 또는 체조에서 아이론 크로스(iron cross)와 같은 동작에서 종종 긴 시간 동안 자세를 유지해야 한다. 힘 지구력의 다양성은 속도 지구력을 포함하고(예: 중거리 달리기 선수와 같이 장시간 달리기 속도를 유지하는 것) 그리고 폭발 지구력을 포함한다(예: 농구에서 리바운드 하는 것처럼 반복적으로 폭발적인 수축력을 장시간 생산하는 것).

감속 Deceleration

앞서 묘사했듯이, 감속은 신체를 급격히 늦추는 과정이다. 감속은 즉각적으로 또는 갑자기 멈추거나 자주 방향을 바꾸는 스포츠에서 자주 관찰된다. 감속은 높은 수준의 편심성 근육 수축을 요구하는데, 특히 매우 짧은 시간 동안, 급격한 운동량 변화를 돕기 위해 사용된다.

운동 모드 EXERCISE MODES

프로그램 설계는 몇 가지 운동의 유형 또는 모드를 포함한다. 이러한 운동의 모드를 범주화하는 다양한 방법이 있지만, 우리는 다섯 가지 모드에 집중할 것이다: 힘, 플라이오메트릭, 속도와 민첩성, 유연성, 그리고 유산소 지구력 훈련. 소개 부분에서 아이콘을 통해서 각 운동의 세부사항을 확인할 수 있을 것이다.

힘 훈련 Strength Training

힘 훈련은 — 종종 저항 훈련, 웨이트 트레이닝 또는 웨이트 리프팅과 함께 교대로 사용되는 — 특정 근육의 힘을 향상시키기 위한 저항의 사용법이다. 때로는 이 저항은 몸의 무게를 이용한 운동과 같이 간단한 중력일 것이다; 때로는 이 저항은 덤벨이나 바벨 같은 외부 저항일 것이다. 덤벨 오버헤드 숄더 프레스와 체중을 이용한 스쿼트는 두 개의 흔한 힘 훈련 운동이다.

힘 훈련 운동은 특히 느리고 조절된 움직임을 사용하지만, 특정한 힘 훈련 운동은 운동선수가 파워와 같은 특정한 목표를 설정할 수 있도록 한다. 한 가지 예가 땅에서 바벨을 순간적으로 어깨로 들어 올리는 파워클린이다. 힘 훈련은 대부분의 손상 방지 프로그램에서 기초가 되는데, 그 이유는 이 훈련은 상대적으로 하기 쉽고 몇몇 연구에 의해 지지 받기 때문이다.

플라이오메트릭 훈련 Plyometric Training

플라이오메드릭 훈련은 가능한 단시간에 최대 힘을 생산하기 위한 운동이다. 모든 플라이오메트릭 운동은 stretch shortening cycle(SSC)을 포함하는데, 이는 3단계로 구성된다(편심성, 가속상각(amortization), 구심성). 첫 번째 단계, 편심성은 관련된 근육의 빠른 신장(stretch)이 포함된다. 이 갑작스러운 신장 동안, 근힘줄의 탄력 구조물 안에서의 에너지가 축적되고 신장 반사가 자극된다.

다음 단계는 — 이상적으로 세 단계 중 가장 짧은 — 가속상각(amortization)단계이다. 이 단계는 반사 신경 신호가 작용하는 근육 그룹에 신호를 보내기 전에 척수에서 의사소통을 할 수 있도록 하는 짧은 일시 정지이다. 마지막으로 구심성 단계는 이 전의 두 단계의 결과물이다. 탄력 구조물 안에서 축적된 에너지는 방출되고 척수반사로부터의 신경 신호는 근육에 전달된다. 이 두 개의 결과는 — 축적된 탄력 에너지의 방출과 척수반사 — 간단한 수축보다 힘이 증가된다. 이 3개의 단계는 플라이오메트릭 운동에서 일어나야 한다. 박스 점프는 흔한 플라이오메트릭 운동인데, 그 이유는 모든 세계의 SSC 단계를 포함하기 때문이다. 반면에 점프에서 착지하는 것은 플라이오메트릭 운동이 아닌데 그 이유는, 편심성 수축단계는 SSC 중 하나의 기초적인 단계일 뿐이기 때문이다. 손상 방지 전략으로서의 플라이오메트릭 훈련은 몇몇 연구에 의해 지지 받고 있고 대부분의 손상 방지 프로그램 안에 포함된다. 특히 전방십자인대와 발목부상을 위한 프로그램에 많이 사용된다.

특별한 훈련 Special Training

힘이나 플라이오메트릭 운동에 쉽게 빠지지 않는 다양한 운동들이 있는데, 우리는 이것을 특별한 운동이라고 말한다. 이 운동들은 선수의 종목 또는 포지션 별로 좀 더 맞춤식이 될 수 있다. 이러한 특별한 운동들은 훈련의 세 가지 유형으로 분류될 수 있다: 속도와 민첩성, 유연성 그리고 유산소 지구력.

속도와 민첩성 훈련 *Speed and Agility Training*

속도 훈련은 운동선수의 움직임 속도(velocity)를 향상시키는 운동이 포함되는 반면에, 민첩성 훈련은 운동선수의 방향 전환 능력을 향상시키는 운동이 포함된다(특히 수비선수와 같이 외부자극에 의한 반응). 두 가지 모두 급격한 가속과 최대한 짧은 시간 안에 최대 힘을 향상시키는 것을 포함한다(즉, RFD). 속도와 민첩성 훈련은 많은 스포츠와 신체 부위의 부상 방지에 직접적으로 적용된다; 예를 들어, 속도 훈련은 햄스트링 부상 방지 프로그램의 첫 번째 구성 요소이고 민첩성 운동은 모든 하지 부상 방지 프로그램에 적절하다.

유연성 훈련 *Flexibility Training*

*유연성*은 흔히 관절가동범위로 정의된다. 그러나 우리는 스포츠 움직임 동안 오직 가동범위만이 유연성을 묘사한다고 생각하지는 않는다. 근육과 힘줄에 대한 평가와 다른 조직들의 신장성을 포함한다(즉, 스트레칭 되는 능력). 앞으로 다리 찢는 것을 생각해보자: 대부분의 사람들은 앞으로 다리 찢기 할 정도의 고관절 움직임 범위를 가지고 있지만 그 움직임을 수행할 수는 없다. 그 이유는 움직임 범위의 부족이 아니다; 이것은 조직의 신장성, 특히 앞쪽 다리의 햄스트링과 뒷다리의 고관절 굴곡근의 신장성 문제이다. 유연성 훈련은 움직임과 조직(우선적으로 근육)의 신장성의 범위를 최대로 늘려주는 운동을 사용한다.

두 가지의 가장 흔한 스트레칭법은 유연성을 향상시키는 정적과 동적 스트레칭이다. 정적 스트레칭은 수동적이고 늘어난 자세에서 장시간 유지하는 것이 포함된다. 동적 스트레칭은 스트레칭 동안 활동적인 움직임을 동반한다. 둘 다 게임 전에 워밍업을 위해 사용될 수 있고 게임 후 쿨다운을 위해 사용될 수도 있다. 그러나, 두 개 모두 다소 논란의 여지가 있다. 정적 스트레칭은 스트레칭 직후 단시간 동안 파워생산의 상당한 감소를 보여줬다(Opplert and Babault 2018; Sa et al. 2015; Yamaguchi et al. 2006). 게다가, 정적 또는 동적 스트레칭이 손상을 방지한다는 연구는 적었다(Gremion 2005; Witvrouw et al. 2004).

유산소 지구력 훈련 *Aerobic Endurance Training*

유산소 지구력 훈련은(또한 *심혈관* 또는 *심장 호흡* 훈련으로 불림) 심혈관과 호흡시스템의 기능을 향상시키기 위해 설계된다. 향상되는 것을 측정하기 위한 측정기준들이 있다(예: 심박출량, 혈압 및 분간 환기), 그러나 가장 흔히 사용되는 측정법은 최대 산소 섭취량(VO-

2max), 또는 운동하는 동안 몸 안의 세포에 의해 사용될 수 있는 최대 산소량이다. 달리기, 사이클링, 수영과 같은 다양한 모드를 가진 장거리, 템포, 인터벌 트레이닝을 포함한 많은 훈련 접근법들은 최대 산소 섭취량을 향상시키는 것을 포함할 수 있다. 피로는 운동 부상 안에 한 요소로 묘사되어 왔기 때문에 어떤 사람들은 운동선수들이 피곤한 상태에서 훈련을 함으로써 이것을 해결할 것을 제안하지만, 그러나 더 나은 전략은 피로의 강도와 가능성을 줄이기 위해서 전반적인 유산소 지구력을 향상시키는 것일 수 있다.

활동 노출 ACTIVITY EXPOSURE

장기간 신체 활동에 참여하는 것은(즉, 몇 주 또는 몇 달) 운동선수의 손상 위험을 줄일 수 있다. 훈련과 연습을 통한 장기간의 신체적인 스트레스 노출은 손상 방지 훈련에서 중요한 요소이다. 동료 또는 전문적인 스포츠를 생각해본다; 각 선수들은 오프시즌 동안 훈련을 하고(훈련 노출) 프리시즌 캠프에 참가한다(연습 노출). 이것은 게임과 경쟁을 준비하는 운동선수들에게 중요한 신체활동의 조화이다.

최근 이러한 노출의 이점을 설명하려는 시도는 급성-만성 워크로드(acute-chronic workload ratio, ACWR) 비율이다(Gabbett et al. 2019; Johansson et al. 2022). ACWR은 지난 한 달(만성 워크로드)과 같은 더 긴 기간 동안 수행된 작업과 관련하여 지난 주(급성 워크로드)와 같은 최근 훈련에서 선수가 수행한 작업을 고려한다. 장기간에 걸쳐 수행된 작업과 관련하여 급성 작업량이 지나치게 증가하면 부상 위험이 증가한다고 가정한다. 비록 여러 기사들은 이 주제에 대해서 다뤘지만, 그것의 사용의 이점에 대한 연구는 혼합되어 있고 모든 운동선수들에게 따라야 할 특정한 비율이 있다는 것을 보여주지 못한다. 그러나, 우리는 일반적으로 운동선수가 오랜 시간 동안 더 많이 노출될수록 부상을 입을 가능성이 적다고 믿는다.

손상 방지 프로그램을 설계하는 것은 참여하는 운동선수들을 위해 최고의 결과를 낼 수 있도록 하기 위해서 운동 원칙에 대한 지식을 필요로 한다. 운동은 기존의 스포츠 또는 활동의 움직임과 유사성을 가지고 있어야 하고 그리고 근육은 유사한 기능을 수행해야 한다. 운동 유형의 다양성은 포함되어야 하고 움직임 성공을 최대화하는 방법을 가르쳐야 한다. 이것들을 합치는 것은 손상 방지 프로그램을 설계하는 것의 재미있는 부분이다! 다음 장에서, 특정 손상 방지 운동이 나타날 것이고 해부학과 특정 근육이 포함되고 근육 수축의 유형이 나올 것이다. 가장 중요한 것은 각 운동은 특정 손상을 강조할 것이고 이는 예방하는데 도움이 될 것이다.

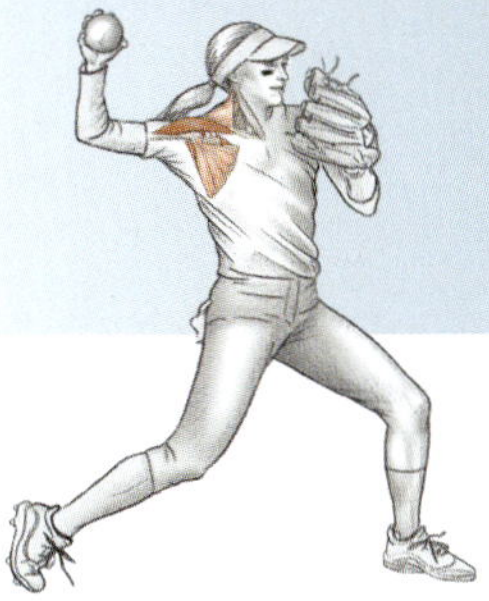

3

머리, 목 그리고 어깨
HEAD, NECK, SHOULDER

스포츠에서 머리, 목, 어깨의 부상은 꽤나 자주 일어나는 편이다. 서로 긴밀하게 관련되어 있지만, 편의성을 위해서 이 부위들의 부상에 대해서 두 부위(두경부 및 어깨)로 나누어 논의하고자 한다. 두 부위 각각에 대한 일반적인 부상에 대하여 다루도록 하겠다.

두경부 HEAD AND NECK

두경부는 많은 부상이 동반될 수 있다. 그중 가장 흔한 두 가지 부상에 대해 집중적으로 설명하겠다.: 뇌진탕과 경부 근육 염좌(strain). 두 가지는 다른 부상으로 보이지만 집중근육 강화 운동에 반응이 좋다는 점에서 한 분야로 묶게 되었다. 근육들을 강화하여 목은 안정적이고 하중에 잘 버티게 되고, 뇌진탕과 경부 염좌의 위험도가 낮아지게 된다.

뇌진탕 Concussion

뇌진탕은 머리에 충격이 가해진 이후 발생하는 충격으로 인한 경미한 뇌 손상이다. 이 충격은 뇌의 움직임이나 두개골의 측면을 가격당할 때 발생할 수 있다. 뇌진탕의 진단적 검사는 없지만, 운동선수의 뇌진탕은 다양한 증상으로 보고되고 있다.

- 두통
- 의식소실
- 불안감 증가
- 건망증
- 집중 저하
- 의식저하
- 오심
- 불면증

경부 근육 염좌 Cervical Muscle Strain

경부 근육 염좌는 목을 정상적인 범위 이상의 움직임을 주어 과도한 스트레스가 발생하고 목의 작은 근육들의 손상들을 동반한다(과사용 또는 단발성의 과도한 하중). 경부 근육 염좌가 발생한 운동선수들은 목의 통증, 경직, 어깨나 상부 등 부위의 통증이나, 근육의 과도한 수축, 목 기저부에서 시작하는 두통 등을 동반하게 되며 드물게 상지의 감각소실이나 저린감을 동반하기도 한다.

어깨 SHOULDER

어깨는 몸통과 상지 사이의 관절이다. 어깨의 움직임은 일차적으로 몸통과 흉부 및 팔 사이를 가로지르는 근육들이 앞 뒤를 감싸면서 이루어진다. 인체에서 가장 가동범위가 넓은 관절이며 이로 인하여 물건을 나르거나 머리 위로 들고, 공을 던지고, 수영하고 등 뒤로 팔이 닿게 하는 동작들이 가능하다. 이러한 과정들은 여러 근육들의 강화가 순차적으로 이루어져 어깨관절(견관절)의 안정성이 향상되었을 때 나타나게 된다. 어깨는 4개의 관절로 이루어져 있는데 각각은 상완와관절(Glenohumeral joint), 흉쇄관절(sternoclavicular joint), 봉우리 빗장관절(acromioclavicular joint), 견흉관절(scapulothoracic joint)이다.

• *상완와관절(Glenohumeral joint).* 대부분의 사람들이 '어깨'라고 인식하는 부분이다. 상완와관절은 견갑골의 관절와(glenoid fossa)와 위팔뼈(humerus)의 머리부분의 연결이다(그림 3.1). 공/소켓 관계로 작동하며, 해부학적으로 공은 위팔뼈의 머리부분, 소켓은 관절와를 뜻한다. 하지만 제대로 작동하기 위해서는 아래의 세 관절이 제대로 작동해야 한다.

• *흉쇄관절(sternoclavicular joint).* 흉쇄관절은 작은 움직임들을 가능하게 하며 쇄골의 내측과 흉골의 상위 부분이 만나 관절을 이루게 된다.

• *봉우리 빗장관절(acromioclavicular joint).* 봉우리빗장관절(AC joint)은 작은 움직임을 가능하게 하며 쇄골의 외측과 견갑골과 견봉(acromion)의 작은 부분으로 이루어진다.

• *견흉관절(scapulothoracic joint).* 견흉관절은 실제 관절은 아니며 견갑골의 앞쪽과 흉벽의 뒤쪽이 만나는 기능적인 부분을 뜻한다.

어깨의 많은 관절들은 서로 수많은 상호작용을 통해 움직임을 만들어낸다. 상황에 따라 여러 다른 관절들이 손상을 받게 되고, 이로 인해 다양한 손상이 발생하게 된다.

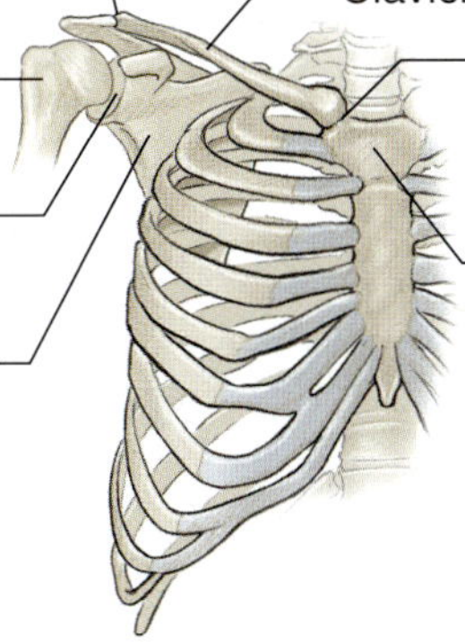

그림 3.1 견관절: 상완와관절, 흉쇄관절, 견쇄관절, 그리고 견갑흉곽관절.

어깨 충돌증후군 Shoulder Impingement

어깨 충돌증후군은 팔을 들어 올릴 때 발생하며 상완골의 머리부분이 상승(upmigration)함과 동시에 견봉과 상완골 머리 사이의 공간이 좁아지게 되며 발생한다. 하지만 해당 현상이 통증을 발생시키는 원인이 명확한지 논란이 있다. 집히는 부분(pinching)이 발생하는지, 그리고 발생한다면 이것이 통증의 원인인지 명확하지 않다. 다른 원인이나 구조물이 통증의 원인일 가능성도 배제할 수 없다. 회전근개 건병증은 해당 부위의 통증을 유발할 수 있는 것처럼 다른 원인을 배제할 수 없다.

회전근개 염좌 Rotator Cuff Strain

회전근개는 4개의 근육과 인대들의 집합이다. 극상근(supraspinatus), 극하근(ifraspinatus), 소원근(teres minor), 견갑하근(subscapularis). 상완골 머리를 관절와에 안정적으로 안착시키는데 도움을 주며(그림 3.2). 회전근개의 인대들은 상완골 머리부분을 위/앞/뒤로 감싸며 역동적 인대가 되어 안정성을 증가시킨다. 관절와는 상완부 머리에 비하여 매우 작고 깊은 형태를 띠고 있다. 회전근개 근육은 상완골 머리를 관절와 내측으로 미는 기능을 하며 탈구를 가장 강력하게 막고 있다. 이 근육들의 수축이 관절의 움직임을 만들어 낸다.

염좌는 근육 섬유의 찢어짐(tear)을 의미하는데, 경미하기도 하고(grade I), 간혹 완전 파열이 발생하기도 한다(grade III), 이 중간 범위를 grade II로 정의한다. 회전근개의 근육들은 모두 염좌가 발생할 수 있으며 주로 과사용에 의하여 발생한다. 호발 부위는 극상근(supraspinatus)이다.

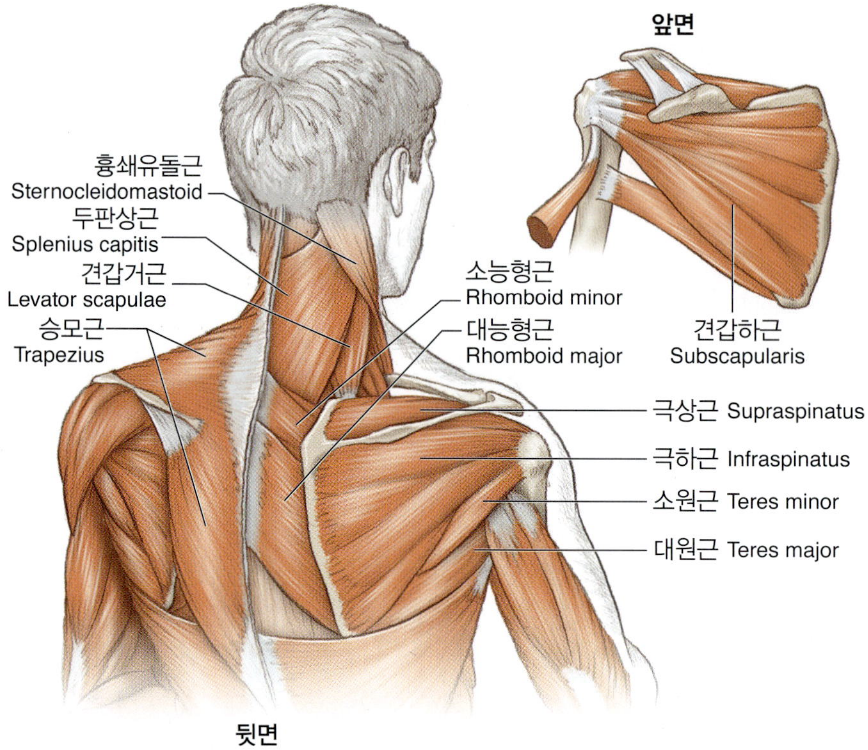

그림 3.2 회전근개 근육과 견갑 안정화 근육계.

어깨 전방 불안정성 Anterior Shoulder Instability

어깨 관절을 이루는 4개의 관절 중 가장 불안정 손상이 발생하기 쉬운 부위는 상완와관절이다(그림 3.1). 불안정성은 어깨관절의 탈구나 아탈구로 이어질 수 있으며, 이는 더 이상 상완골의 머리부분이 관절와에 있지 않음을 의미한다. 탈구는 주로 앞쪽으로 발생하며 어느 방향으로든 발생할 수 있다.

경부의 등척성 굴곡 CERVICAL ISOMETRIC-FLEXION

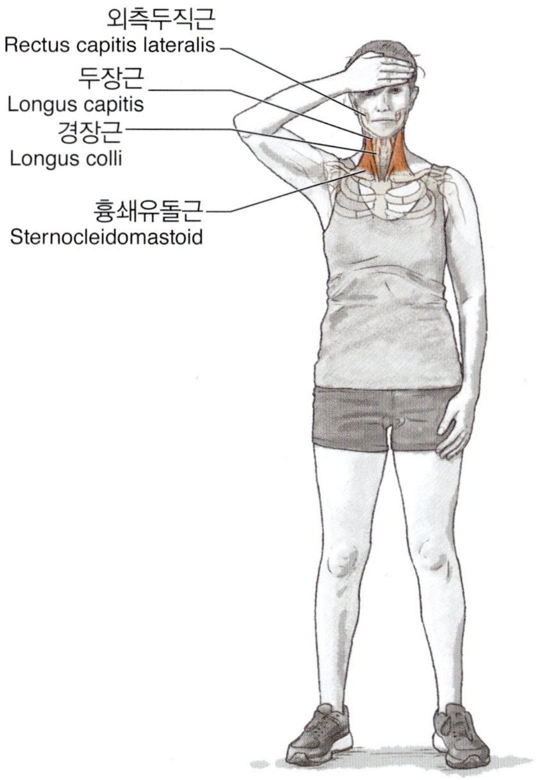

실행

1. 정렬을 위하여 머리는 정면을 바라보고 한쪽 손을 이마에 대어 저항을 받게 한다.
2. 손을 이마에 두고 볼을 흉부로 돌리는 운동을 시행한다. 이마에 둔 손이 이 운동을 방해하며 경부 근육들을 등척성으로 운동하게 한다. 동작이 편하다면 더 강하게 시행한다.
3. 5초간 시행하고, 휴식

연관된 근육

주된 근육: 흉쇄유돌근(Sternocleidomastoid, SCM)

보조 근육: 머리긴근(longus capitis), 목긴근(longus colli), 전두직근(rectus capitis anterior), 외두직근(rectus capitis lateralis)

(계속)

경부의 등척성 굴곡 *(계속)*

예방 주안점

경부의 굴곡근이 제 기능을 못하면 목 통증이 발생하고 기능이 떨어지게 된다. 목 근육들을 사용하는 것이 목 전체의 안정성과 조절에 영향을 미친다. 목 근육들의 내구성은 일상생활뿐만 아니라 스포츠에 있어서도 중요한 문제이다.

목의 문제는 여러 부위의 복잡한 상호작용이 많기 때문에 한 근육만 단정지어 손상을 확인하기 어렵다. 그래서 여러 근육들을 다 함께 훈련하여 제 기능을 할 수 있도록 도와주는 것이 중요하다. 목 운동은 명시된 근육들의 향상 뿐만 아니라, 전반적인 목의 안정성을 높여 뇌진탕과 목 염좌의 위험성을 줄일 수 있다.

목의 등척성 운동은 많은 스포츠에서 손상을 방지할 수 있다.

- 경륜 운동에서 목 손상이 발생할 수 있는데, 경륜 선수들은 대부분의 시간을 목을 신전시킨 상태로 운동하기에 취약할 수 있다. 목의 신전근의 내구도가 매우 중요하다고 알려져 있다. 하지만 SCM같은 다른 기능장애로 이어질 수 있는 목근육들의 중요성은 평가저하 되고 있다.
- 레슬링은 극도로 과도한 굴곡/신전/측굴/회전을 요한다. 목의 모든 방향으로의 강화가 중요하며 강화를 통해 경추 손상을 방지해야 한다.
- 미식축구 선수들은 강하게 경추를 부딪히며 버텨야 하는 동작들이 많다. 태클 동작 동안 머리와 목은 갑작스러운 방향으로 큰 압력을 받을 수 있다. 이로 인해 머리와 목을 보호하기 위한 많은 규칙들이 제정되었다. 하지만 이러한 규칙들이 선수들을 완벽하게 보호하지는 못하기 때문에 손상을 줄이기 위한 트레이닝이 중요하다.
- 자동차 경주 또한 다른 운동 못지 않게 목의 기능이 중요하며, 선수는 큰 압력을 오랫동안 버티는 상황에 노출된다(4~5G).

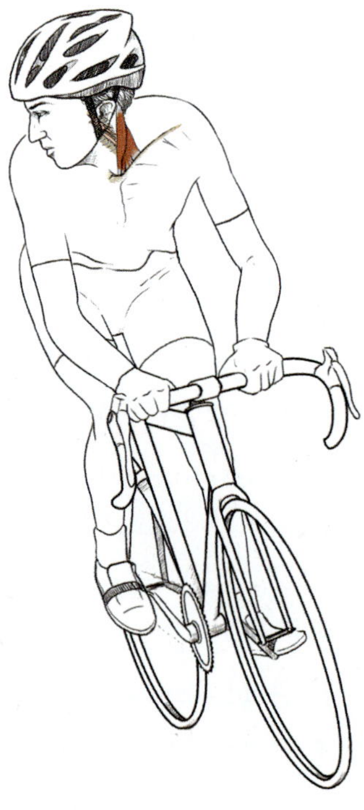

변형운동

경부 등척성 신전운동

정렬을 위해 머리는 정면을 바라보고 손을 머리 뒤쪽에 놓아 저항한다.

머리 뒤쪽에 손을 두고 천장을 쳐다본다. 머리 뒤에 있는 손이 이 동작을 방해하며 목 근육들이 등척성으로 운동하게 만든다. 편하다면 더 강하게 밀어준다.

5초간 유지하고 쉰다. 연관된 근육: 두판상근(splenius capitis), 목반가시근(semispinalis capitis), 삼각근(trapezius)

경부 등척성 측면굴곡운동

정렬을 위해 정면을 바라보고 손을 머리 측면에 두고 저항한다.

머리 측면에 손을 두고 머리를 어깨방향으로 굴곡한다. 측면에 있는 손이 이 동작을 방해하며 등척성 운동을 시행한다.

5초간 쉰다. 연관된 근육: SCM, 두판상근, 두판목근, 목갈비근

푸쉬-업 플러스 PUSH-UP WITH PLUS

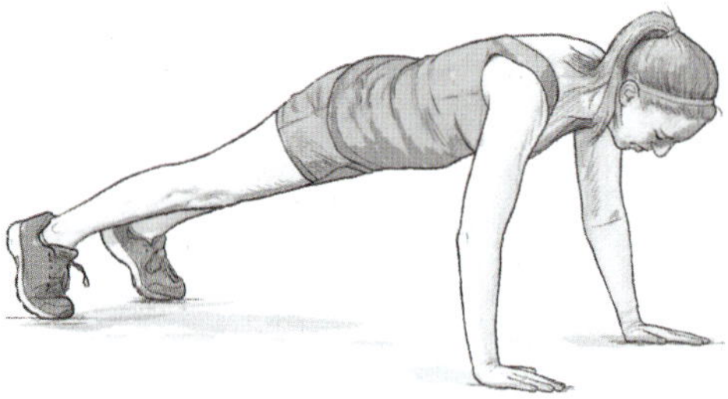

시작 자세

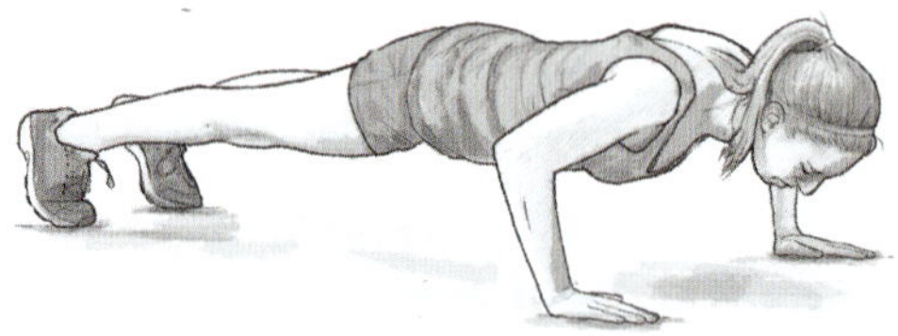

중간 자세

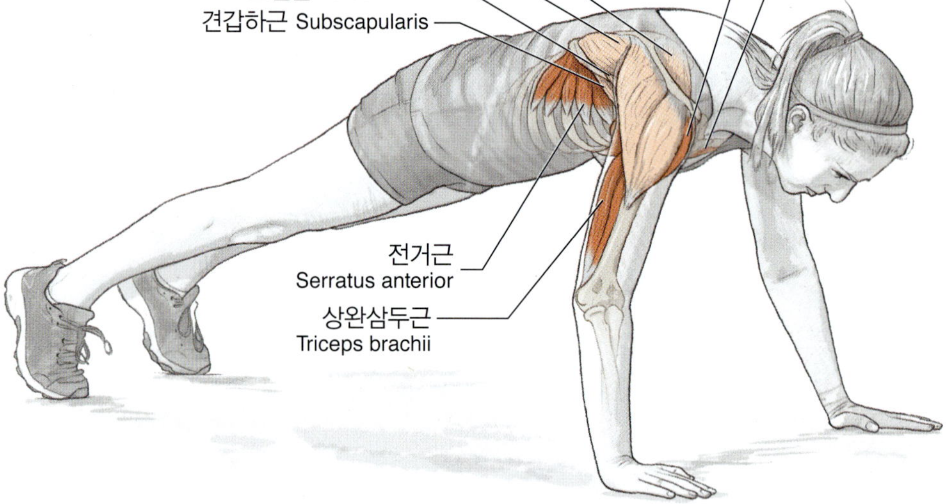

실행

1. 팔굽혀펴기 자세를 어깨너비로 시행하고, 팔꿈치, 무릎, 몸통이 일자가 되게 정렬한다.
2. 팔꿈치를 굽히고 어깨를 평형으로 벌려 몸통을 바닥으로 낮추고 몸통과 무릎은 일자가 되게 유지한다.
3. 팔꿈치를 펴고, 어깨를 모아 몸통을 다시 들어 올린다. 몸통과 무릎은 이 동작 동안 일자가 되게 유지한다. 팔꿈치가 일자가 될 때까지 들어 올린다.
4. 'Plus' 부분은 가장 높은 부분에서 이루어진다. 팔꿈치를 일자로 편 상태에서 몸통을 더 들어 올려 어깨의 날 부위를 분리시킨다(등을 구부리지 말 것).

연관된 근육

주된 근육: 대흉근, 삼각근(앞쪽), 삼두근, 앞톱니근

보조 근육: 회전근개

예방 주안점

팔굽혀펴기는 4개의 어깨 관절을 강화시키는데 아주 효과적인 하나의 운동이다. 많은 변형법이 있지만 손상방지에 가장 좋은 방법은 위에 소개한 'Plus'법이다. 이 변형 팔굽혀펴기는 가장 높은 부분에서의 변형인데 견갑골의 protaction을 사용하여 앞톱니근을 운동시킬 수 있다. 결론적으로 어깨 충돌증후군 발생률을 감소시킨다.

강력한 어깨는 공을 던지는 구기종목에서 가장 중요하다. 이 Plus 운동은 공을 던지는 동작의 안정성에 도움이 되며 관절의 탈구를 방지한다. Plus에 포함된 견갑골의 protaction 동작이 견갑골 움직임의 안정성을 강화하고, 부상을 방지할 수 있다. 투수가 견갑골의 안정성이 부족하면 결국 다른 관절의 부상으로 이어지게 된다(견갑골이 움직이면 안된다는 개념이 아니며 견갑골의 강화를 통해 다른 관절과의 조화로 이어지게 된다는 것이다).

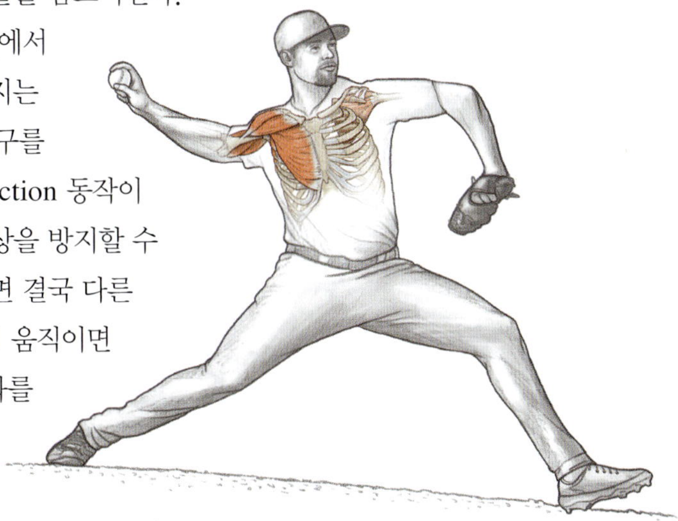

변형운동

일어선 팔굽혀펴기(Plus)

손의 위치를 바꾸는 것이 가장 일반적인 방법이며 높이를 올림으로써 운동 강도를 낮출 수 있다. 같은 근육을 사용하며 강도만 다를 뿐이다(중력 감소).

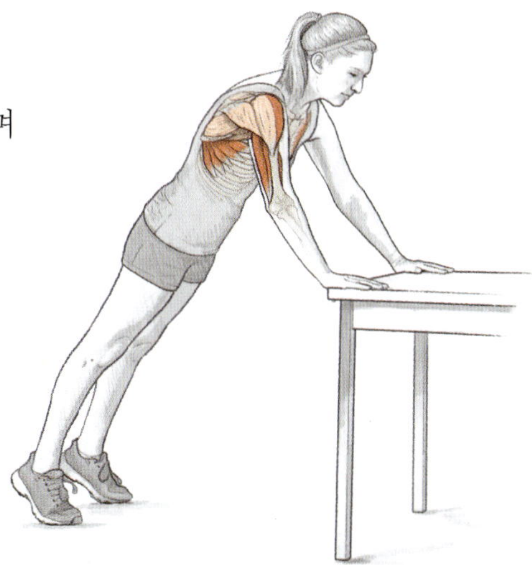

덤벨 숄더 프레스 DUMBBELL SHOULDER PRESS

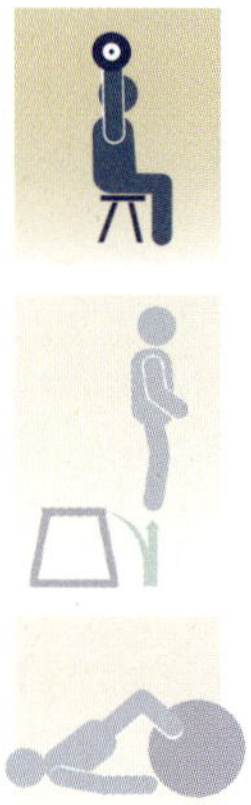

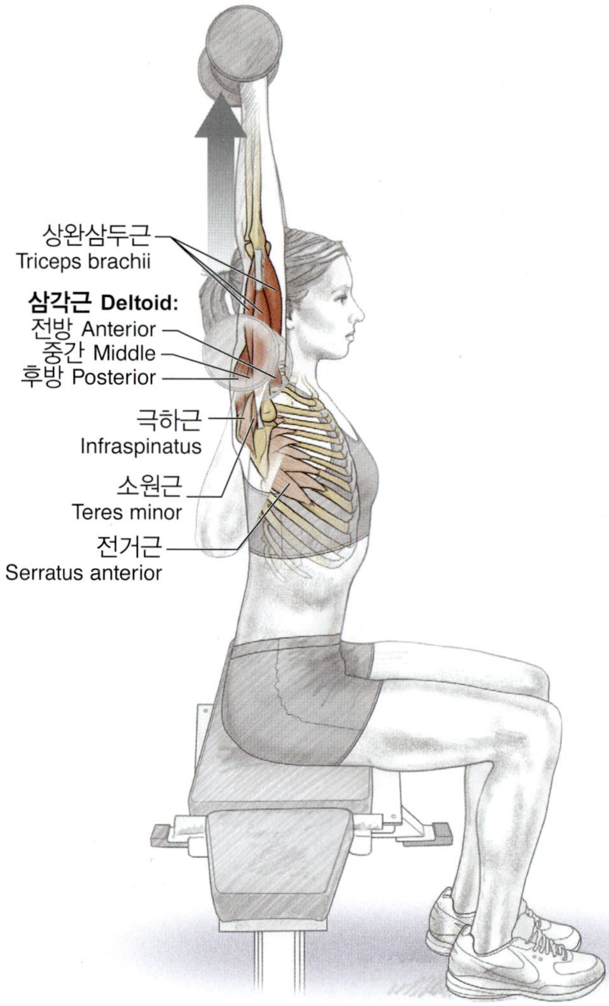

실행

1. 벤치에 앉아 두 발을 바닥에 위치한다.
2. 덤벨을 팔을 내전시킨 상태로 붙잡는다.
3. 덤벨을 팔꿈치가 모두 신전될 때까지 머리 위로 들어 올린다.
4. 전완부를 평행하게 유지하고 팔꿈치를 서서히 굴곡시키며 덤벨을 내린다.
5. 덤벨이 쇄골과 어깨 앞쪽에 닿을 때까지 내린다.
6. 등을 구부리지 않는다.

연관된 근육

주된 근육: 삼각근, 삼두근

보조 근육: 회전근개, 삼각근, 견갑거근, 능형근, 앞톱니근

예방 주안점

팔굽혀펴기와 같이 덤벨 어깨 프레스는 어깨의 4개 관절을 포함한 여러 관절의 운동이다. 이 운동은 회전근개 강화와 손상 방지에 탁월하다. 하지만 이것은 기본운동(저항법)에 익숙한 숙련자에게 추천한다(상위운동).

덤벨 어깨 프레스는 머리 위로 손을 뻗는 운동선수들에게 매우 중요하다. 머리 위로 손을 뻗는(배구) 운동선수들은 어깨 위로 반복적인 운동을 하게 된다(수영, 테니스, 투수, 소프트볼 등). 배구선수들은 특히나 공격수와 수비수가 모두 포함이 되며 완전히 굴곡된 어깨의 포지션(overhead)이 필요하다. 덤벨 어깨 프레스의 가장 상위 동작이 배구 수비수의 블라킹 동작과 닮아있기 때문에 매우 중요한 강화운동이라고 할 수 있겠으며 부상방지에 중요하다.

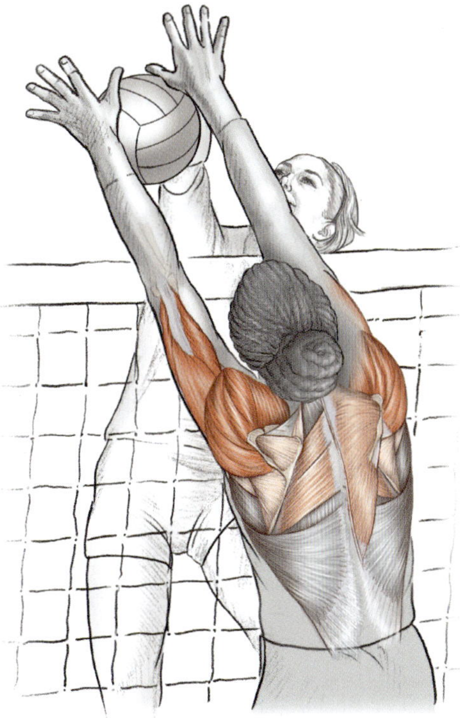

변형운동

바벨 어깨 프레스

덤벨대신 바벨을 사용하는 것으로, 숙련자가 아니라면 부상 위험이 따른다. 중량운동에 경험이 많고 익숙한 선수들에게 사용한다.

덤벨 로우 DUMBBELL ROW

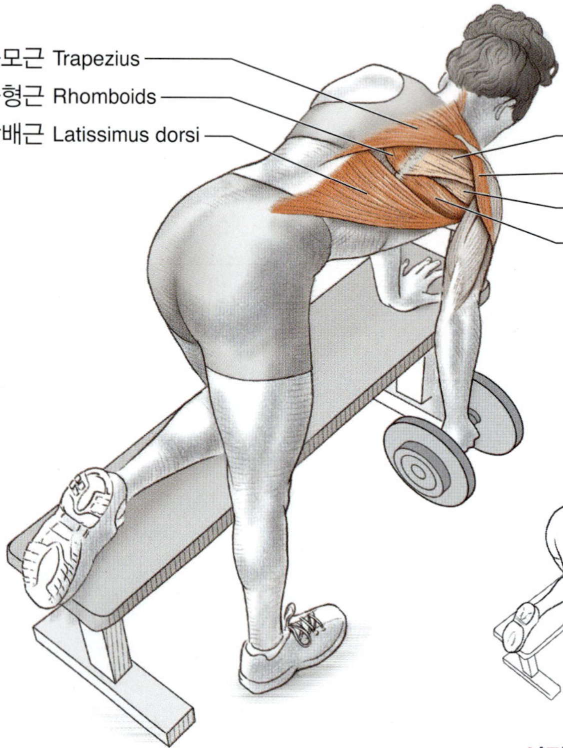

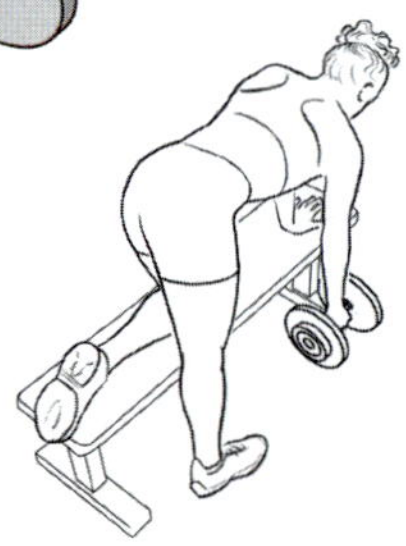
시작 자세

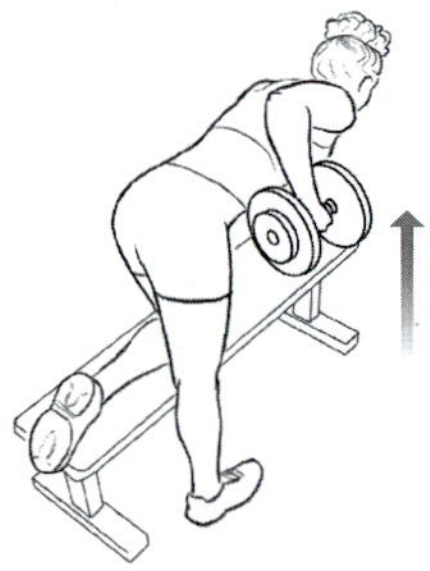
끝 자세

실행

1. 우측 발을 바닥에 대고 무릎을 살짝 구부린다. 좌측 무릎은 벤치에 올려놓는다.
2. 좌측팔을 벤치에 올려놓는다.
3. Flat–back 포지션을 만들어 몸통과 바닥이 평행하게 한다.
4. 덤벨을 우측손 중립으로 잡는다.
5. 덤벨을 몸통쪽으로 끌어당기며 팔꿈치가 몸통에 가깝도록 유지한다.
6. 몸통 포지션을 유지하며 우측 무릎을 살짝 구부린다.
7. 덤벨로 흉부 아래쪽이나 복부 상측에 댄다.
8. 덤벨을 시작 위치로 다시 낮춘다.

연관된 근육

주된 근육: 광배근, 대원근, 승모근, 능형근, 삼각근 뒤쪽

보조 근육: 회전근개, 상완근, 이두박근

예방 주안점

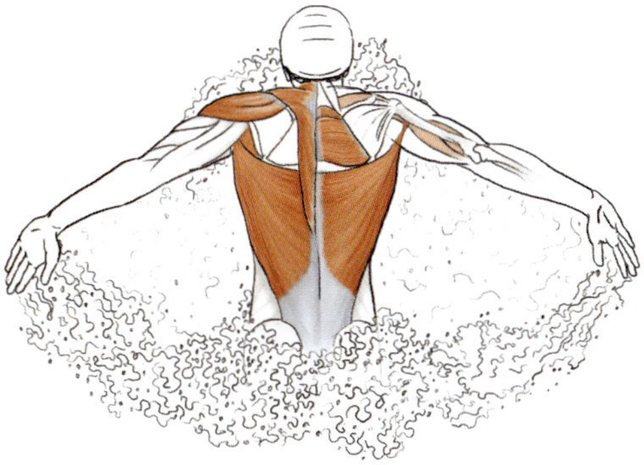

어깨의 4관절을 모두 포함하는 범위이므로 많은 손상을 방지할 수 있다. 회전근개 염좌, 어깨 불안정성, 충돌증후군 위험성을 낮춘다.

조정 선수들에게 적합한 운동인데, 노젓기의 가장 중요한 부분이 덤벨 운동과 비슷하다. 하지만 노젓기의 가장 큰 힘은 하체에서 나오므로 기전은 다르다고 볼 수 있다. 이 운동은 수영선수에게 가장 적합하다. 해당 운동의 모든 움직임이 어깨관절을 둘러싸는 근육들을 강화하므로 수영에서 근육의 지구력을 향상시키고, 부상을 방지할 수 있다.

변형운동

바벨 벤트-오버 로우

바벨을 벤트-오버 자세에서 시행할 수 있는데 이 운동은 덤벨 로우와 같은 근육을 강화하게 된다. Flat-back 자세에서 시행하며 팔꿈치를 완전히 신전시켰다가 몸통쪽으로 잡아당기고, 다시 천천히 팔꿈치가 신전될 때까지 내려놓는다.

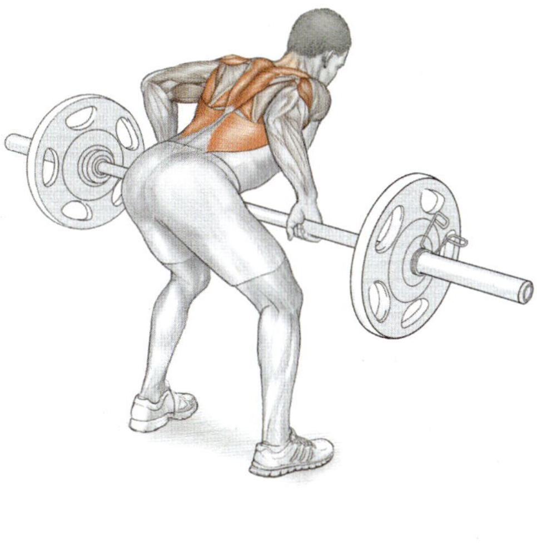

파머스 캐리 FARMER'S CARRY

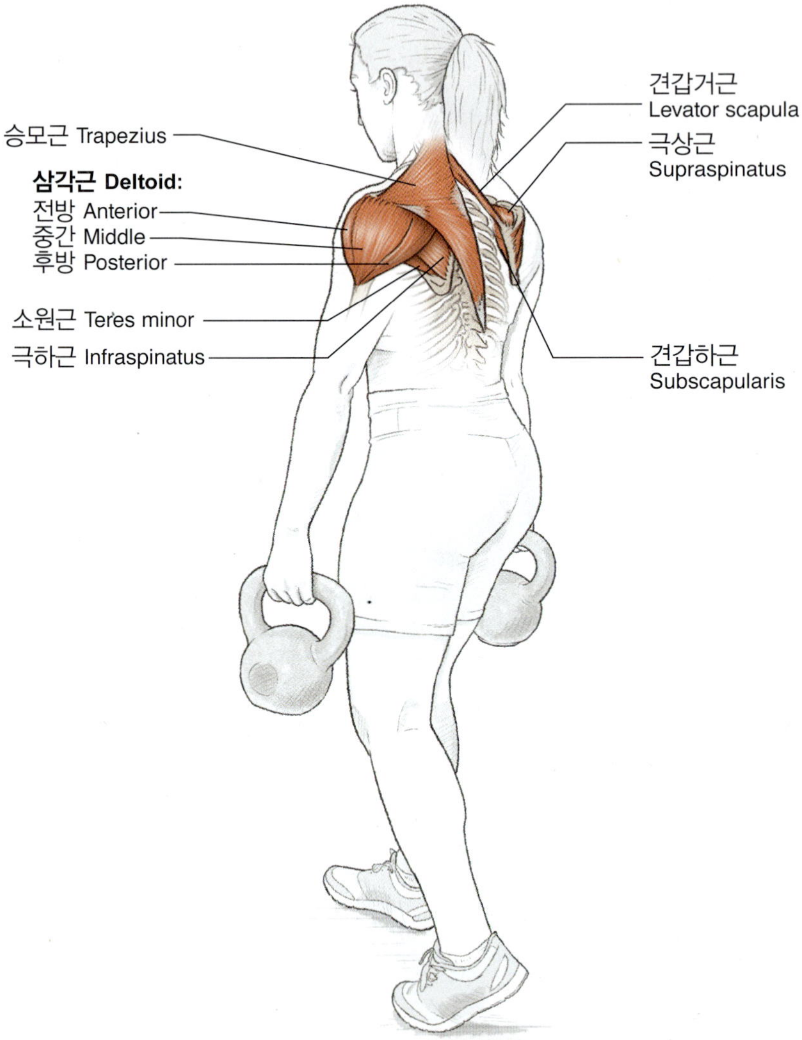

실행

1. 서있는 상태에서 케틀벨을 양손에 내전방향으로 잡는다.
2. 케틀벨을 잡고 팔꿈치를 신전시킨다.
3. 해당 자세를 유지하고 지정한 거리를 걷는다.

연관된 근육

주된 근육/보조 근육: 회전근개, 승모근, 삼각근, 견갑거근

(*Note:* 이 운동은 하체와 전완부 운동에도 해당한다. 이 단원에서는 해당되는 어깨근육만 설명)

예방 주안점

농부나르기(Farmer's carry)는 상완와관절의 안정성에 매우 중요하며 해당 부위의 근육 강도 및 지구력을 향상시키는데 매우 중요하다. 모든 회전근개가 포함되므로 회전근개 염좌나 어깨 불안정성을 방지할 수 있다.

농부나르기는 모든 회전근개를 사용하므로 강화 훈련 및 부상 방지 모두에 효과적이다. 어깨 안정성이 중요한 골프 같은 운동에서 매우 중요하다. 스윙을 할 때 어깨의 근육들이 강력한 편심 수축을 일으키며 직후에 원심적 수축을 일으키기 때문에 이 운동을 통한 회전근개 강화가 매우 중요하다.

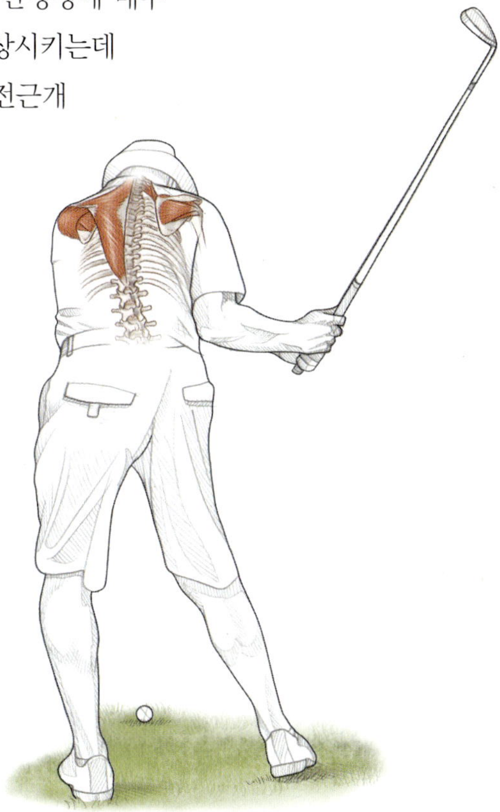

변형운동

불안정한 농부나르기

불안정한 물건이나 환경 예를 들어, 언덕이나 물통 나르기.

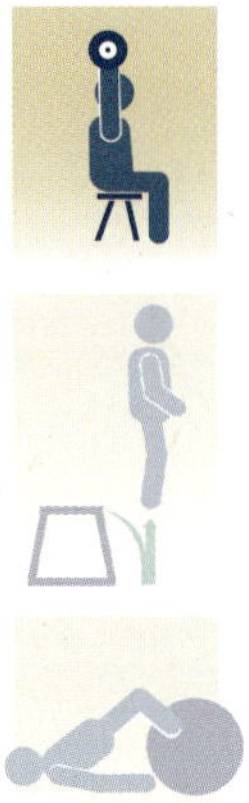

엎드려 수평 외전 PRONE HORIZONTAL ABDUCTION

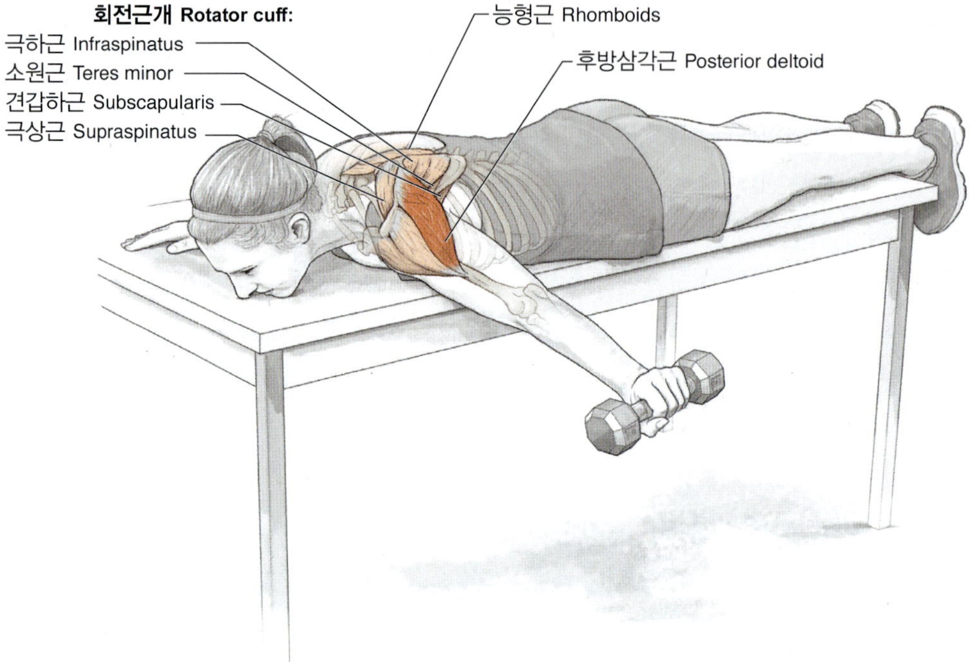

시행법

1. 침대에 엎드려 한쪽 팔을 바닥에 수직이 되게 떨어트린다.
2. 엄지가 앞을 향하게 덤벨을 잡는다.
3. 팔꿈치를 신전시킨 상태에서 바닥에 평행이 될 때까지 팔을 들어 올린다 (몸통과 90°, 손바닥은 바닥을 향한 자세를 유지).
4. 천천히 다시 팔을 원래 자리로 내려놓는다.

연관된 근육

주된 근육: 삼각근(후방)

보조 근육: 회전근개, 능형근

예방 주안점

엎드려 수평벌리기는 큰 하중을 사용하지 않아도 효과적이다. 이는 어깨 충돌증후군과 회전근개 염좌를 줄여준다.

엎드려 수평벌리기와 동시에 시행되는 3가지 운동(*shoulder isolation exercises*)이라고 불린다는 회전근개의 특정 부위를 다양한 방법으로 강화한다. 이 운동들은 회전근개를 안정시켜 상완골 머리를 관절와에 유지시키는데 도움이 된다. 팔의 감속이나, 매달리는 운동 예를 들어, 테니스, 기계체조, 장애물 코스 경주에 도움이 된다.

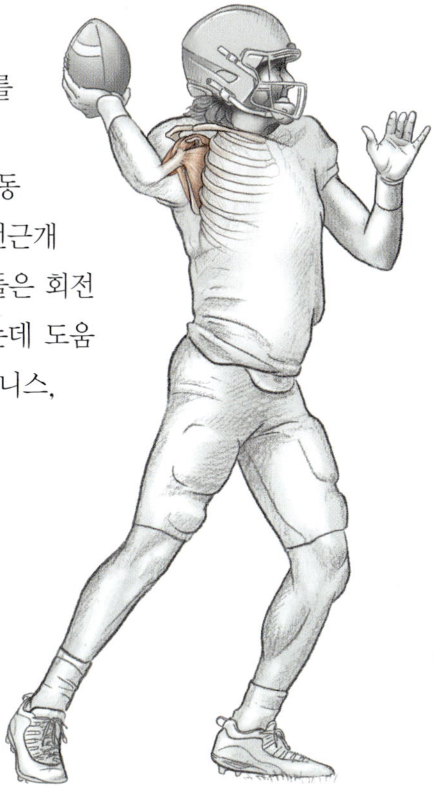

변형운동

엎드려 팔 100° 벌리기

기존에 몸통과 팔의 각도를 90°에 유지하는데 반하여 100°로 유지시키며 운동을 시행하면, 극상근 강화에 더 특화적이다.

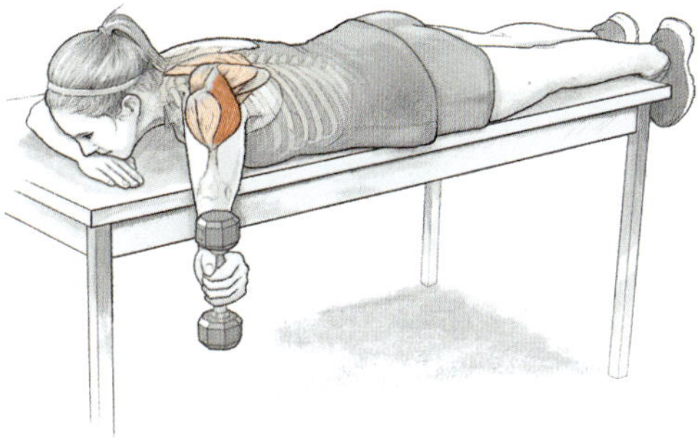

견갑면 SCAPTION

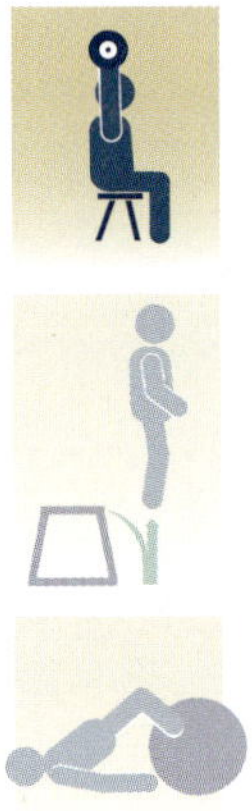

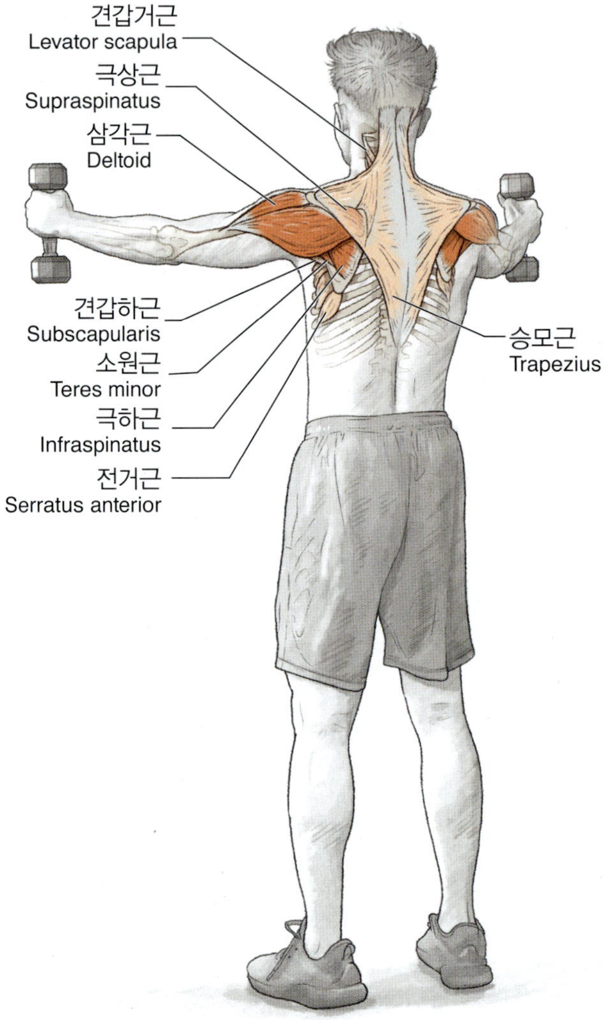

실행

1. 발을 어깨넓이 또는 골반넓이로 벌리고 선다. 무릎을 살짝 구부린 상태. 덤벨을 양손에 neutral 그립으로 잡는다.
2. 어깨를 외회전시키고 덤벨을 들고 몸통과 30° 각도를 이루며 들어 올린다. 팔꿈치와 상완을 함께 들어 올린다.
3. 덤벨을 계속 들어 올려 팔이 바닥과 평행해지거나 어깨 높이까지 들어 올린다. 엄지는 하늘을 향해 있어야 한다.
4. 천천히 덤벨을 시작점으로 내려놓는다.

연관된 근육

주된 근육: 회전근개, 삼각근

보조 근육: 승모근, 견갑거근, 앞톱니근

예방 주안점

"full can"이라고도 불리는 스캡션(scaption) 동작으로 팔의 모음 동작을 포함한다. 특히 견갑골 면(몸의 앞쪽 면과 30°를 이루는 면을 말함). 스캡션은 어깨 충돌증후군과 회전근개 염좌를 줄이고, 이전의 운동들과 더불어 기계체조와 같은 운동에 효과적이다.

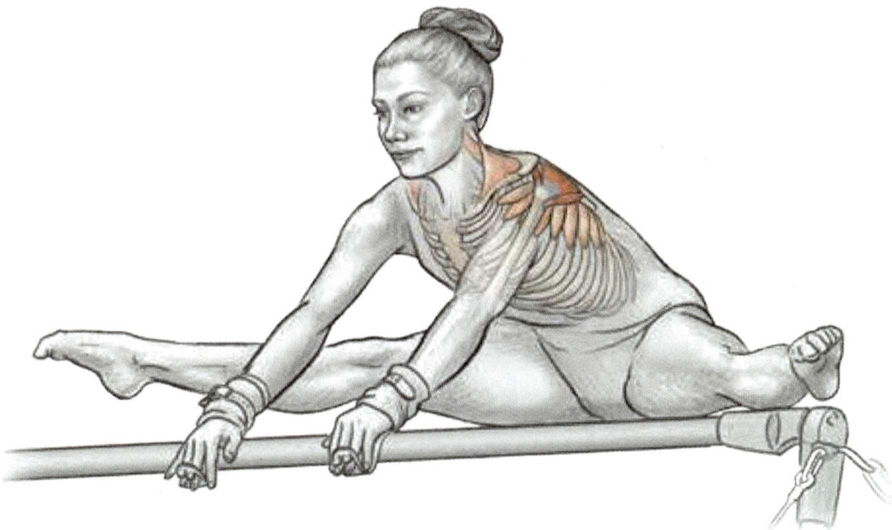

90°에서 외회전 EXTERNAL ROTATION AT 90 DEGREES

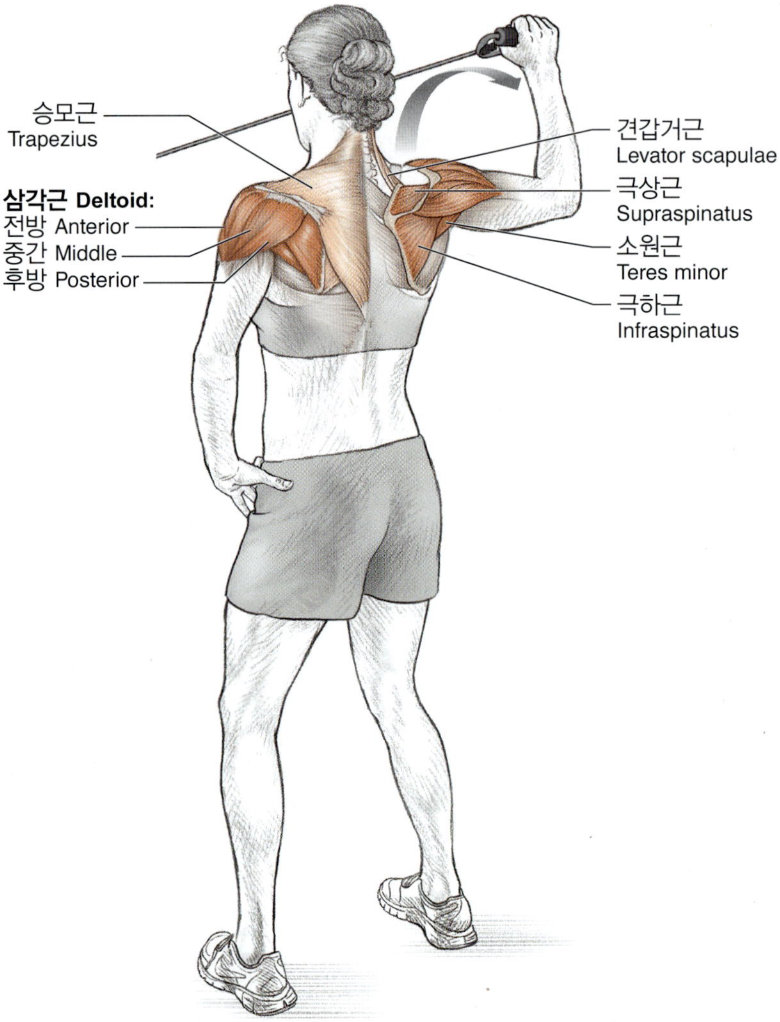

실행

Note: 탄성 코드(elastic cord)나 저항 밴드가 필요하다.

1. 어깨너비로 선다. 저항 밴드를 잡고 어깨를 90°로 벌린다. 팔꿈치를 90°로 구부리고 전완부는 바닥과 평행하게 유지한다.
2. 어깨 벌린 동작을 유지하며 어깨를 외회전시킨다(팔꿈치 90° 유지).
3. 저항 밴드를 시작점으로 돌려놓는다(전완부는 바닥과 평행하게 유지).

연관된 근육

주된 근육: 극상근, 극하근, 소원근, 삼각근

보조 근육: 승모근, 견갑거근, 극상근

예방 주안점

이러한 운동은 1차적인 어깨의 안정성에 관여하므로 상완와관절의 회전근개와 관련이 있다. 90°로 외회전하는 동작은 어깨 충돌증후군과 회전근개 염좌의 위험성을 줄여 어깨의 안정성을 증가시킨다. 이전의 2가지 운동과 함께 테니스에 매우 효과적이다.

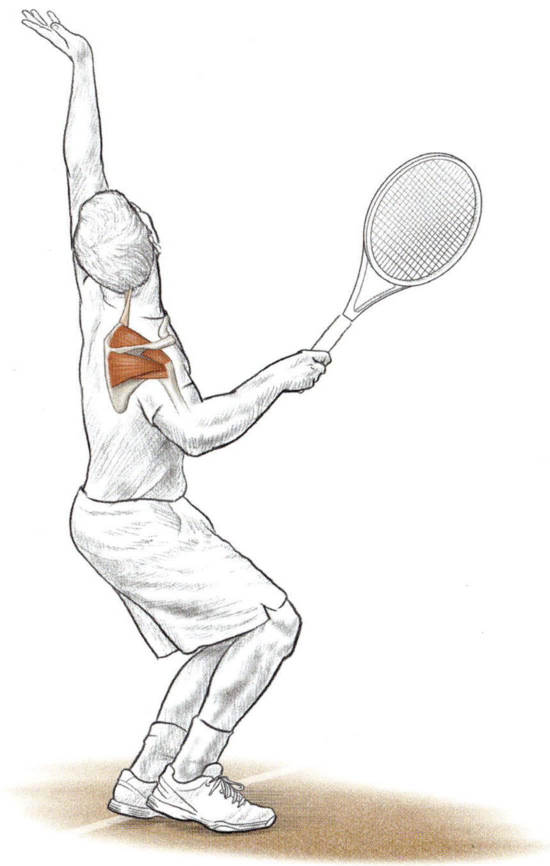

변형운동

90° 상태에서 빠른 외회전

같은 동작에서 외회전을 빠르게 하는 것은 근육 동작이 빨라지는데 도움이 된다.

밴드를 동반한 D_2 굴곡 D_2 FLEXION WITH BAND

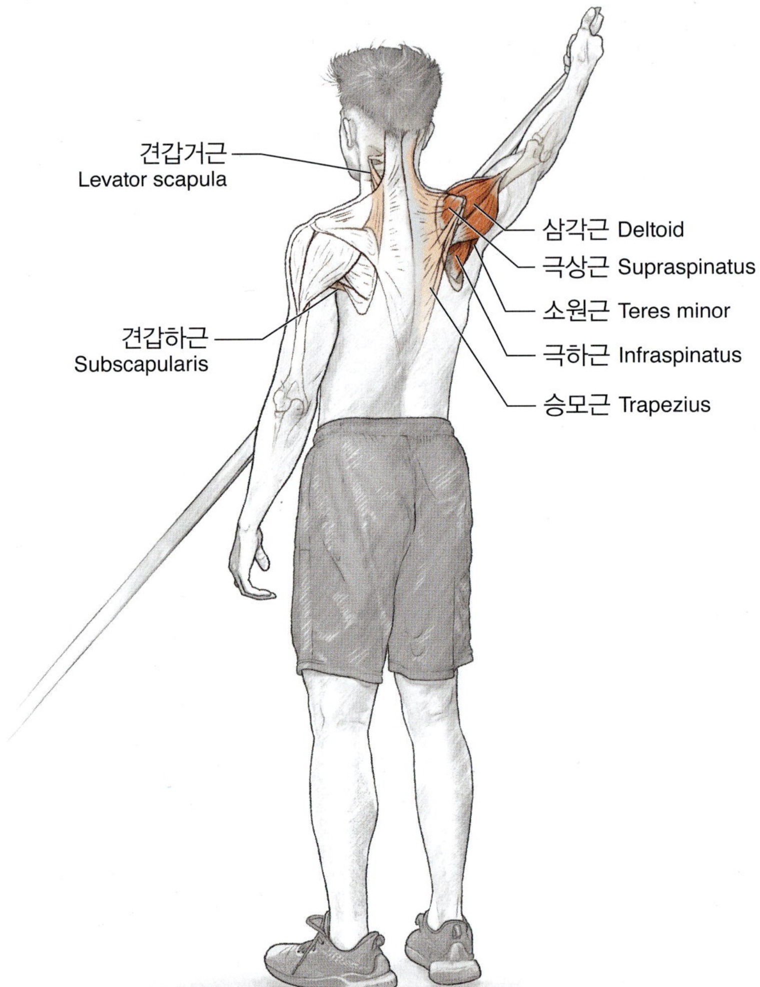

실행

Note: 탄성 코드(elastic cord)나 저항 밴드가 필요하다.

1. 발을 어깨너비로 벌리고, 탄성 코드의 한쪽 끝을 몸 앞/좌측의 고리에 건다. 우측 팔로 몸통을 가로질러 좌측 엉덩이에 있는 밴드의 다른 끝부분을 잡는다.
2. 팔꿈치를 서서히 굴곡시키고 외회전시키며 우측 팔을 머리 위로 들어 올린다.
3. 밴드를 서서히 내회전시키며 원래 자리로 돌려놓는다. 손을 돌리는 쉬운 방향은 엄지의 방향으로 결정(들어 올릴 때는 엄지를 치켜들고, 돌아갈 때는 엄지를 아래로 내린다)

연관된 근육

주된 근육: 극상근, 극하근, 소원근, 삼각근

보조 근육: 승모근, 견갑거근, 극하근

예방 주안점

여러 방향으로 어깨 스포츠 손상이 발생하므로, 이에 관여하는 모든 근육을 강화하는 것이 중요하다. D2 굴곡은 어깨의 굴곡/벌림/수평벌림/외회전 시에 안정성을 증가시켜 어깨 충돌증후군이나 회전근개 염좌의 위험을 낮춘다. 이전 운동들과 더불어 이 운동은 던지기 운동에 특화되어 있다.

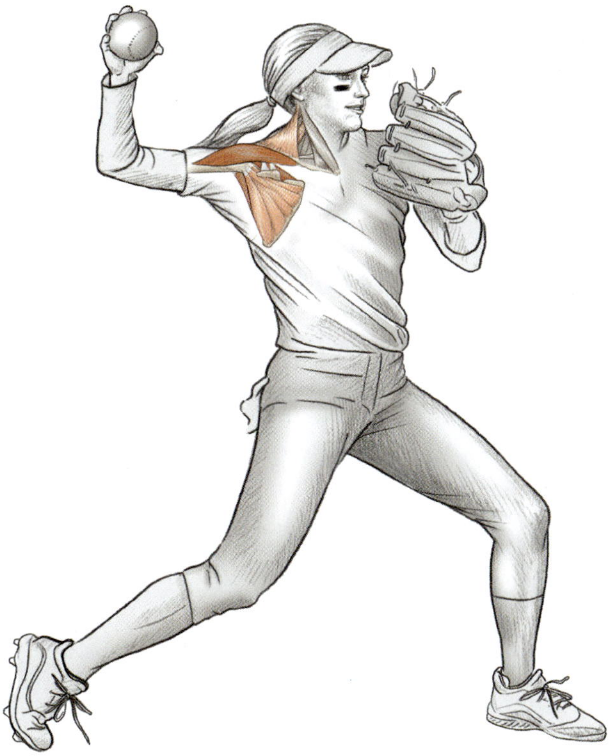

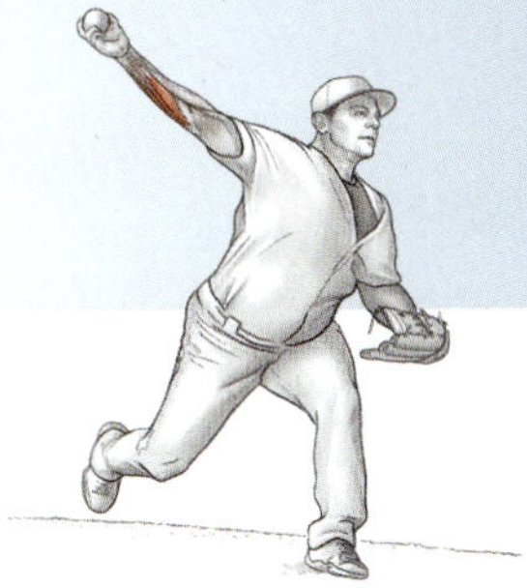

4

팔꿈치, 손목, 그리고 손
ELBOW, WRIST, AND HAND

어깨관절뿐만 아니라, 상지의 다른 구조물에서의 손상은 다양한 스포츠 안에서 일어난다. 비록 여러 관절과 구조물들이 존재할지라도, 상지는 보통 3개의 부분으로 나뉘고(팔, 전완, 그리고 손) 두 개의 관절이 있다(팔꿈치 그리고 손목). 이 장에서는 특히 팔과 팔꿈치, 그리고 전완과 손목, 그리고 손에 대해서 집중할 것이다. — 세 부분은 대부분 스포츠와 관련된 손상에 포함된다. 각 부위의 해부학이 제시될 것이고, 흔한 손상에 대한 논의가 이루어질 것이다. 그러나, 이것은 신체의 복잡한 영역이고 비록 구조물이 특정한 방법에 의해 그룹 지어진다고 해도, 이것은 일부 근육이 다관절 안에서 활성화 되어야 한다는 점에 유의해야 한다.

팔 그리고 팔꿈치 ARM AND ELBOW

해부학적으로 *팔(arm)*은 어깨와 팔꿈치 관절 사이이다. 팔은 상완골로 이루어져 있고, 전방과 후방으로 나뉘고 주관절은 세 개의 뼈를 포함한다: 상완골, 척골 그리고 요골.
팔에는 5개의 근육이 있다: 전방에 세 개의 굴곡근들 그리고 후방에 두 개의 신전근들.

1. *이두근*. 이것은 팔에서 가장 표층에 있는 근육이고, 단두와 장두, 두 개의 머리를 가지고 있어서 이름이 이렇게 지어졌다. 두 개의 머리 모두 견갑골에서 기시한다(단두: 견갑골의 오구돌기, 장두: 견갑골의 상부 관절와 결절). 그리고 합쳐지면서 요골결절에 부착한다. 전형적으로 비록 주관절의 굴곡근으로 고려되지만(보조하는 것), 이두근의 주된 기능은 전완을 회외 하는 것이고, 이는 회내 보다 회외가 훨씬 더 강한 힘을 내는 이유이다. 흥미롭게도, 이두근은 상완골에 부착부위가 없다(그림 4.1).

2. *상완근*. 상완근은 상완골의 앞쪽 원위부 반쪽면에 해당하는 넓은 기시점을 가지고 있고 척골의 극돌기와 결절에 정지한다. 이것의 유일한 기능은 전완을 굴곡하는 것이다(그림 4.1).

3. *오구완근*. 오구완근은 견갑골의 오구돌기에서 기시하고 상완골의 내측면의 중간 3분의 1 지점에 정지한다. 이것은 견관절을 안정화 시키기 위해 상완골의 굴곡과 내전을 돕는다.

4. *삼두근*. 이것은 뒤쪽 팔의 주된 근육이고 세 갈래의 머리를 갖는다: 장두, 외측두, 그리고 내측두(그림 4.2). 장두는 견갑골의 하부 관절와순 결절에서 기시하고, 외측두는 상완골의 후면에서 기시하고, 내측두는 상완골의 후면에서 기시하고; 세 개의 머리는 합쳐지면서 척골의 주두돌기의 몸쪽 끝에 부착한다. 삼두근은 전완을 신전시키지만, 장두의 견갑골 부축 부위를 통해서 어깨의 외전 시 상관골두를 안정화 시킨다.

5. *주근*. 이 작은 근육은 상완골의 외측상과에서 기시해서 척골 주두돌기의 외측면에 정지한다. 이것은 삼두근을 보조해서 전관을 신전시키고 주관절을 안정화시킨다. 이것이 분리되어 있지만, 주근은 기능적으로 삼두근의 한 부분으로 고려되어야 하고 기능적으로 분리되어서는 안 된다.

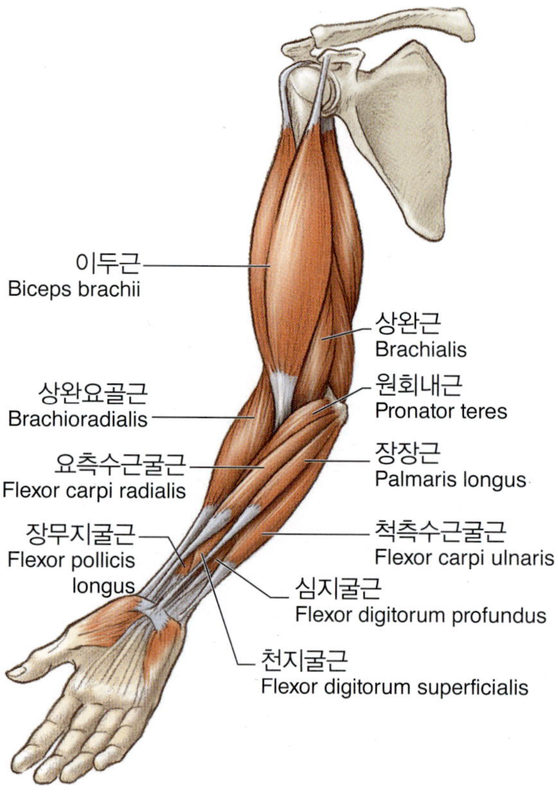

그림 4.1 상지 해부.

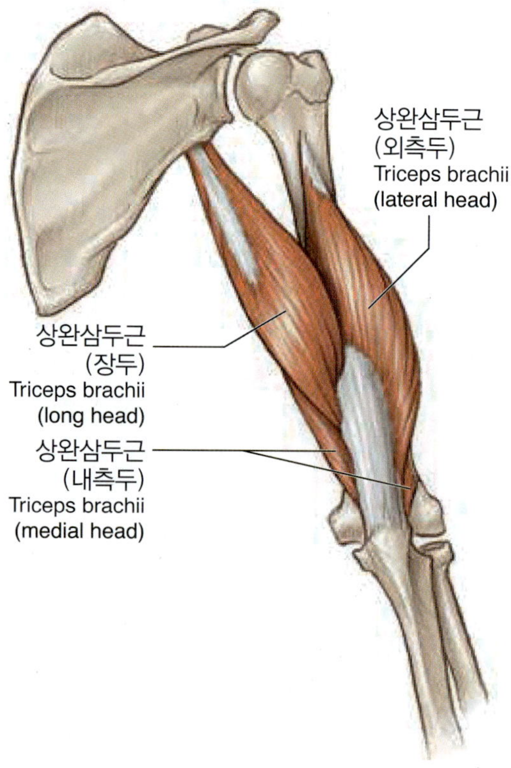

그림 4.2 상완삼두근.

경첩관절로서 정확하게 이해했을지라도, 팔꿈치는 상완골의 원위부와 척골과 요골의 근위부 사이의 복합 관절이다. 팔꿈치에서는 전완의 굴곡과 신전이 우선적으로 나타나지만, 작은 각도로 내측과 외측으로 움직인다. 팔꿈치에 발생하는 손상은 다양한 경로로 일어날 수 있고 다양한 구조물을 포함할 수 있다. 인대, 뼈, 근육, 그리고 힘줄은 주관절에서 손상 받기 쉬운 구조물들이다.

손목 신전근들과 굴곡근들에 대한 특별한 노트: 이러한 근육들은 완관절에서 기능을 주로 하기 때문에, 뒤에서 다루어진다. 그러나, 이 근육들은 대부분 상완골에서 기시하고 주관절에 대한 역할도 가지고 있다. 게다가, 손상을 받았을 때, 통증과 기능부전은 주관절 근처일 수 있다. 그러므로, 비록 그 근육들이 전통적으로 완관절에서 움직임을 제공한다는 인식이 있지만, 이 근육들을 여기서 알고 넘어가는 것이 중요하다.

척골 측부 염좌 Ulnar Collateral Sprain

주관절에서 가장 흔하게 발견되는 손상 중 하나는 척골 측부 인대(UCL)의 염좌이다. UCL은 팔꿈치에서 외반(valgus) 힘을 저항하는데, 이는 전완을 팔과 비교해서 외측으로 밀어내는 힘을 말한다. 비록 이러한 힘들이 대부분의 일상생활에서 발생하지는 않지만, 야구나 소프트 볼에서 던지기 동작에서 흔하게 발생한다. 이런 던지기 동작은 팔꿈치 내측면에 장력을 증가시키는데, 특히 UCL에 영향을 미친다. 이 장력이 던지는 동안 상지의 급격한 가속과 결합될 때 염좌로 이어진다. 만약 섬유들이 손상이 심해서 불안정성을 유발한다면, 수술이 필요할 수 있다; 흔한 수술적 요법은 UCL 재건술, 흔히 *토미존수술*이라고 불리는 수술이다.

리틀 리그 엘보우 Little League Elbow

이 손상은 성장판이 열려 있는 어리고 골격이 미숙한 투수에게 흔하다. 어떤 면에서는 이것은 기전이 기본적으로 같기 때문에 UCL 염좌와 유사하다. 그러나, 인대섬유 손상 대신에, 열린 성장판이 손상되거나 UCL이 상완골 내측상과 부착부위에서 뜯어질 수 있다.

외측 상과염 Lateral Epicondylitis

외측 상과염은 상완골에 붙어 있는 전완의 신전근 힘줄들에 과부하와 잠재적인 미세손상과 함께 자극이 있을 때 발생한다. *테니스엘보우*로 알려져 있을지라도, 이 손상은 다양한 스포츠에서 발생할 수 있고, 특히 팔꿈치와 손목을 사용해서 반복적으로 잡는(gripping) 동작을 할 경우 발생할 수 있다. 전완 근육과 힘줄은 반복적인 움직임 또는 활동의 과사용에 의해 손상 받는다.

내측 상과염 Medial Epicondylitis

내측 상과염 — 흔히 *골프엘보우*라고 알려져 있음 — 은 손목 굴곡근의 상완골 내측상과의 부착부위 손상 중 하나이다. 이것은 퇴행을 유발하는 반복적인 힘, 수동적인 팔꿈치 신전 그리고 전완 회내로 부터의 과부하 손상이다.

삼두근과 이두근 건병증 Triceps and Biceps Tendinopathies

주두돌기에서 정지점의 삼두근건 자극은 *삼두근건병증*으로 불리거나, 또는 웨이트리프터 엘보우라고 불린다. 이 힘줄의 자극은 특히 팔꿈치에서 반복적인 움직임에 의해 유발된다 — 특히 신전 —. 던지기, 푸쉬업, 벤치프레스, 그리고 많은 부하가 삼두근에 걸리는 동작을 포함하는 여러 동작들은 삼두근건의 손상을 일으킬 수 있다.

이두근건병증은 흔히 이두근의 장두건을 포함하지만, 요골의 원위부 정지점을 포함하기도 한다. 장두건병증은 흔히 어깨손상으로 고려되는데 그 이유는 이 힘줄이 견갑골의 상부관절와 결절에 부착하기 때문이다. 근위부 이두근 손상은 흔히 수영이나 발리볼, 테니스, 그리고 던지는 것이 포함된 스포츠와 같이 오버헤드를 자주하는 운동선수에게 나타난다. 비록 반복적인 움직임이 원위부 이두근건병증을 유발할 수 있지만, 이것은 과한 무게를 들어 올리는 것과 조금 더 관련이 된다. 원위부 이두근건 손상은 흔하지 않다.

전완과 손목 FOREARM AND WRIST

전완은 팔꿈치와 주관절의 사이이다. 전완은 요골과 척골로 구성되며 전방과 후방으로 나뉠 수 있고, 각각 *굴곡근* 그리고 *신전근*이라고 불린다(그림 4.3). 전완에는 많은 근육들이 있다; 표 4.1과 4.2를 참고한다.

손목은 전완과 손 사이 여러 개 관절의 복잡한 조화이다. 이 관절의 뼈는 두 줄로 이루어져 있고, 일괄적으로 수근골이라고 알려져 있다. 몸쪽에 가까운 줄에는 손배뼈, 반달뼈, 삼각골 그리고 두상골로 이루어져 있다; 먼 쪽 줄은 대능형골, 소능형골, 유두골 그리고 유구골로 이루어져 있다.

- *요수근관절*. 이 관절은 요골의 원위와 수근골의 근위부가 만나는 관절이다.
- *중수관절*. 이 관절은 수근골의 근위부열과 원위부열이 만나는 관절이다.
- *수근중수관절*. 이 관절은 중수골의 근위부 끝과 수근골의 원위부열이 만나는 관절이다. 엄지의 수근중수관절은 대능형골과 첫 번째 중수골이 만나는 관절이다. 이것은 기능이 다른 네 개의 수근중수관절과 다르기 때문에 때로는 다른 관절로 고려된다.

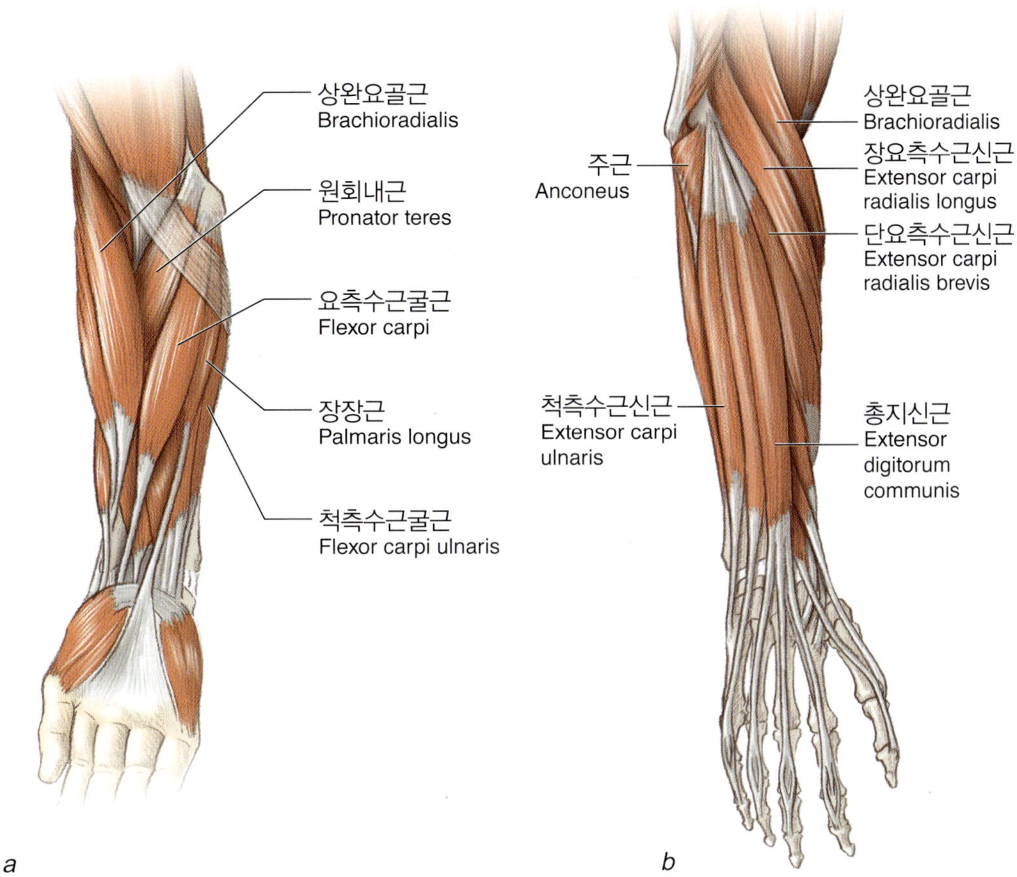

그림 4.3 전완근(Forearm muscles): (a) 앞면 그리고 (b) 뒷면.

표 4.1 전완의 굴힘근들

근육	기시	정지	작용
원회내근	총굴곡건(상완골의 내측상과)	요골의 외측면 중간	회내와 전완굴곡
요측수근굴근	총굴곡건(상완골의 내측상과)	두 번째 중수골의 바닥	손목의 굴곡과 외전
장장근	총굴곡건(상완골의 내측상과)	수장건막	손목 굴곡
척측수근굴근	총굴곡건(상완골의 내측상과)	두상골(손바닥면); 유구골구(손바닥면); 다섯 번째 중수골	손목의 굴곡과 외전
천지굴근	총굴곡건(상완골의 내측상과)	내측 4개 손가락	내측 4개 손가락의 중간 지절골 굴곡
심지굴근	척골의 내측과 전방면근위부 3/4	2-5번째 원위부 지절골의 바닥	내측 4개 손가락의 원위부 지절골 굴곡과 손목 굴곡 보조

(계속)

표 4.1 전완의 굴힘근들 *(계속)*

근육	기시	정지	작용
장무지굴근	요골의 전방면	엄지의 원위부 지절골의 바닥	엄지 지절골들의 굴곡
방형회내근	척골의 전방면 원위부 1/4	요골의 전방면 원위부 1/4	전완의 회내

표 4.2 전완의 신전근들

근육	기시	정지	작용
상완요골근	상완골의 상관절융기능선 위쪽 2/3	요골의 경상돌기	전완 회내일 때 전완의 굴곡
장요측수근신근	외측 상관절융기능선(상완골)	두 번째 중수골 바닥	손목에서 손의 외전과 손목 신전
단요측수근신근	총신전건(상완골의 외측 상관절융기능선)	세 번째 중수골 바닥	손목에서 손의 외전과 손목 신전
총지신근	총신전건(상완골의 외측 상관절융기능선)	내측 네 개 손가락	손목과 손가락 신전
소지신근	총신전건(상완골의 외측 상관절융기능선)	다섯 번째 손가락	다섯 번째 손가락의 독립적인 신전
척측수근신근	총신전건(상완골의 외측 상관절융기능선)	다섯 번째 중수골 바닥	손목의 내전과 손목의 신전 보조
회외근	상완골의 외측상관절융기능선	요골의 상부 1/3 외측, 후방, 그리고 전방면	전완의 회외 그리고 전완근 회외 시 이두근 보조
장무지외전근	척골과 요골의 후방면	첫 번째 중수골 바닥	엄지의 외전과 수근중수관절에서 엄지의 신전
단무지신근	요골의 후방면	엄지의 근위부 지절골의 바닥	수근중수관절에서 엄지의 근위부 지절골 신전
장무지신근	척골 중간 1/3의 후방면	엄지의 원위부 지절골의 바닥	지절간관절과 수근중수관절에서 원위부 엄지의 신전
시지신근	척골의 후방면	두 번째 손가락의 신근건막	두 번째 손가락의 신전과 손의 신전 보조

- *원위 요척관절* 이것은 완관절에서 바로 근위부 쪽에 있는 요골과 척골 사이의 중쇠관절이다; 여기서의 움직임은 전완의 회내와 회외를 포함한다.

손목 뼈에서의 골절은 흔하지만 예방이 힘들다. 손목에서 발생하는 가장 흔한 손상은 과사용 또는 반복적인 좌상이다; 이것들은 손상방지에 가장 잘 반응하는 손상 유형들이다.

굴곡근 좌상 Flexor Muscle Strain

내측상과에 대한 손목 굴곡근과 원위부 회내근의 자극은 *굴곡근 좌상*이라고 불린다(내측상과에 발생하는 골프엘보우와 혼동하지 않기 위해). 이 손상은 근복을 포함하고 내측상과 총굴곡건의 정지점을 포함하지 않는다. 던지기 또는 반복적으로 손목과 전완을 사용하는 운동선수들은 이 손상에 대한 위험성이 높다.

손목 인대 염좌(sprain) 또는 좌상(strain) Wrist Ligament Sprain or Strain

손목을 안정시키는 여러 개의 인대 손상은 *염좌(sprain)*로 불린다. 손목인대 염좌는 특히 반복적인 움직임과 과사용 때문이다. 던지기 또는 잡기는 손목 통증을 유발할 수 있고, 이는 장기간 또는 반복적인 움직임 뒤에 증가할 수 있다.

손 HAND

손은 완관절의 원위부에 있고 19개의 뼈로 이루어져 있다. 여러 개의 외재근과 내재근들이 손의 기능을 돕는다. 전완과 손목 섹션에 나와있는, 외재근은 전완에서 기시한다. 이 근육들은 손의 기능을 돕지만, 손목에서 또한 중요한 역할을 한다. 손 안에서 기시 정지하는 더 작은 근육들로 구성되는 내재근들은 꼬집거나 집는 기능을 한다. 전완과 같이, 손에는 많은 수의 내재근들이 있다(그림 4.4 그리고 그림 4.3).

손은 손가락에서 손가락까지 많은 유사점을 가지고 있다. 중수수근관절에서 손목과 관절하는 5개의 중수골이 있다. 중수지관절에서 각각의 중수골은 한 개의 손가락 — 또는 지절골— 에 연결된다. 각 손가락은 세 개의 지절골이 나누어져 있고 두 개의 지절관절이 있다 — 근위부 지절관절(PIP) 그리고 원위 지절관절(DIP). 엄지손가락은 두 개의 지절골과 한 개의 지절관절을 가지고 있다.

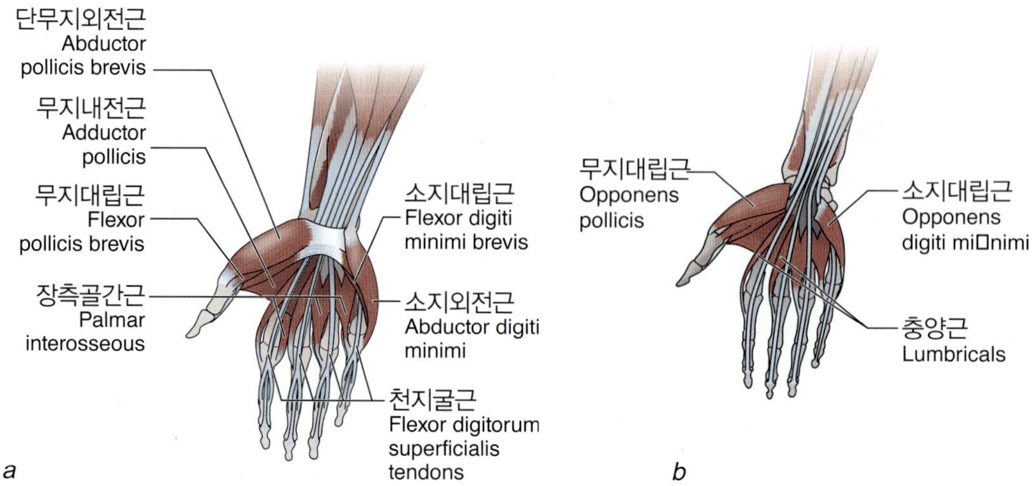

그림 4.4 손의 내재근(Intrinsic hand muscles): (a) 앞면 그리고 (b) 뒷면.

표 4.3 손의 내재근

근육	기시	정지	작용
단무지외전근	굴근지대와 주상골 결절	엄지의 근위부 지절골의 외측면	엄지의 외전
단무지굴근	굴근지대와 대능형골 결절	엄지의 근위부 지절골의 외측면	엄지의 굴곡
무지대립근	굴근지대와 대능형골 결절	엄지의 외측면	엄지의 대립
소지외전근	주상골	다섯 번째 손가락의 근위 지절골의 내측면	다섯 번째 손가락의 외전
단소지굴근	굴근지대와 유구골의 고리	다섯 번째 손가락의 근위 지절골의 내측면	다섯 번째 손가락의 굴곡
소지대립근	굴근지대와 유구골의 고리	다섯 번째 중수골의 내측면	다섯 번째 손가락의 대립
배측골간근	중수골	2-4 손가락의 근위 지절골과 신전근 후드(hood)	2-4번째 손가락의 외전
장측골간근	2,4,5 중수골의 장측면	2,4,5 손가락의 근위 지절골과 신전근 후드(hood)	2-4번째 손가락의 내전
충양근	심지굴근의 건	2-5 손가락 신전근 후드(hood)	PIP와 DIP 관절의 신전이 동반되는 MCP 관절의 굴곡

MCP = metacarpophalangeal
PIP = proxima interphalangeal
DIP = distal interphalangeal

대부분의 손 손상은 특히 압박손상, 골절, 또는 견연골절을 포함하며 뼈와 관련되어 있다. 골절의 종류는

- 복서 골절(다섯 번째 중수골 골절)
- 베넷 골절(엄지의 바닥 골절)
- 롤랜도 골절(엄지의 골절과 탈구)
- 저지손가락 견연(원위부 손가락 굴곡근 힘줄 파열), 그리고
- 망치손가락 견연(원위부 손가락 신전근 힘줄 파열)

비록 보호장비가 도움이 될지라도 이러한 손상의 위험을 줄이기 위해서 운동을 하는 것은 굉장히 어렵다.

다른 손 손상은 또한 힘줄과 인대를 포함한다. 3가지의 가장 흔한 손상은 뒤케르벵건막염과 게임키퍼 엄지 그리고 스키선수 엄지이다.

뒤케르벵건막염 de Quervain's Tenosynovitis

뒤케르벵건막염은 장무지외전근과 단무지신전근의 힘줄 과사용 손상이다. 빨래를 짜거나 골프채를 잡거나, 아이를 들어 올릴 때, 또는 못을 칠 때와 같은 동작들은 손상을 유발할 수 있다.

게임키퍼 엄지와 스키선수 엄지 Gamekeeper's Thumb and Skier's Thumb

이 두 개의 용어는 첫 번째 중수지관절의 척측 측부인대(UCL)의 견연 또는 파열을 말한다. 두 개의 차이점은 UCL이 손상되는 방법에 따라 나뉜다; 게임키퍼 엄지는 UCL에 대한 과사용 손상이고, 스키선수 엄지는 스키 폴 스트렙에 의해 발생한 엄지의 과한 외전 때문에 발생한 급성 UCL손상이다.

오버헤드 삼두근 신전 OVERHEAD TRICEPS EXTENSION

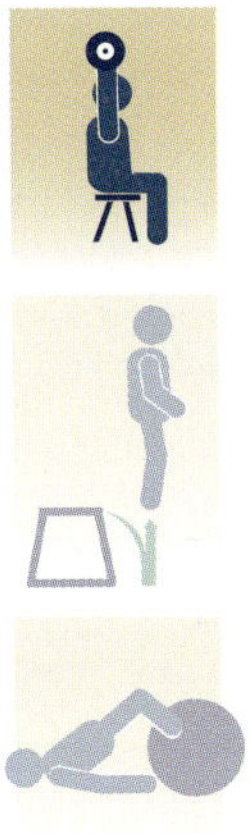

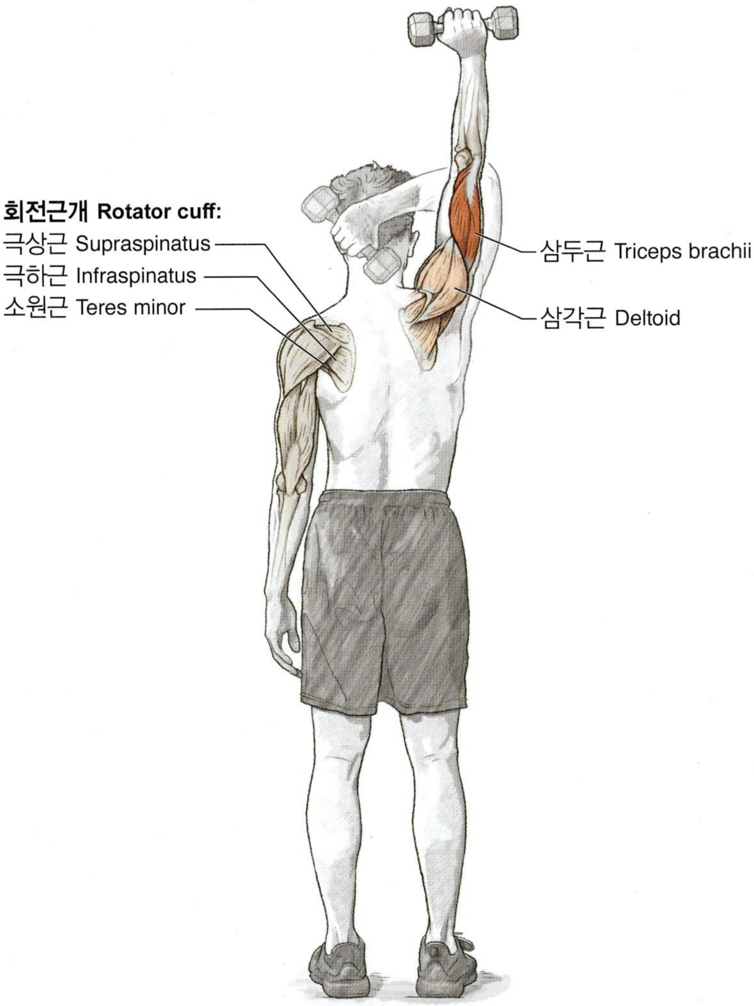

실행

1. 어깨넓이로 발을 벌린 뒤 바로 서서 왼팔을 옆으로 하고 선다. 덤벨을 오른 손으로 잡고 머리 뒤로 넘기고 팔꿈치를 굽힌다.
2. 오른 손목을 안 움직이게 고정하고, 덤벨을 팔꿈치가 최대한 신전될 때까지 민다.
3. 오른쪽 팔꿈치가 천천히 아래로 덤벨을 처음 자세로 가져올 수 있도록 굽힌다.
4. 완료되면, 반대팔로 반복한다.

연관된 근육

주된 근육: 삼두근

보조 근육: 회전근개(극상근, 극하근, 소원근, 견갑하근), 삼각근(전방, 중간, 하부)

예방 주안점

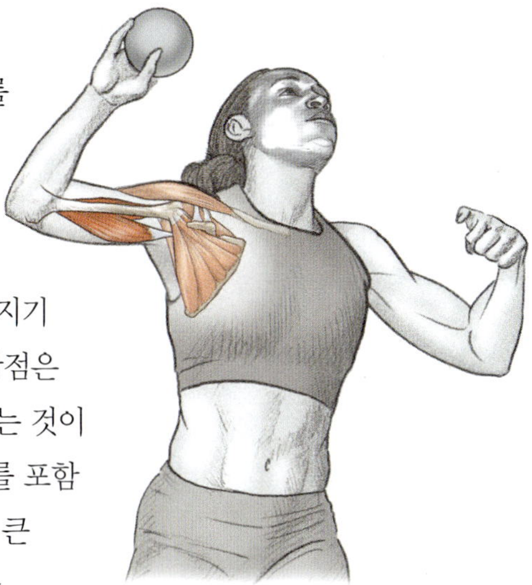

삼두근 손상은 던지기 동작과 같이 급격한 힘이 이 근육과 힘줄에 가해질 때 발생한다. 이 구조물에 부하를 가하는 것은 힘을 향상시키는데 도움이 된다. 그러므로 삼두근의 좌상 또는 건병증의 가능성을 줄여준다.

갑작스러운 팔꿈치의 신전 때문에, 오버헤드 삼두근 신전은 투포환과 야구 투구, 그리고 소프트볼과 같이 던지기를 하는 운동선수들에게 중요하다. 이 운동의 한 가지 장점은 수행능력의 향상이고, 또 다른 것은 손상의 위험을 줄이는 것이다. 이것은 일반적인 삼두근 푸쉬-다운 운동 보다 장두를 포함하기 때문에, 오버헤드 삼두근 운동은 삼두근 힘줄에 더 큰 신장력을 가하고, 던지기 동작에서 내구도를 향상시킨다.

변형운동

삼두근 킥백

덤벨을 서서 하는 것 대신에, 킥백은 벤치 위에서 상체를 지지하도록 한다. 앞으로 숙인 뒤, 상체 정렬을 바르게 유지한다. 한 손을 벤치를 짚고 지지한 뒤 나머지 한 손으로 덤벨을 잡는다. 상완을 견고하게 몸 쪽에 유지하는 동시에 느리게 팔꿈치를 뒤로 편다.

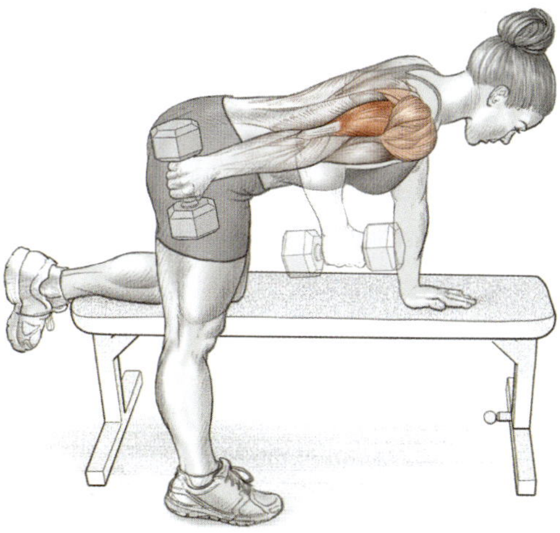

바벨 이두근 컬 BARBELL BICEPS CURL

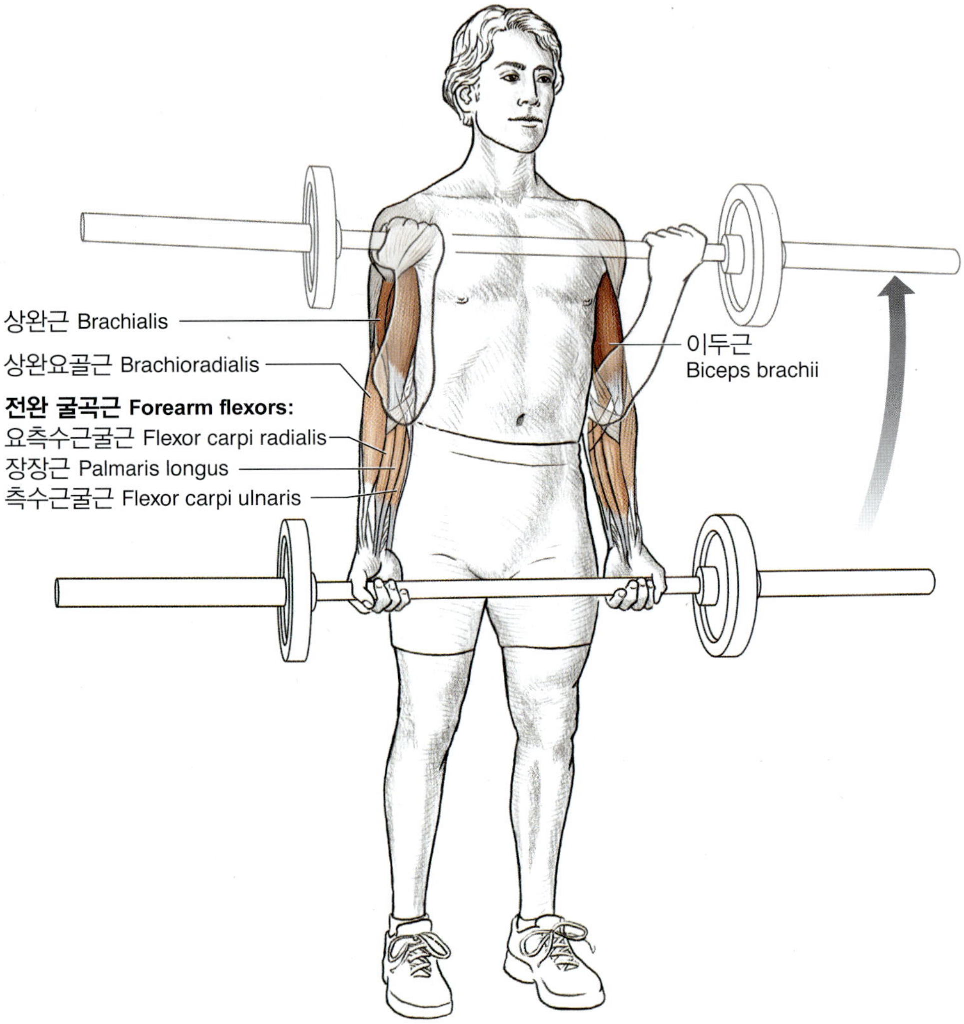

실행

1. 어깨넓이로 발을 벌린 뒤 바로 서서 손바닥이 앞을 보게 한 뒤 봉을 꽉 쥔다. 손은 어깨 넓이 또는 조금 더 넓게 위치시킨다.
2. 봉을 넙다리 앞쪽에 위치시키고 팔꿈치를 최대한 펴고, 상완을 몸통 바깥으로 위치시키고 바닥과 수직이 되게 한다.
3. 상완을 고정된 상태로 유지하고, 팔꿈치를 구부려서 봉이 어깨에서 4–6인치(10–15cm) 떨어질 정도까지 어깨 쪽으로 가져온다.
4. 계속해서 상완을 고정된 상태로 유지하고, 팔꿈치를 천천히 다시 펴서 시작자세로 돌아간다.

연관된 근육

주된 근육: 상완근, 이두근

보조 근육: 상완요골근, 전완 굴곡근(요측수근굴근, 장장근, 척측수근굴근), 회외근

예방 주안점

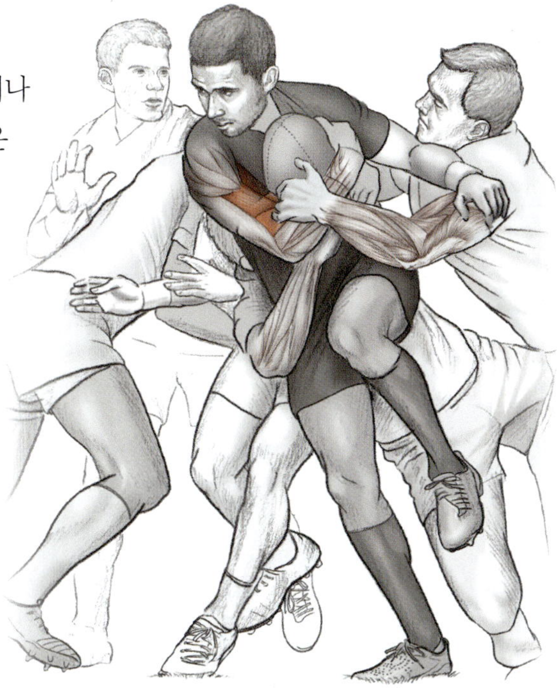

이두근의 원위부 손상은 보통 큰 힘이 근육이나 건에 가해질 때 발생하는 반면에, 근위부 손상은 오버헤드 활동에서 발생한다. 이 구조물에 하중이 가해지는 것은 이 근육의 힘을 향상시키는 것을 돕고, 이두근의 좌상 또는 건병증의 가능성을 낮춰준다. 게다가, 이 운동이 주관절에 부하를 주기 때문에 UCL손상의 위험이 감소 된다.

두 가지의 스포츠는 특히 이두근의 원위부에 부하를 줄 것이고, 이 선수들은 바벨 이두근 컬 운동을 실시해야 이득일 것이다.

- 럭비 선수들은 종종 공을 손에서 빼내어지는 경우가 많은데, 이는 팔꿈치 굴곡에 대한 스트레스가 가해지고 이두근의 원위부 손상의 가능성을 증가시킨다. 강한 팔꿈치 굴곡근들은(즉, 상완근, 이두근) 이러한 움직임을 저항해야 한다. 바벨 이두근 컬은 이 손상의 위험성을 줄일 수 있다.
- 소프트볼 투수 또한 특히 바벨 이두근 컬 운동에 의해 이익을 볼 수 있다. 언더핸드 소프트볼 던지기 동작은 이두근과 상완근의 강력하고 반복적인 활성화를 요구한다. 소프트볼 투수의 팔꿈치 또는 원위부 이두근건 손상의 위험성을 줄이기 위해 이 운동의 포함은 강력하게 고려되어야 한다.

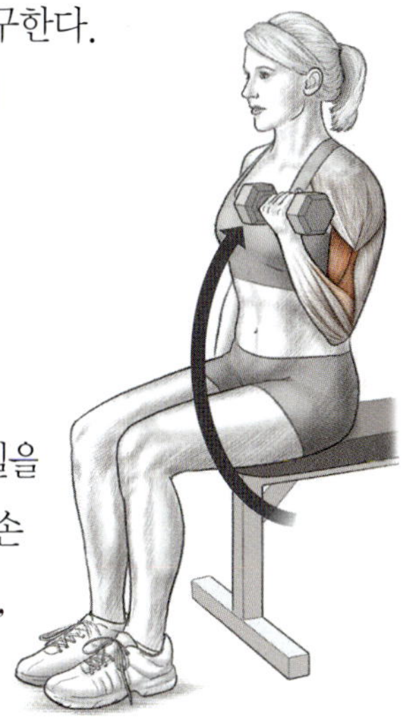

변형운동

덤벨 이두근 컬로 대체

서거나 보여지는 대로 벤치에 앉는다. 엄지를 앞쪽으로 향하게 한 뒤 덤벨을 각각 손으로 든다. 팔을 몸 옆에 두고, 오른쪽 팔꿈치를 굽히고 회외 시킨다(손바닥이 위쪽을 향하게). 팔꿈치가 완전 신전될 때까지 덤벨을 천천히 낮추고, 엄지가 다시 앞을 향할 때까지 전완을 회내 시킨다. 다른 쪽도 반복한다.

바벨 손목 신전 BARBELL WRIST EXTENSION

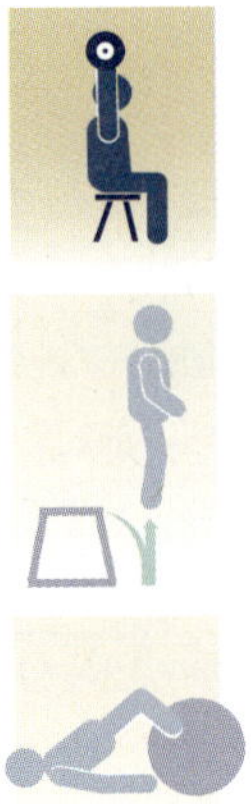

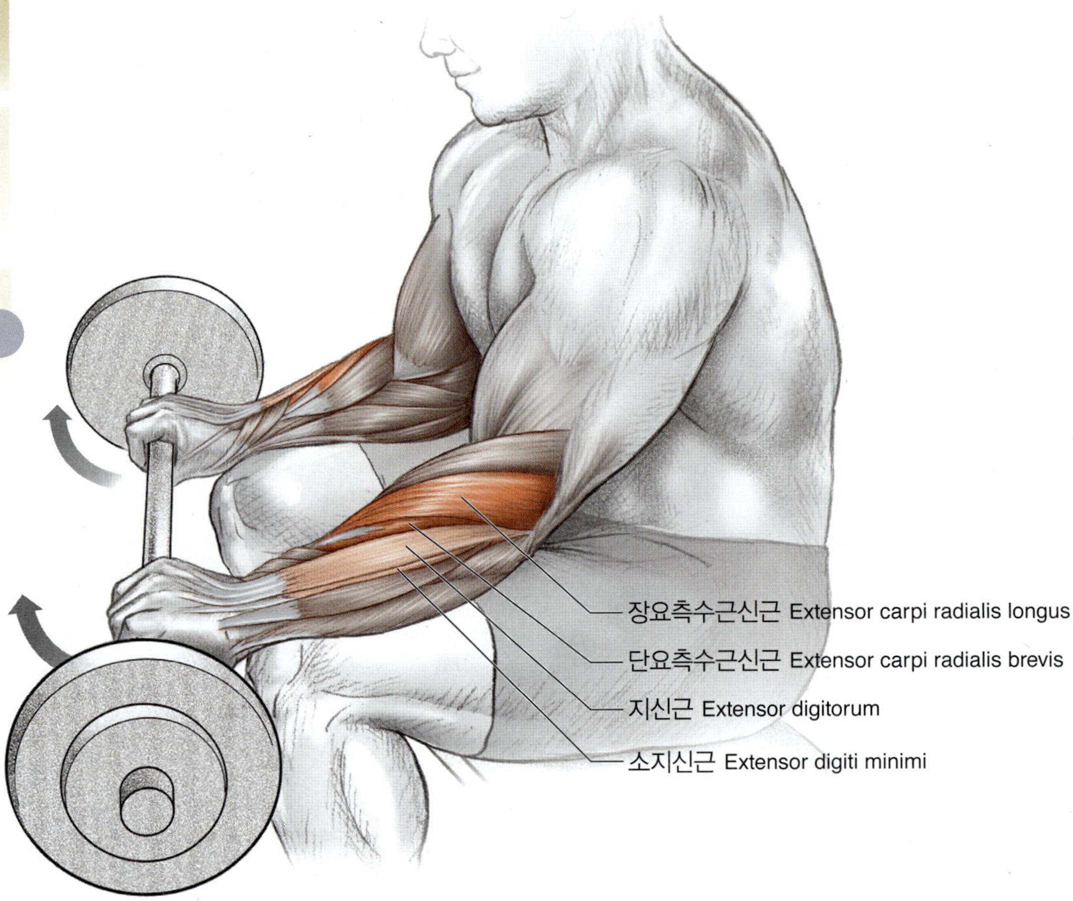

실행

1. 발이 바닥에 평평하게 하고 벤치에 앉아서 회내된 상태에서 봉을 잡고 손을 고관절 넓이로 벌린다. 팔꿈치와 전완을 넙다리 위쪽에 두고 손목과 손을 무릎 앞에 둔다.
2. 전완 또는 팔꿈치의 움직임 없이 손목을 신전시켜서 봉을 가능한 멀리 들어 올린다.
3. 손목이 천천히 굴곡되면서 시작자세로 돌아온다.

연관된 근육

주된 근육: 장요측수근신근, 단요측수근신근

보조 근육: 지신근, 소지신근, 시지신근

예방 주안점

손목 신전근을 강화하는 것은 — 바벨 손목 신전과 함께 — 완관절의 안정성에 도움이 되고 스포츠나 직업 안에서 반복적으로 발생하는 쥐기 동작에서 나타나는 것과 관련된 손상 손상의 위험을 줄인다. 테니스는 바벨 손목 신전을 함으로써 이익을 얻을 수 있는 스포츠의 가장 좋은 예이다(이전에 언급했듯이, 흔한 신전근건 손상은 *테니스엘보우*라고 불린다). 테니스는 손목 신전근이 적절히 기능하기 위해 두 가지 움직임을 포함한다: 반복적인 쥐기와 손목 신전 저항. 그립 힘과 손목 신전근 힘 사이에 강력한 상관관계가 존재한다. 게다가, 칠 때 — 특히 백핸드로 — 손목 신전근들은 손목을 안정적으로 유지하기 위해 손목 굴곡근을 저항한다. 손목 신전근들을 강화함으로써, 외측상과의 손목 신전근건의 흔한 손상 위험성을 줄여줄 수 있다.

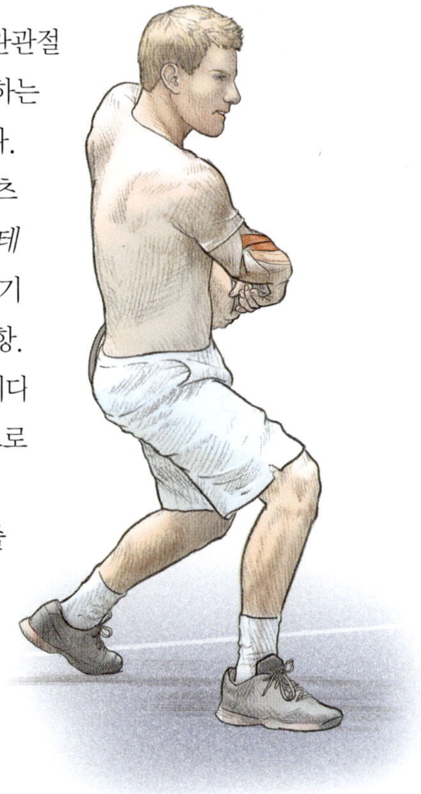

변형운동

스탠딩 덤벨 손목 신전

어깨 넓이로 발을 벌리고 서서 회내된 양손으로 덤벨을 잡고, 팔꿈치와 전완을 몸에 붙여라. 팔꿈치나 전완의 움직임 없이 손목을 신전시켜서 가능한 빨리 각각의 덤벨을 들어 올린다. 그 다음 손목이 천천히 굽혀져서 원래대로 돌아오게 한다.

바벨 손목 굴곡 BARBELL WRIST FLEXION

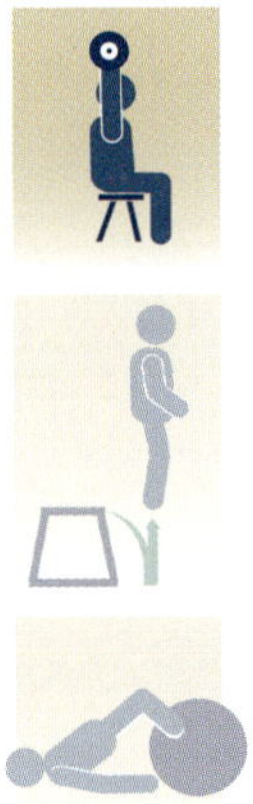

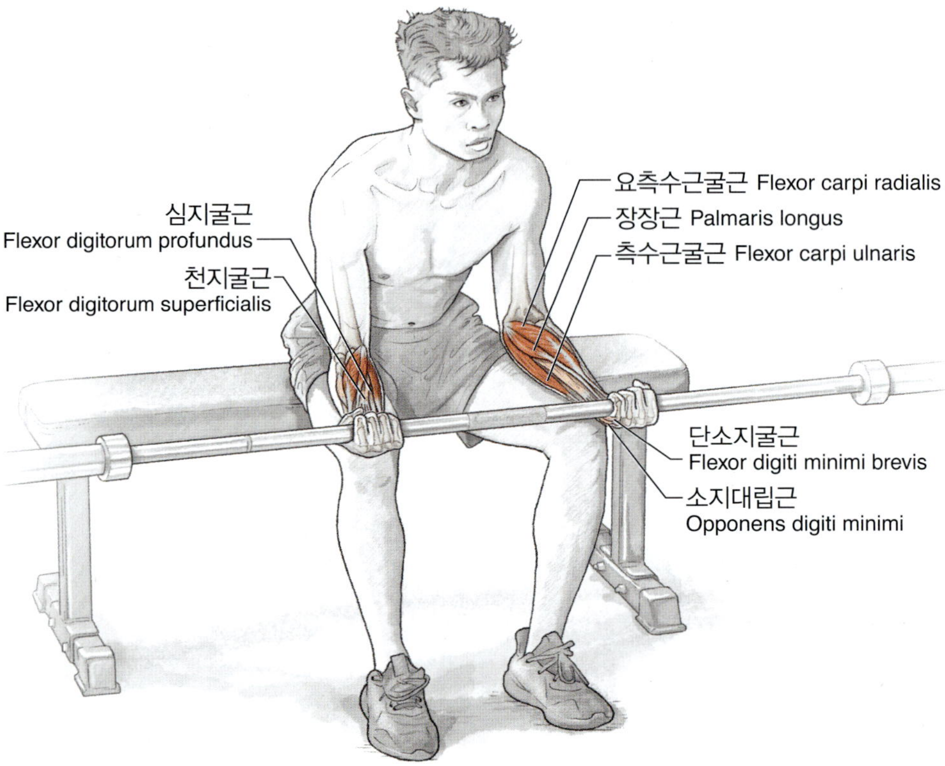

실행

1. 바닥에 발을 평평하게 하고 벤치에 앉아서 회외된 손으로 봉을 잡고 손은 골반 넓이로 벌린다. 팔꿈치와 전완을 대퇴에 올리고 손목과 손은 무릎의 앞쪽에 둔다.
2. 팔꿈치 또는 전완의 움직임 없이 손목을 굴곡시켜서 가능한 빨리 봉을 들어 올린다.
3. 손목이 천천히 신전되어 시작자세로 돌아가도록 한다.

연관된 근육

주된 근육: 요측수근굴근, 장장근, 척측수근굴근

보조 근육: 천지굴근, 심지굴근, 소지대립근, 단소지굴근

예방 주안점

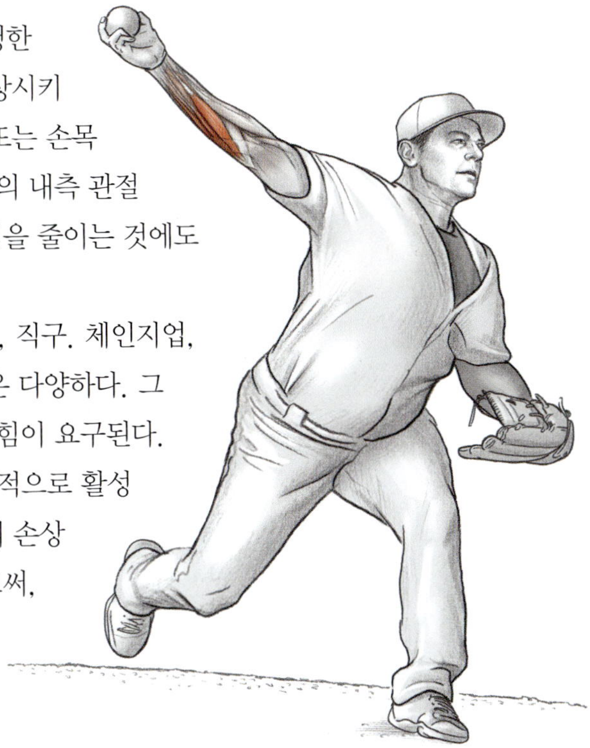

손목 손상은 보통 반복적인 좌상과 함께 발생한다. 이 구조물들에 부하를 가하는 것은 힘을 향상시키는 것에 도움을 주고, 그러므로 손목근육 좌상 또는 손목 염좌의 가능성을 줄여준다. 이 근육들은 팔꿈치의 내측 관절 라인 근처에 부착하기 때문에, UCL손상의 위험을 줄이는 것에도 도움을 줄 수 있다.

야구에서 투구할 때, 다른 유형의 구종을(예, 직구. 체인지업, 슬라이더) 만들기 위해 공을 잡고 다루는 방법은 다양하다. 그립과 움직임의 다양성은 손목 신전근의 적절한 힘이 요구된다. 게다가, 빠른 속도에서 활성화가 일어나고 반복적으로 활성화 된다. 이러한 요소들의 결합은 손목 굴곡근의 손상 가능성을 향상시킨다. 이 근육들을 강화함으로써, 높은 속도와, 반복적인 움직임에 대한 내구성을 향상시키고 손상의 위험성을 감소시킨다.

변형운동

리스트 롤러(Wrist Roller)

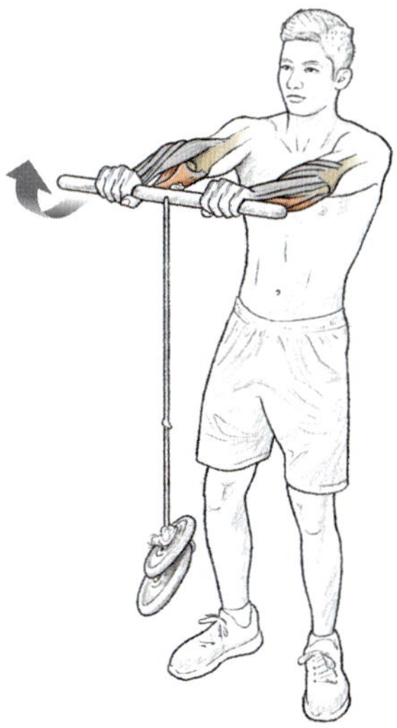

다월에 로프로 무게를 고정하고 무게가 늘어지도록 한다. 회내된 그립으로 다월을 꽉 잡고 손은 4-6인치(10-15cm)정도 벌린다. 팔은 어깨 높이로 올리고, 천천히 무게를 말아 올리고, 오른 손으로 올렸다 내리고, 왼손으로도 똑같이 말아 올린다. 무게가 다월로 올라올 때까지 계속한다. 천천히 움직임을 반대로 해서 시작 위치로 내린다.

전완 회외 그리고 회내
FOREARM SUPINATION AND PRONATION

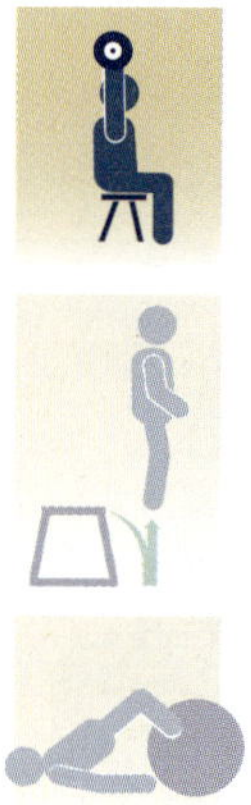

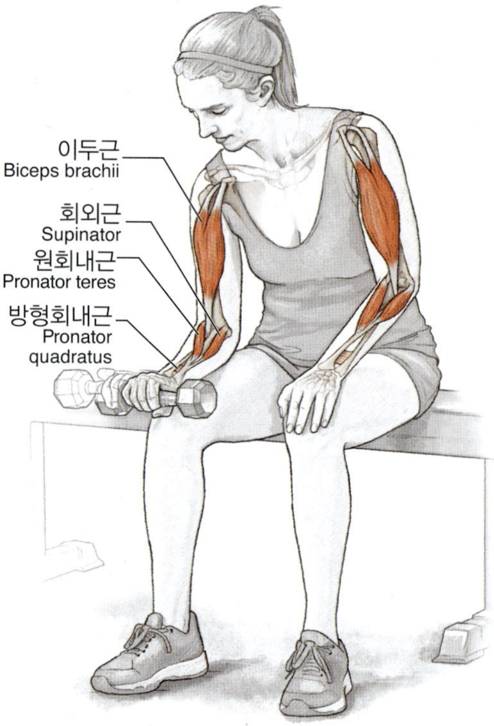

전완 회외
Forearm supination

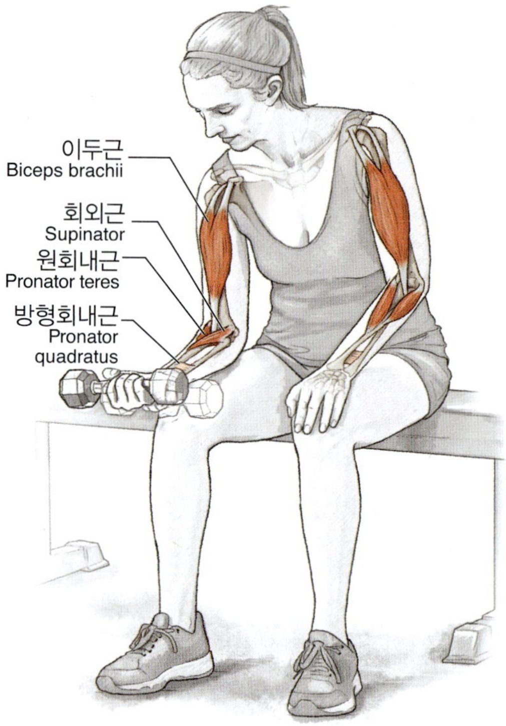

전완 회내
Forearm pronation

실행

1. 발을 평평하게 바닥에 두고 벤치에 앉아서 회내된 오른 손으로 덤벨의 끝 또는 중앙을 꽉 잡고 팔꿈치를 90° 구부린다. 오른쪽 팔꿈치 그리고 전완을 대퇴 위에 두고 손목과 손은 무릎 앞쪽에 둔다.
2. 팔꿈치 또는 전완의 움직임 없이 가능한 빨리 손을 회외시키면서 덤벨을 돌린다.
3. 팔꿈치 또는 전완의 움직임 없이 가능한 빨리 손을 회내시키면서 덤벨을 반대쪽으로 돌린다.
4. 왼팔로 반복한다.

연관된 근육

주된 근육: 이두근, 회외근, 원회내근

보조 근육: 방형회내근

예방 주안점

많은 스포츠는 "손목의 회전(turn)"을 요구한다(즉, 회내 또는 회외); 이 운동은 손목 움직임에 포함되는 근육들을 강화시키고 UCL과 손목 손상의 위험성을 줄인다.

테니스에서 손목 신전의 힘의 중요성은 이전 장에서 논의 되었지만, 특히 샷을 칠 때 회내 또한 중요하다. 비록 포핸드 스트록이 본래 회내를 많이 포함하지는 않지만, 샷에 탑스핀을 줄 때 회내근들은 좀 더 포함된다. 이 근육들을 강화함으로써, 테니스 선수는 손상 위험성을 줄이는 동시에 퍼포먼스를 향상시킬 수 있다.

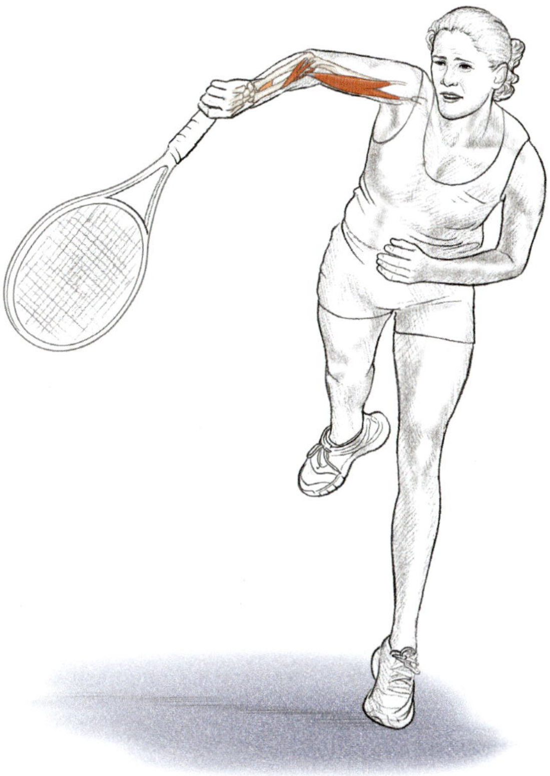

변형운동

베트와 전완 회외 그리고 회내

긴물체와 덤벨을 교체하는 것은 — 베트와 같이 — 저항팔을 증가시켜서 운동의 강도가 증가한다.

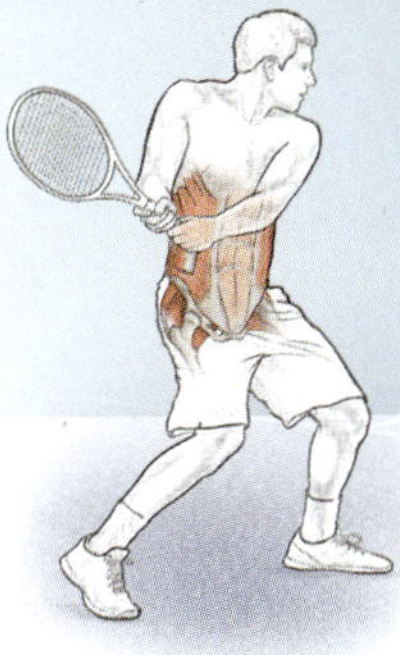

5

척추와 몸통 SPINE AND TRUNK

척추와 몸통은 스포츠와 일상생활에서 가장 흔하게 다치는 부위이다. 이 부위의 부상은 악화될 수 있고 기능적으로 만성적인 장애를 일으킬 가능성이 있다. 이 부위의 부상 위험도를 줄이기 위해 처음으로 해야 할 것은 이 구조에 대한 세심한 검사를 통해 위험도 감소를 위한 계획을 세우는 것이다. 여기서는 척주와 그 근육 그리고 그 기능과 직접적으로 연관된 구조물들로 구성된 척추와 척추의 움직임을 도와주는 다른 구조물들로 구성된 몸통으로 나눠서 설명하도록 할 것이다.

척추 SPINE

척추의 기능은 뇌와 나머지 몸 사이에 신호 전달 통로와 신경이 모여 있는 척수를 보호하는 것이다. 척추는 척추뼈와 근육으로 구성되어 있고 통상적으로 각자의 고유한 기능을 가지고 있는 경추, 흉추, 요추, 천추, 미추 이렇게 다섯 부위로 나누어 진다(그림 5.1). 뼈는 추간판으로 구분되어지고 각각의 후관절을 통해 연결되고 뼈 사이에는 척수에서 몸의 각 부위로 연결되는 말초신경이 분지되어 나가는 구멍이 있다. 각각의 척추뼈는 뒤쪽에는 근육이 부착되는 부위이자 보호의 역할을 하는 극상돌기가 위치해 있다.

- *경추.* 척추의 윗부분의 7개의 뼈(C1에서 C7)로 두개골의 기저부와 연결되고, 목의 정상적인 기능과 움직임을 책임진다. 경추 가장 윗부분 2개의 척추뼈인 환추와 축추(C1과 C2)는 두개골과 척추 사이를 연결해 주는 고유 기능을 담당하고 있다. 경추 손상은 3장에서 자세히 다루겠다.
- *흉추.* 경추 다음의 12개의 척추뼈(T1에서 T12)로 갈비뼈가 부착되는 부위이다.
- *요추.* 허리라고도 불리는 요추뼈(L1에서 L5)로 척추의 가장 큰 체중부하 부위이다. 척추부위 중 가장 흔하게 손상되는 부위로 이번 장에서 중점적으로 다루어질 부위이다.

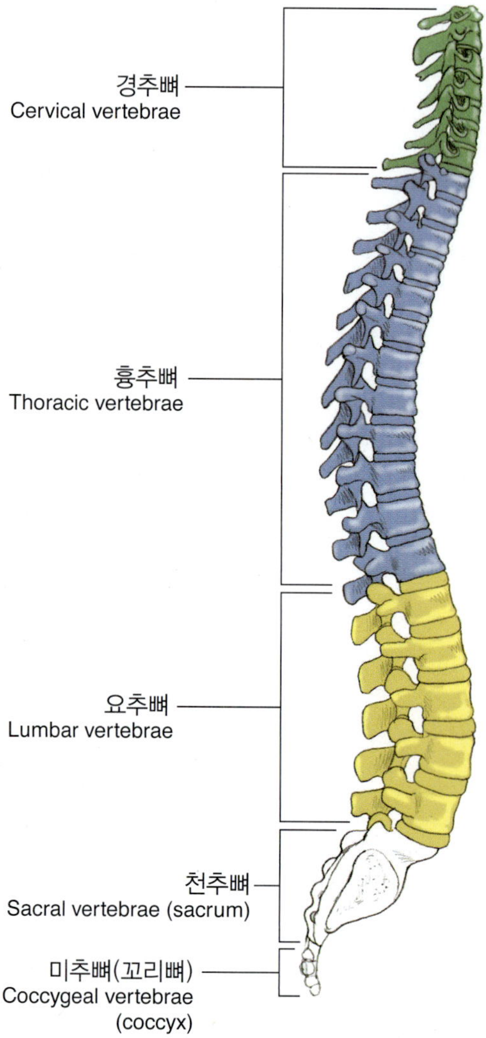

그림 5.1 척추의 해부학.

- *천추.* 요추 다음의 5개의 척추뼈(S1에서 S5)로 천장관절을 통해 척추와 골반이 연결되는 부위이다. 이 다섯 개의 척추뼈는 뼈 사이에 추간판 없이 유합되어 있고, 천장관절은 매우 튼튼한 인대를 통해 안정적으로 연결되어 있다. 바로 여기서 약간의 움직임이 생길 수 있긴 하나, 여기가 통증이 흔히 생길 수 있는 곳이기도 하다.

- *미추.* 가장 아래의 4개의 척추뼈가 미추를 구성한다. 천추처럼 척추뼈가 모두 유합되어 있다. 낙상에 의해 가장 흔하게 부상되는 부위이다.

인대를 통해 각각의 척추뼈들이 연결되어 있고 이를 통해 안정성을 확보한다. 측면에서 보았을 때 경추와 요추는 전만 곡선을 형성하고, 흉추는 후만 곡선을 형성한다(그림 5.1). 이 척추 곡선은 직립시 균형을 유지할 수 있도록 도와주고 머리와 상체의 무게를 지탱해 준다. 유합된 천추와 미추를 제외하고, 추간판은 척추뼈를 구분 지어준다. 이 추간판은 말초신경이 위치할 공간을 만들어주고 완충 역할도 담당한다. 추간판은 척추가 자연스럽게 구부러지고 비틀어질 수 있도록 한다. 각각의 추간판은 2개의 구역으로 구분된다. 단단한 교원섬유로 구성된 섬유륜이 내측의 부드러운 수핵을 둘러싸고 있다.

인대와 추간판, 척주는 몸을 움직이고 안정화시키는 근육에 둘러싸여 있다.
이 근육은 표층 근육, 중간 근육, 심부 근육으로 나눠진다(그림 5.2).

표층에는 목덜미인대 아래쪽 반, 유양돌기 외측면, 두개골 후두골의 상항선 외측 1/3에서 기시하여 두개 부위와 경추 부위로 나뉘어지는 판상근이 포함된다. 이 근육은 윗쪽 6개의 흉추골(T1에서 T6)의 극상돌기와 윗쪽 4개의 경추뼈(C1에서 C4)의 횡돌기에 붙게 된다. 한쪽만 작용할 때, 측면 굴곡, 동측으로 머리와 목의 회전을 하게 하고, 양쪽이 작용할 때는 머리와 목의 신전을 하게한다.

중간층은 척추기립근으로 구성되어 있다. 이 거대한 근육군은 양측의 척추를 형성하고 세 개의 수직 기둥으로 배열되어 있다. 장늑근(외측 기둥), 최장근(중간 기둥), 가시근(내측 기

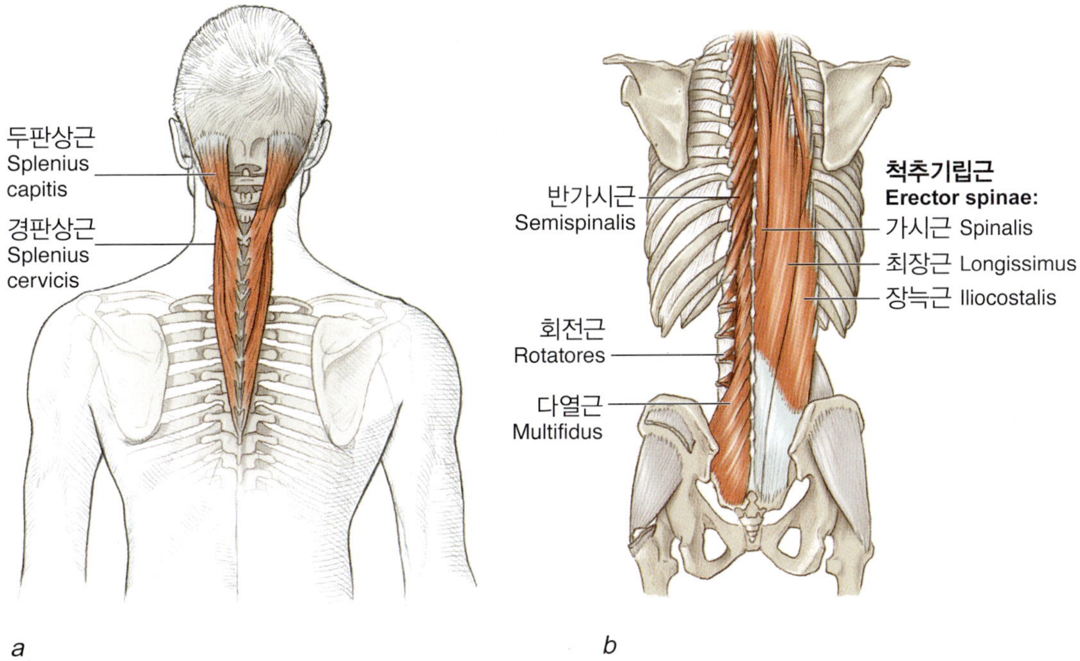

그림 5.2 (a) 척추의 표층과 (b) 중간과 심부 근육층.

둥). 모든 척추기립근은 공통 척추기립근에서 유래한다(넓은근은 장골능의 후방, 천추 후방, 천추 극상돌기 후방 그리고 요추 하부에 부착된다). 그리고 요추, 흉추, 경추의 극상돌기와 횡돌기 전반 그리고 늑골의 근위부에 부착된다. 척추기립근이 양쪽이 작용한다면 머리와 척주를 신전시키고, 한쪽만 작용한다면, 머리와 척주가 동측으로 측면 굴곡을 한다.

등의 심부 근육은 반가시근, 다열근, 회전근 세 가지이다. 움직임과 안정성에 더해 이 근육들은 척추기둥을 안정화시키고, 균형감과 고유수용감각을 도와준다. 이 각각의 근육은 한 척추의 횡돌기에서 기시하여 회전근은 기시부 한 개에서 두 개의 척추 근위부, 다열근은 두 개에서 네 개의 척추 근위부, 반가시근은 네 개에서 여섯 개의 척추 근위부 극상돌기에 부착한다.

척추의 두 가지 가장 흔한 형태의 부상은 근육이나 추간판과 연관된다. 골절과 인대부상도 발생하지만 흔하지 않고, 예방 운동을 통해 피할 수는 없다.

요천추 근육 염좌 Lumbosacral Muscle Strain

허리의 척추 옆 근육의 부상인 요천추 근육 염좌는 허리에서 가장 흔한 부상 중 하나이다. 제1장에서 나왔던 것처럼 염좌는 근육의 파열로 파열 정도에 따라 1, 2, 3단계로 분류된다. 이 부상은 외상에 의한 것일 수도 있고, 점진적으로 발생한 문제일 수도 있다. 염좌는 특히 부상된 근육의 통증과 경련을 유발할 수도 있고, 넓은 부위에 걸쳐 문제를 일으킬 수도 있다. 서있거나, 물건을 들 때, 비트는 동작 등에서 이런 증상들이 악화될 수 있다. 나쁜 자세와 부적절한 리프팅 메카니즘이 요천추 근육 염좌를 유발할 수 있다.

요추 추간판 탈출증 Lumbar Disc Herniation

요추 추간판 탈출증은 추간판이 있어야 할 공간 이외로 추간판 일부가 이동하여 발생한다. 섬유륜 막의 부상(전형적으로 후외측 방향)으로부터 탈출 과정이 시작된다. 탈출 정도가 진행되게 되면, 부상된 섬유륜 부분으로 수핵이 밀고 나오게 된다. 요천추 근육 염좌와 같이, 추간판 탈출증은 외상에 의에 발생하기도 하고 점진적으로 진행하기도 한다. 추간판 탈출에 의한 통증은 부푼 추간판에 의한 신경압박과 국소부위 염증 매체의 증가가 동반되어 나타난다. 추간판 부상의 활동 관련 위험요소는 현재 모두 밝혀지지는 않았다.

몸통 TRUNK

*복벽*이라고도 하는 몸통은 네 가지 주요 기능을 담당한다.

- 복부 장기(간 등)를 보호한다.
- 특히 남성에 있어 지방의 저장소가 된다.
- 호흡을 돕는다.
- 척주의 움직임을 형성한다.

몸통의 표면 해부는 독특하고 세 개의 섬유성 띠를 가지고 있다. 백선은 흉골의 검상돌기에서 양측 골반을 연결하는 관절인 치골결합까지 이어지는 중앙의 섬유성 흰 선 또는 띠로 앞복벽을 우측과 좌측으로 양분한다. 복부 표면에서 수직의 피부 능선으로 보여진다. 반달선은 제 9번 늑연골에서 치골결합 근처로 이어지는 곡선으로 복직근의 외측경계를 형성하고 복직근과 외복사근을 구분지어준다(그림 5.3). 반달선은 2~4인치의 볼록한 능선으로 백선의 양측에 위치한다. 건획(나눔힘줄)은 복직근 위의 수평선이다.

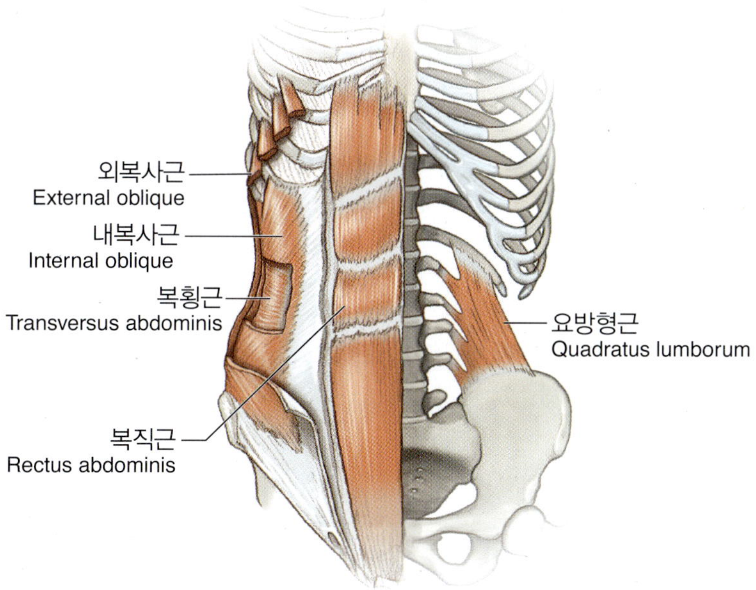

그림 5.3 복부 및 몸통 근육.

몸통에는 다섯 개의 근육이 있다.: 복직근, 외복사근, 내복사근, 복횡근, 요방형근. 척추의 굴곡과 신전 역할을 수행하기에 척추기립근은 몸통의 근육으로 볼 수 있다.

- *복직근.* 이 근육은 치골결합과 치골릉에서 기시하여 흉골의 검상돌기와 제 5번에서 7번 늑연골에 부착한다. 몸통을 굴곡시키고, 요추의 주된 굴곡근이다.

- *외복사근.* 이 근육은 제 5번에서 12번 늑골(아래쪽 여덟 개)의 표면에서 기시하고, 전거근의 부착부, 활배근 기시부와 맞물린다. 외복사근은 백선, 치골결절, 장골능선의 앞쪽 반에 부착한다. 양쪽으로 작용할 때는 몸통의 굴곡을 도와준다. 각각 작용할 때는 몸통의 반대편으로 굴곡과 회전하게 한다. 이 근육 섬유의 방향을 쉽게 기억하는 방법은 손을 앞주머니에 넣을 때 손가락의 방향과 비슷한 각도라고 생각하면 된다.

- *내복사근.* 내복사근은 외복사근 심부에 위치해 있고 장골능선 앞쪽 2/3, 서혜인대 외측 절반에서 기시한다. 늑골 제 10번에서 제 12번의 아랫면, 백선, 치골에 부착한다. 외복사근과 같이 양쪽 근육이 작용하였을 때 몸통의 굴곡을 도와준다. 하지만 한쪽만 작용하였을 때는 외복사근과 반대로 작용한다. 몸통의 같은 방향으로 굴곡과 회전을 하게 한다. 흥미롭게도, 내복사근은 각각 작용할 때 몸통의 반대편 굴곡과 회전을 할 수 있도록 돕는다.

- *복직근.* 복벽근의 가장 깊은 복직근은 늑연골 7번에서 12번(아래쪽 여섯 개) 내측면, 장골능선, 그리고 서혜인대 외측 1/3에서 기시한다. 백선과 치골릉에 부착한다. 몸통의 안정성을 도와주지만, 복직근의 주된 기능은 복부 장기의 압축과 지원이다.

- *요방형근.* 이 심부근육은 제 12번 늑골 아랫면과 요추의 횡돌기에서 기시하여 장요인대와 장골능성에 부착한다. 요방형근은 척주의 신전을 돕고, 척주의 외측 굴곡을 할 수 있도록 작용한다.

몸통의 부상은 일반적으로 다양한 정도의 근육에 연관되어 있다. 다음에 논의될 두 가지 부상은 근육의 골부착부나 근육 배(근복) 자체의 부상과 연관되어 있다.

운동선수 탈장 Athletic Pubalgia

코어근육 부상인 운동선수 탈장은 스포츠 탈장이라고도 불리며 하복부나 서혜부의 연부조직의 파열이나 염좌이다. 운동선수 탈장에 가장 영향을 미치는 근육은 하복부의 사근과 주로 치골에 부착되는 대퇴부의 내전근이다. 비틀림과 연관된 스포츠 활동은 하복부나 서혜부의 연부조직 파열을 유발할 수 있다. 운동선수 탈장은 미식축구, 축구, 아이스하키와 같은 빠른 방향 전환을 요하는 격렬한 스포츠에서 주로 발생한다. 이 부상은 주로 부상 당시 서혜부 통증을 유발한다. 휴식으로 호전될 수도 있지만 특히 비틀림을 동반한 스포츠 활동을 재개하면 다시 증상이 유발된다. 비록 스포츠 탈장이라 흔하게 불리지만, 운동선수 탈장은 더 흔한 서혜부 탈장과 다르게 서혜부가 뚜렷하게 불거져 나오지 않는다.

요부포인터 Hip Pointer

요부포인터는 장골능선의 심부 타박으로 직접적인 타격이나 미식축구나 아이스하키와 같은 접촉 스포츠 또는 배구나 스케이트보드와 같이 넘어짐과 연관된 스프츠에서의 낙상에 의해 발생할 수 있다. 요부포인터는 수상부위의 통증과 압통을 호소하게 된다.
부상의 회복을 위해서는 치유될 때까지 안정을 취하는 것이 필요하다.

데드리프트 DEADLIFT

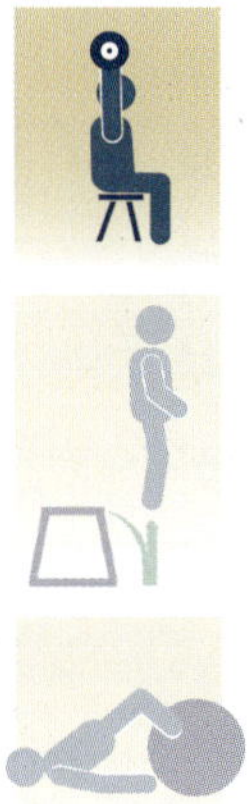

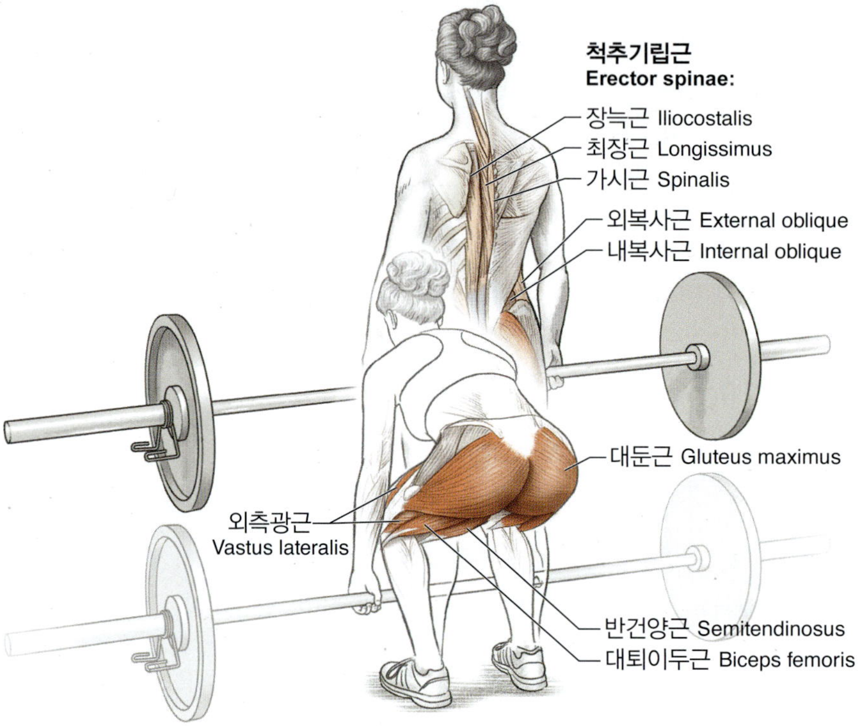

실행

1. 발바닥을 땅에 붙이고 어깨 너비로 벌린 다음 발가락을 살짝 밖으로 향하게 선다.
2. 웅크리고 앉아서 손을 어깨 너비로 벌리고 내전 그립으로 막대를 잡는다.
3. *주의*: 아래쪽 위치에서, 고관절은 반드시 어깨보다 아래에 있어야 하고, 역기는 반드시 정강이 앞 약 1인치(3cm) 앞에 위치해야 하며, 가슴을 들고 편채로 등은 편평하게 유지해야 한다.
4. 등을 편평하게 편 자세를 유지하며 팔꿈치를 곧게 편 채로 땅에서 막대를 들어 올린다. 똑바로 위아래로 설 때까지 고관절과 슬관절을 신전시킨다. 고관절이 어깨보다 빠르게 올라오지 않도록 해야 한다.
5. 등을 편평하게 편 자세를 유지한 채로, 고관절과 무릎을 굴곡시키며 천천히 막대를 바닥에 내려 놓는다.

연관된 근육

주된 근육: 대둔근, 오금줄(반건양근, 반막양근, 대퇴이두근), 사두근(대퇴직근, 외측광근, 내광근, 중간광근)

보조 근육: 고관절 외전근, 고관절 내전근(장내전근, 대내전근, 단내전근), 척추기립근(장늑근, 최장근, 가시근), 복직근, 외복사근, 내복사근, 복횡근

예방 주안점

데드리프트는 모든 몸통과 대퇴부 근육과 연관되며 정확하게 시행하기 위해 적절한 하체와 몸통의 정렬이 필요하다. 이런 요소들 때문에 데드리프트는 척추와 몸통 부상의 위험도를 줄일 수 있는 좋은 운동이다.

대부분의 스포츠 활동은 데드리프트를 부상 예방 프로그램에 통합하여 이익을 얻을 수 있다. 특히 미식축구 라인맨과 치어리더 베이스는 데드리프트로 이득을 보는 운동선수이다. 라인맨은 약간 움크린 자세로 저항을 이겨내야 하고, 치어리더 베이스는 동료 치어리더를 지지해야 한다. 강한 근력과 좋은 정렬은 스포츠 활동을 하는 동안 부상의 위험을 줄여준다.

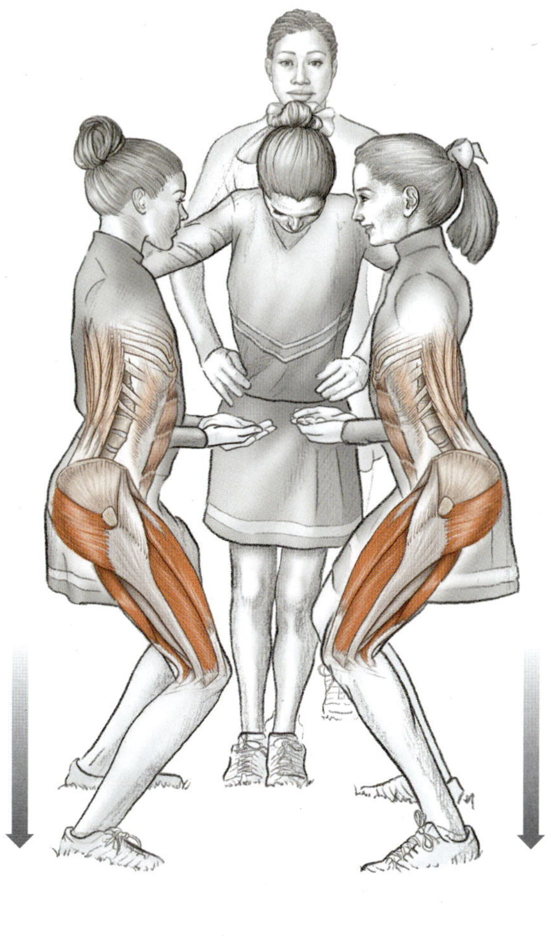

사이드 플랭크 SIDE PLANK

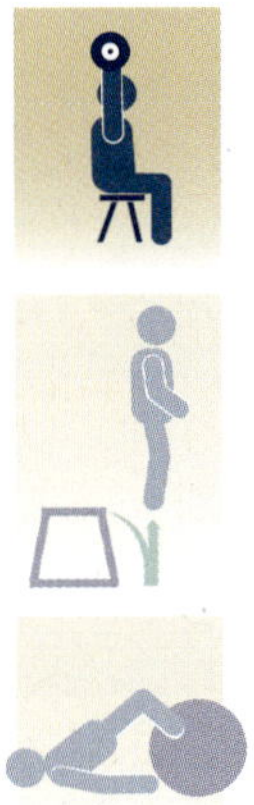

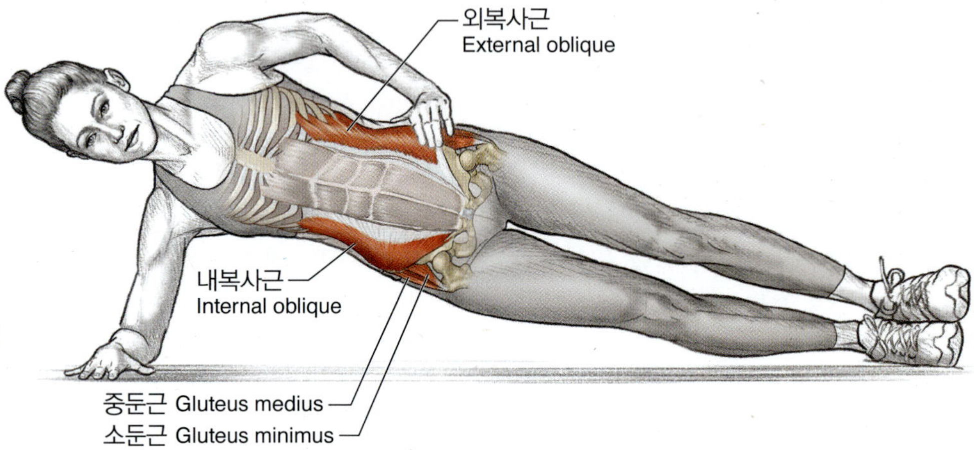

실행

1. 우측 팔꿈치를 어깨 바로 아래에 두고, 우측 전완부를 몸에 수직으로 놓이게 하여 우측 면으로 바닥에 눕는다.
2. 좌측 발은 우측 발 위에 위치시키고, 좌측 손은 골반을 짚고, 머리는 중립을 유지하며 시선은 전방을 주시한다.
3. 골반을 바닥에서 띄우고 우측 발목, 무릎, 골반, 어깨가 일직선이 유지되도록 한다.
4. 머리를 중립에 두고, 우측 팔꿈치가 우측 어깨 아래에 놓이게 하며 등척성으로 몸통을 단단하게 고정한 자세를 유지한다.

연관된 근육

주된 근육: 외복사근, 내복사근, 중둔근, 소둔근

보조 근육: 요방형근, 척추기립근(장늑근, 최장근, 가시근)

예방 주안점

척추와 몸통 근육의 근력을 증가시킨다면 체조와 같은 안정적인 척추가 필요한 스포츠에서 부상의 위험을 줄일 수 있다. 체조선수들은 다양한 기술을 선보일 때 다양한 신체부위를 고정하고, 척추와 몸통 옆면의 변형에 저항할 수 있어야 하므로, 사이드 플랭크가 성과를 좋게하고 부상의 위험을 줄이는데 좋은 운동이다.

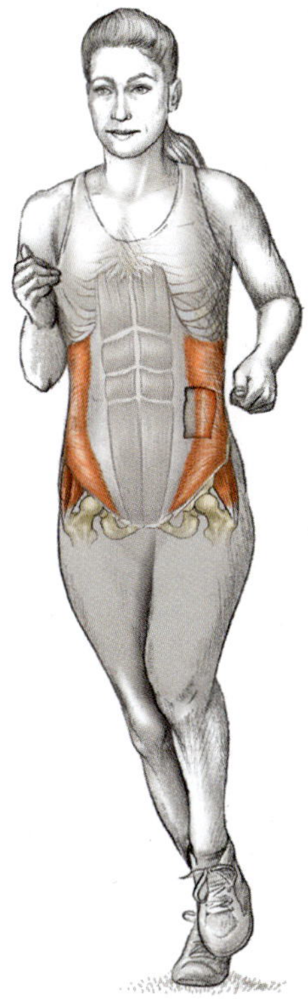

가장 중요한 근육을 활성도를 증가시킴으로써, 사이드 플랭크는 척추 안정성과 고관절 외전근 강도를 증가시킬 수 있고 이 부위의 부상을 감소시킬 수 있다. 고관절은 제6장에서 많이 다루었던 내용이긴 하지만, 사이드 플랭크와 고관절 외전근의 근력의 중요성을 다시한번 강조한다. 몇몇 스포츠들은 부상의 위험을 줄이기 위해 이 근육의 힘에 호전한다. 달리기를 예로, 달리기 선수들의 발은 항시 바닥을 치고, 고관절 외전근은 원심성으로 고관절 내전근에 저항하는 작용을 한다. 사이드 플랭크를 함으로써, 달리기 선수들은 고관절과 하지 부상의 위험을 줄일 수 있다.

변형운동

고관절 외전을 동반한 사이드 플랭크

앞서 논의된 사이드 플랭크를 수행한다. 몸과 고관절을 바닥에서 띄우고 일자 자세를 만들 때 위쪽에 있는 다리를 아래쪽 다리에서 띄워준다. 위쪽에 있는 다리가 지지할 곳이 없기 때문에, 이 변형은 고관절 외전근과 몸통 근육에 더 도전적이다.

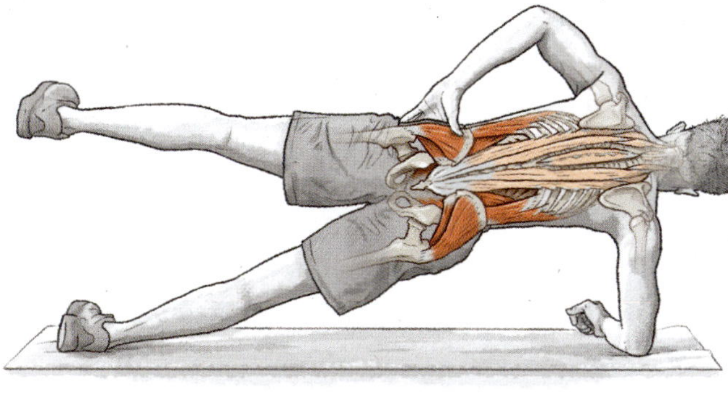

척추와 몸통

반 무릎 꿇고 고유수용성신경근촉진법(PNF) 내려치기 HALF-KNEELING PNF CHOP

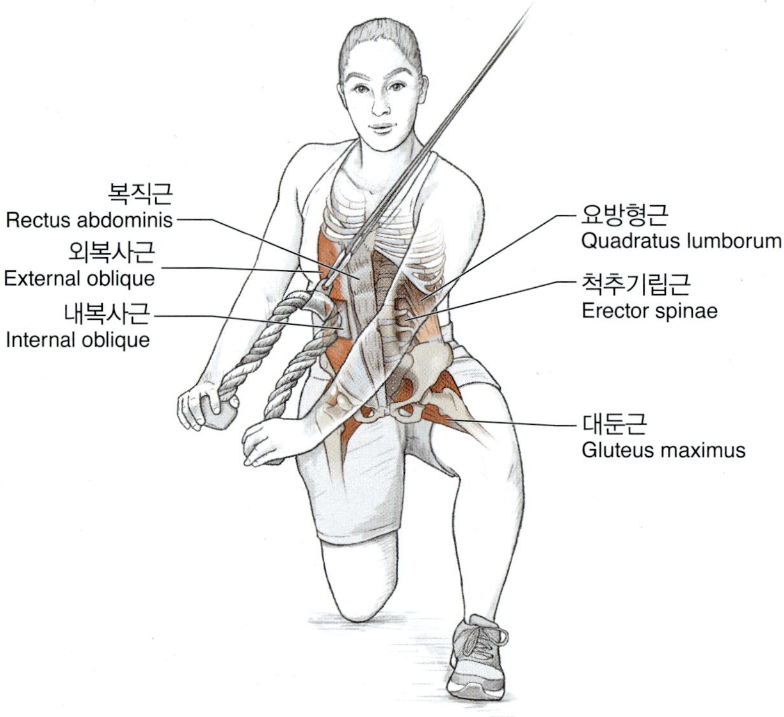

실행

1. 케이블 기계에 수직으로 자리잡고 다리 바깥쪽으로 무릎을 구부리고 양측 무릎이 90° 각도가 되도록 한다.
2. 양손을 들어 로프, 핸들이나 막대를 잡고, 팔꿈치는 신전을 유지하며 어깨에서 반대쪽 고관절을 향해 대각선으로 몸을 지나가도록 아래로 당긴다.
3. 천천히 다시 시작 위치로 돌아온다.

연관된 근육

주된 근육: 외복사근, 내복사근, 대둔근

보조 근육: 척추기립근(장늑근, 최장근, 가시근), 복직근, 요방형근

예방 주안점

반 무릎 꿇고 고유수용성신경근촉진법(PNF) 내려치기는 방향을 전환하는 미식축구나 축구, 농구의 수비와 같은 많은 스포츠에서 일어나는 회전 움직임을 시뮬레이션하는 것이다. 특히, 이 운동으로부터 이득을 얻는 한 가지 활동은 야구나 소프트볼에서의 공을 타격하는 것이다. 타격은 선수가 현저한 양의 힘을 형성하기 위해 필요로 하는 강하고 빠른 움직임이고 그 힘으로 움직임을 빠르게 감속시킨다. 설명된 동작과 연관된 근육을 강화하는 것은 선수들이 활동을 준비하고 부상으로부터 보호받도록 돕는다.

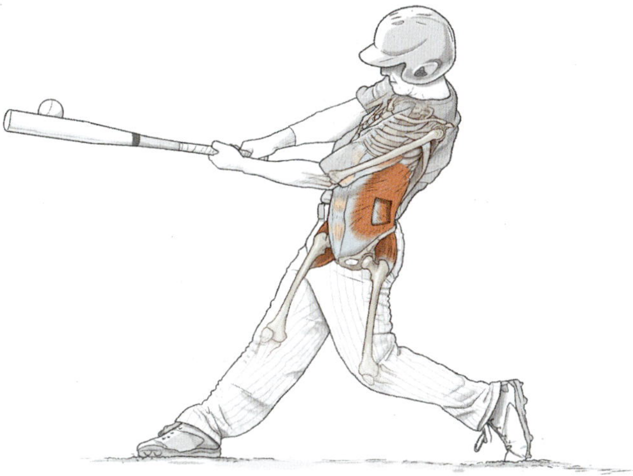

변형운동

고유수용성신경근촉진법(PNF) 메디신 볼 내려치기

반 무릎 꿇고 고유수용성신경근촉진법(PNF) 내려치기의 다양한 변형이 있다. 이 운동은 케이블의 저항력을 이용하는 대신에 메디신 볼을 사용하고 더 탄도가 있다. 동일한 반 무릎 꿇기 자세를 취하고 메디신 볼을 머리 위로 든다. 팔을 반대쪽 고관절을 향해 아래로 내리며 공을 바닥으로 세게 민다.

서서 고유수용성신경근촉진법(PNF) 들기

STANDING PNF LIFT

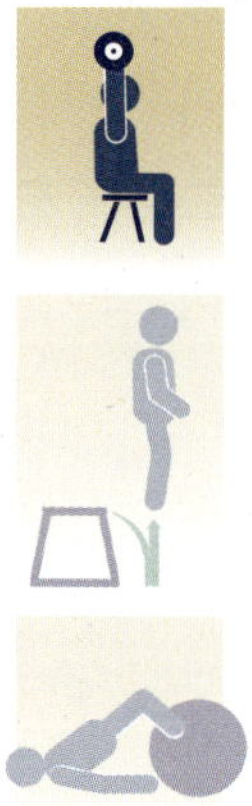

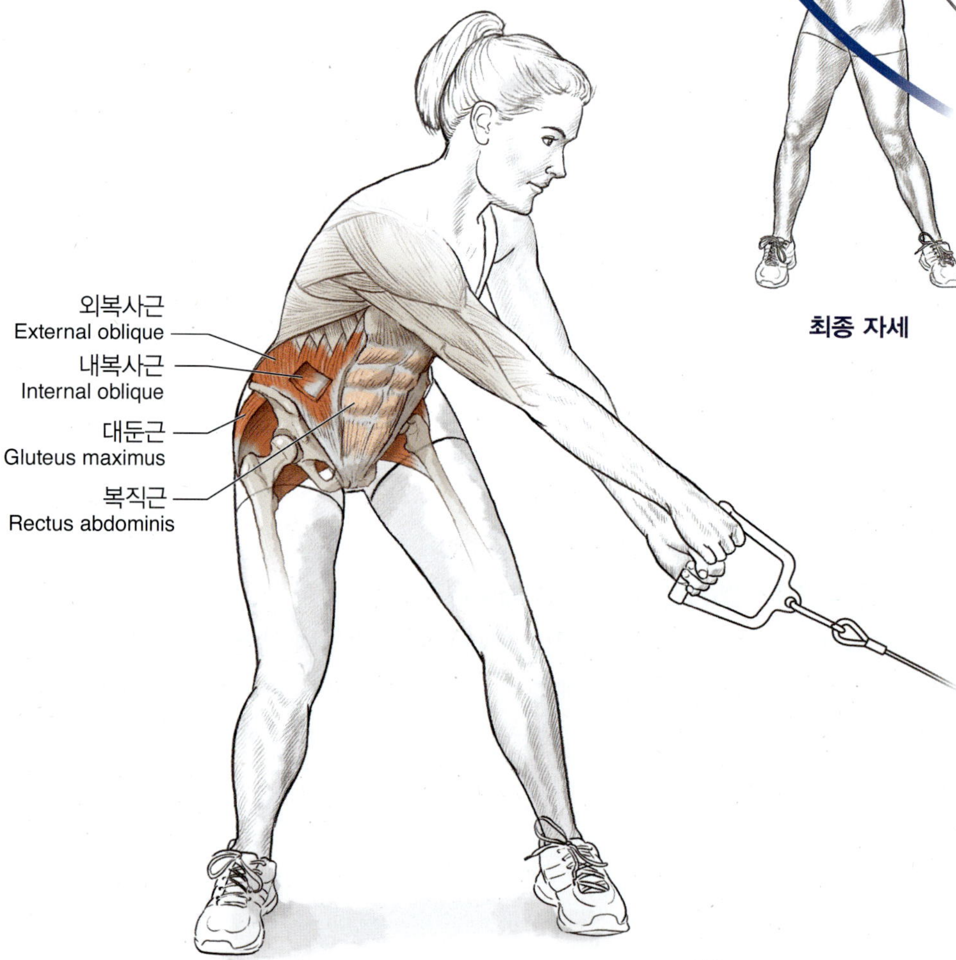

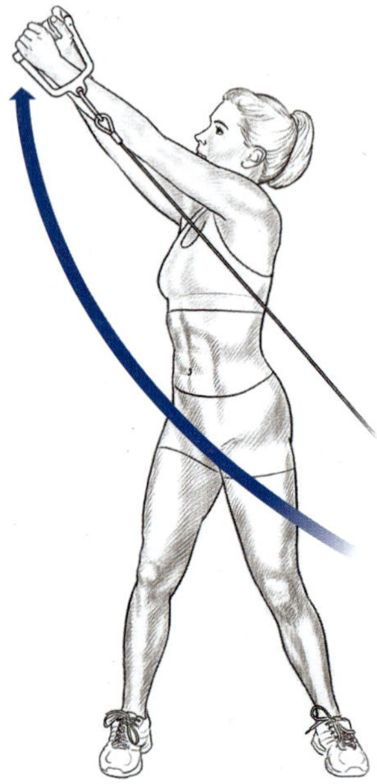

최종 자세

실행

1. 케이블 기계에 수직으로 선다.
2. 양손을 내려 로프, 핸들이나 막대를 잡고, 팔꿈치는 신전을 유지하며 고관절에서 반대쪽 어깨를 향해 대각선으로 몸을 지나가도록 위로 당긴다.
3. 천천히 다시 시작 위치로 돌아온다.

연관된 근육

주된 근육: 외복사근, 내복사근, 대둔근

보조 근육: 척추기립근(장늑근, 최장근, 가시근), 복직근, 요방형근

예방 주안점

대각선 고유수용성신경근촉진법(PNF) 내려치기와 비슷하게, 서서 고유수용성신경근촉진법(PNF) 들기는 백핸드 스트로크로 테니스공을 치는 것과 같이 많은 스포츠에서 일어나는 회전 움직임을 시뮬레이션하는 것이다. 보통 상지의 움직임으로 흔하게 생각하지만, 테니스 백핸드는 하지와 몸통의 근육과도 연관되어 있다. 상지에만 초점을 둔다면 척추나 몸통의 부상 위험도는 증가할 것이다. 테니스에서 요구하는 모든 근육을 강화시켜 운동을 한다면 부상의 위험도는 줄어들 것이다.

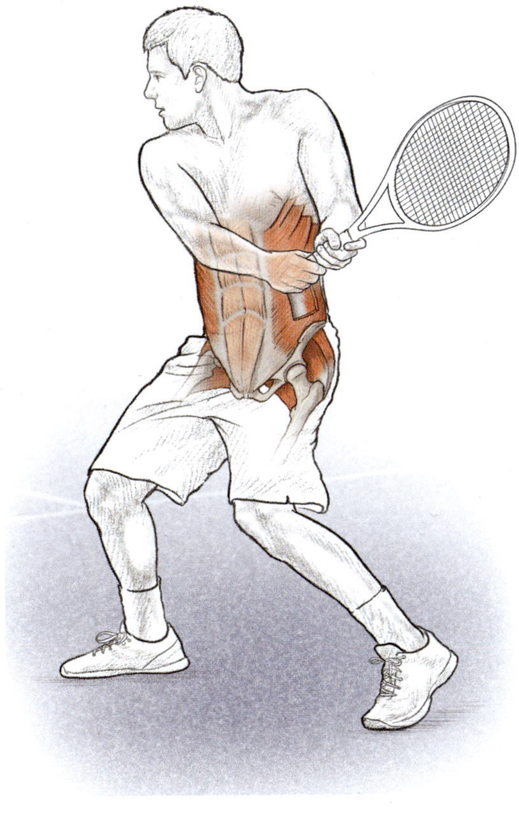

역 과신전 REVERSE HYPEREXTENSION

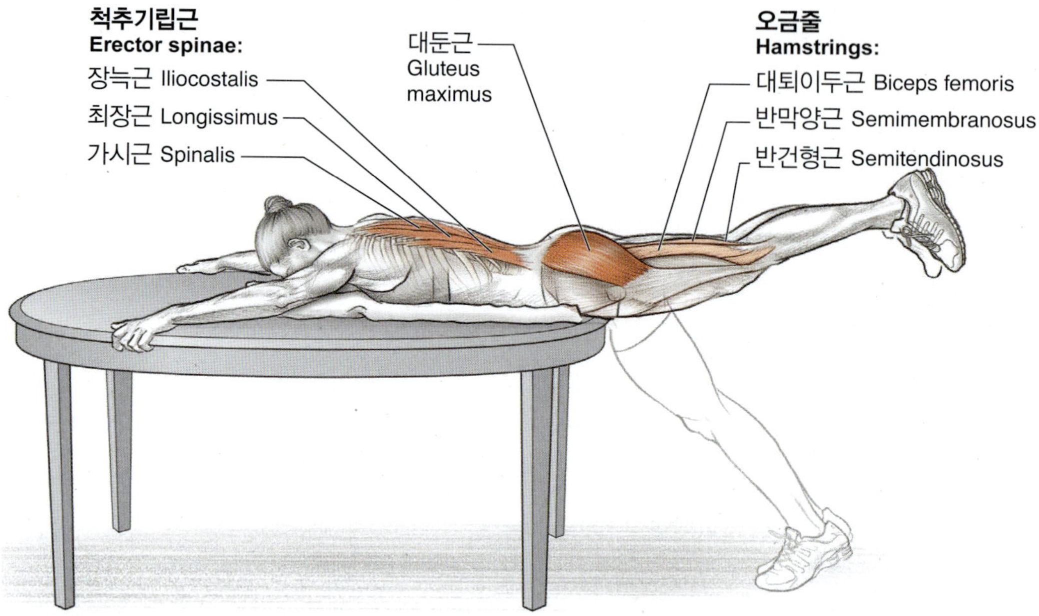

실행

1. 책상, 과신전 기계나 글루트햄레이즈 기계에 무릎을 신전한 상태로 엎드린 자세를 취한다.
2. 양손으로 테이블을 꽉 잡는다.
3. 요추가 과신전 되지 않고, 몸통의 정렬을 유지할 수 있는 정도까지만 양측 하지를 동시에 들어서 유지한다.
4. 천천히 다시 시작 위치로 돌아온다.

연관된 근육

주된 근육: 척추기립근(장늑근, 최장근, 가시근), 대둔근

보조 근육: 오금줄(대퇴이두근, 반막양근, 반건형근)

예방 주안점

등 근육을 강화시키는 것은 스포츠 활동을 하는 동안 척추를 더욱 안정화 시킨다. 이 안정성은 척추가 움직이지 않는 것이 아닌 상대적으로 통제된 방법으로 움직이게 한다. 수영선수는 특히 자유형과 접영을 할 때 역 과신전과 같은 운동으로 많은 이익을 볼 수 있다. 이 영법들에서 척추는 옆으로 굴곡이나 회전과 더불어 신전과 굴곡을 한다. 척추기립근을 강화시킴으로 인해 이런 움직임들을 더욱 대비할 수 있고 척추와 몸통의 부상 위험을 줄여준다.

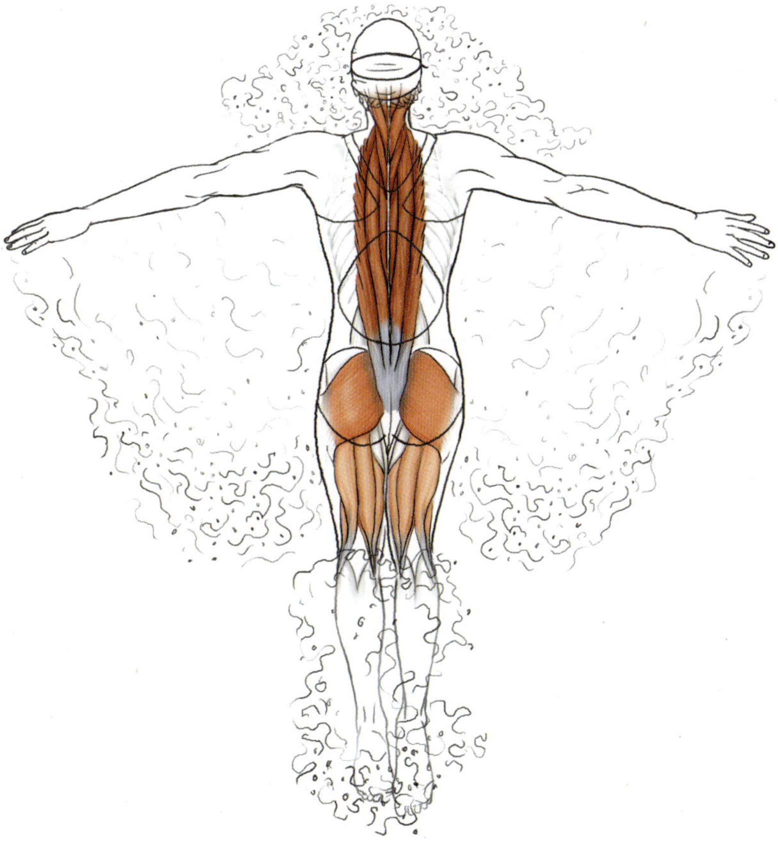

변형운동

메디신 볼 머리위로 던지기

이 변형된 운동은 많은 스포츠에서 폭발력을 시뮬레이션한다. 편안하게 직립 위로 서서 어깨 너비로 발을 벌리고 고관절 높이로 메디신 볼을 잡는다. 땅을 향해 공을 내리고, 양팔을 이용하여 공을 머리 위로 올리고 뒤에 상대편에게 전달한다.

메디신 볼 옆 던지기 MEDICINE BALL SIDE TOSS

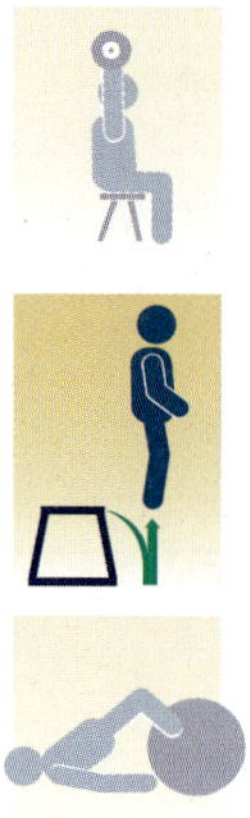

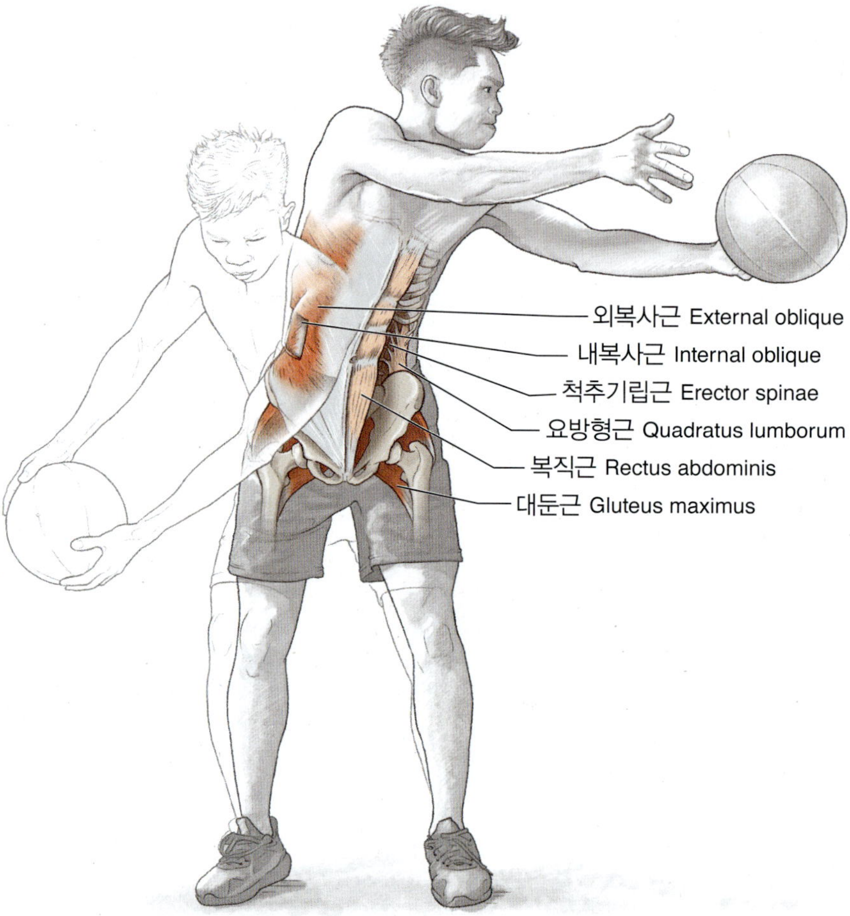

실행

1. 약 6피트(1.8m) 떨어진 벽에 수직으로 서서 어깨 너비로 양발을 벌리고 직립하여 편한 자세를 취하고 고관절 높이로 메디신 볼을 잡는다.
2. 양발을 단단히 고정하고, 상체를 벽에서 멀리 돌리고 양팔을 이용하여 공을 벽쪽으로 던진다.
3. 공이 다시 튀어나오는 것을 잡고 즉시 던지는 것을 반복한다.

연관된 근육

주된 근육: 외복사근, 내복사근, 대둔근

보조 근육: 척추기립근(장늑근, 최장근, 가시근), 복직근, 요방형근

예방 주안점

척추와 몸통을 회전하기 위한 근육들을 강화시키는 것은 이 근육들이 스포츠 활동을 위해 준비하는 것을 돕는다. 반 무릎 꿇고 고유수용성신경근촉진법(PNF) 내려치기와 서서 고유수용성신경근촉진법 들기 운동과 같이 메디신 볼 옆 던지기는 테니스 공을 치거나 야구나 소프트볼에서 공을 던지는 것과 같은 많은 스포츠에서 일어나는 회전 움직임을 시뮬레이션하는 것이다. 또 다른 예로 뒤로가며 폭발적으로 몸을 돌려 리시버를 막아야 하는 미식축구 코너백에서 요구하는 움직임이다. 메디신 볼 옆 던지기는 이런 형태의 동작을 준비하기 위한 좋은 운동이다.

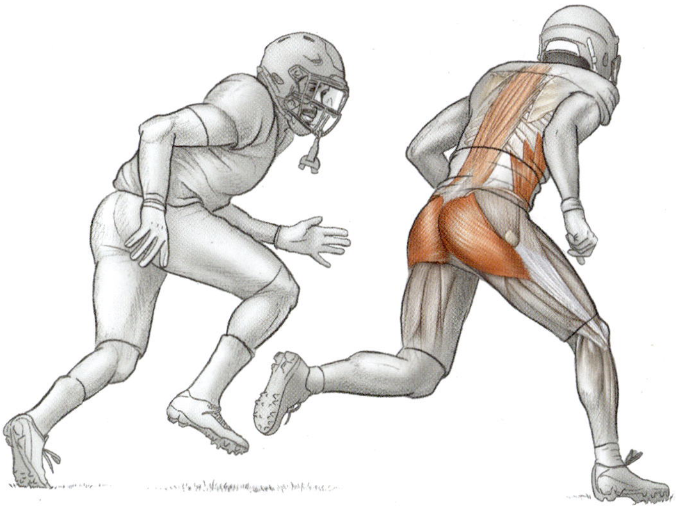

변형운동

발끌며 옆 던지기 Shuffle to Side Toss

이 변형은 메디신 볼 옆 던지기와 비슷하게 시작한다. 하지만 벽에서 2~3발자국 떨어져 움직임을 시작한다. 발은 바깥 쪽으로 고정하고 양팔을 사용하여 메디신 볼을 벽에 던진다. 공을 바닥으로 떨어뜨리고 다시 공을 가지고 오고를 반복한다.

주의: 이번 장에서 언급하지 않았지만, 7장에서 다루어진 루마니아 데드리프트(RDL)와 코펜하겐 고관절 내전 고정, 이 두 가지 운동은 특별한 것을 요구한다. 전통적으로 오금줄 운동이라고 생각되온 RDL 또한 허리 부상의 위험을 줄여준다. 이 운동을 정확하게 수행하면, 운동선수들은 목표를 향해 등척 수축을 하고, 등 신전근을 과부하하여 사용할 수 있다.

코펜하겐 고관절 내전 고정은 사타구니 부위나 고관절 내전근의 부상을 줄여주는 운동이다. 이것은 운동선수 탈장에 포함된다(이번 장에 언급되었으며, 운동선수 탈장은 고관절 내전근과 관련되어 있다).

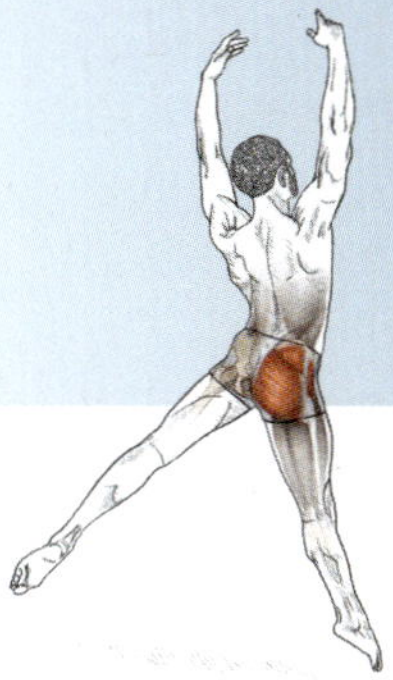

6

고관절
HIP

고관절은 골반과 대퇴골 사이에 있는 관절이다. 건강하고 온전한 고관절은 개인을 위해서도 매우 중요하지만, 고관절이 적절하게 기능했을 때, 다른 관절들(특히 무릎과 허리)의 기능이 더 좋아진다는 충분한 증거가 있다. 이 장에서는 고관절의 해부학과, 흔한 손상, 그리고 이러한 손상의 위험성을 줄여주는 운동에 대해서 살펴볼 것이다.

고관절은 큰 각도의 움직임을 허용하는 절구관절이다. 뼈구조물과 주변을 싸고 있는 연부조직들의 조합은 근육의 작은 활성화에도 상대적으로 안정적인 관절을 유지할 수 있게 해준다.

고관절을 이루고 있는 뼈들은 골반과 대퇴골(그림 6.1)이다. 대퇴골두(볼)는 관골구(소켓)를 맞는다. 관골구는 전방과 외측으로 향한다; 전방과 외측으로 향하는 각도는 손상에 취약하게 만든다. 골반은 장골, 좌골, 그리고 치골로 구성된다. 다른 관절과 같이, 골반과 대퇴골의 관절면은 연골로 덮여있으나, 소켓을 둘러싸고 있는 연골테두리가 있다. 이 테두리는 비구순이고 어깨의 관절와순과 유사하다. 어깨에서와 같이 비구순은 손상되거나 뜯어질 수 있다. 세 가지 주된 인대는 수동적 안정성을 제공하기 위해 관절을 둘러싸고 있는 관절낭을 형성한다.

고관절을 둘러싸고 있는 몇 개의 근육들은 움직임을 생산하고 추가적인 안정성을 제공한다. 근육들은 후방, 전방, 그리고 내측그룹으로 나뉠 수 있다. 이 근육 중 몇몇은, 모든 내측 근육을 포함해서, 대퇴에 대해 논의되는 7장에서 다루어 진다. 여기서 우리는 고관절의 후방과 전방 근육그룹에 대해서 알아보자.

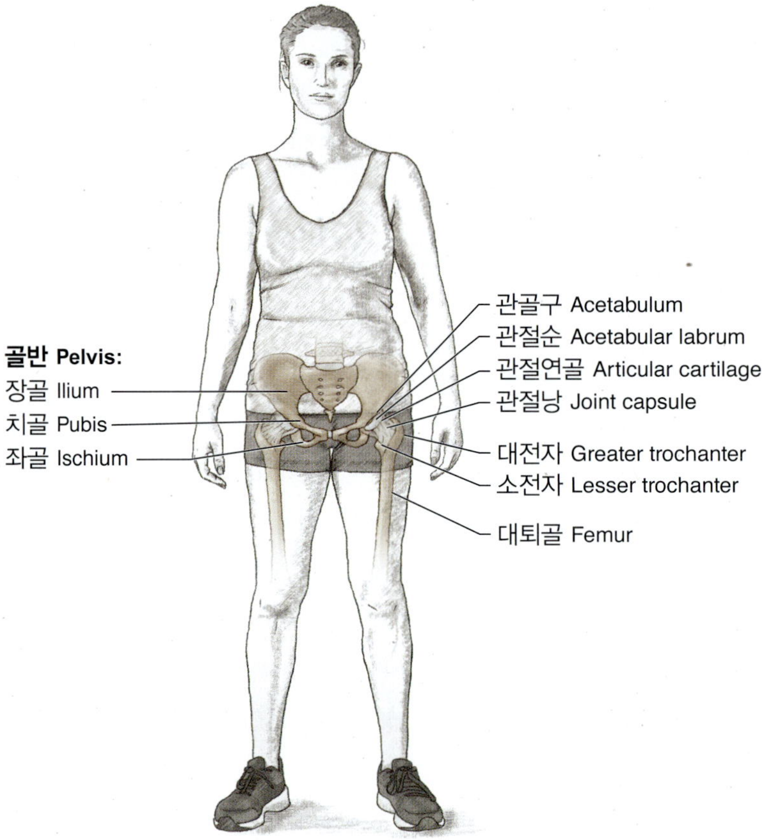

그림 6.1 고관절의 해부학.

후방 고관절 근육 POSTERIOR HIP MUSCLES

후방 고관절 근육은 일차적으로 대퇴의 외회전을 담당하고, 크고 조금 더 표면에 있는 둔근, 그리고 더 심부에 있는 작은 근육들의 그룹으로 나뉠 수 있다(그림 6.2):

- *대둔근.* 이것은 신체에서 가장 강한 근육 중 하나이다. 서 있을 때, 대둔근은 좌골결절을 덮고 있다; 앉아 있는 동안(고관절 굴곡 동안), 근육의 하부 경계선은 위쪽으로 미끄러지고, 좌골결절을 조금 더 표층에 남겨둔다. 이 근육은 장골능과, 천골, 미골, 그리고 천골결절 인대에서 기시한다. 이것은 장경인대(IT band)와 대퇴골의 둔근결절에 정지한다. 대둔근은 고관절에서 강력한 대퇴 신전근이다; 비록 이것이 대퇴를 외회전 또한 시키지만, 이것의 주된 기능은 대퇴를 굴곡자세에서 몸의 선까지 가져오는 것이다(예, 계단을 오를 때).
- *중둔근.* 이 근육은 또한 고관절의 후방에도 있다. 이 근육은 대둔근의 심부에 있고

장골의 외측면과 갖고 그리고 전방과 후방 둔근선 사이에서 기시한다. 대퇴골 대전자의 외측면에 정지한다. 중둔근은 세 부분으로 나뉘는데, 그래서 다양한 기능을 수행할 수 있는 능력을 갖게 된다. 이 근육은 다리를 외전시키고 고관절에서 대퇴골을 내회전(전방 부위)과 외회전(후방 부위) 시켜준다. 이 근육은 또한 동측으로 체중 지지를 할 때 골반을 안정적으로 잡아준다(즉, 반대쪽으로 떨어지는 것을 방지). 게다가, 중둔근은 서 있을 때 고관절 내전과 내회전을 방지함으로써 슬관절의 안쪽 움직임(외반슬)을 조절할 수 있게 도와 준다.

- *소둔근.* 이 근육은 가장 깊고 가장 작은 둔근이다. 장골의 외측면과 전방 그리고 후방 둔근선 사이에서 기시해서, 대퇴골의 대전자에 정지한다. 중둔근을 도와서 고관절의 외전과 내회전을 시킨다.

- *심부외회전근.* 이 여섯 개의 근육들은 이상근, 내폐쇄근, 상쌍자근, 하쌍자근, 대퇴방형근, 그리고 외폐쇄근이다(비록 이 근육이 전방에 위치하더라도, 이것은 기능적으로 외회전근에 포함된다). 이 근육들은 기능이 같고 같이 작용하기 때문에 보통 그룹으로 묶어진다. 이 근육 중 6개 모두 골반에서 기시하고 대전자에 정지한다. 이름에서 알 수 있듯이, 고관절의 가쪽 — 또는 외측 — 회전을 책임진다.

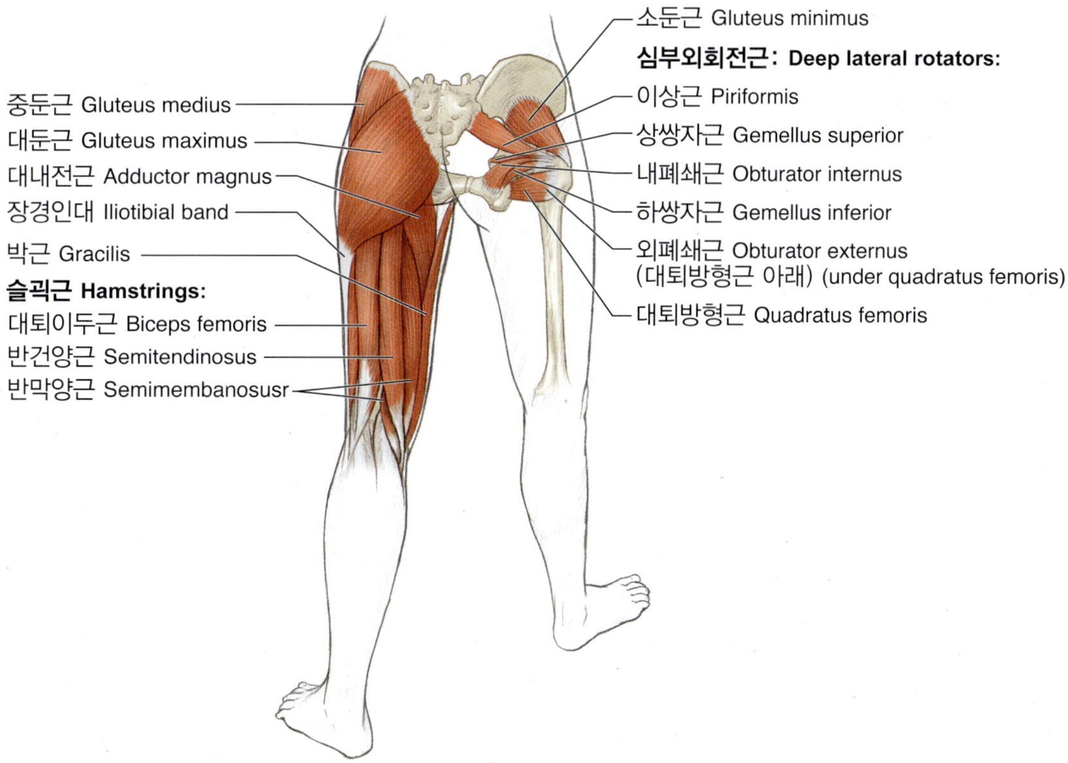

그림 6.2 후방 고관절 근육.

전방 고관절 근육 ANTERIOR HIP MUSCLES

전방 고관절 근육은 한 가지의 주된 목표가 있다: 고관절에서 대퇴를 굴곡시키는 것이다. 대부분은 경계가 뚜렷한 구조물들이지만, 몇몇은 함께 모아지거나 다른 근육들과 정지점을 공유한다(그림 6.3).

- *장요근.* 장요근은 독특하게 두 개의 기시점과 한 개의 정지점을 가지고 같은 기능을 수행하는 두 개의 근육으로 구성되어 있다. 주된 역할은 고관절에서 대퇴를 굴곡시키는 것이지만, 또한 고관절의 안정성을 제공하고 체간을 굴곡할 수 있다.
    - *대요근:* 이 근육은 T12에서 L5 척추옆 부분과 추간판에서 기시해서 대퇴골의 소전자에 정지한다.
    - *장골근:* 장골능과 장골와 그리고 전방 천장인대에서 기시해서, 장골근은 대요근과 함께 소전자에 정지한다.

- *대퇴근막장근.* 이 작은 근육은 전상장골극과 장골능의 일부에서 기시한다; 장경인대(IT band)에 정지한다. 이 근육은 고관절의 굴곡, 외전, 그리고 내회전을 보조하지만, 이 근육은 특별한 기능을 가지고 있는데, 장경인대와 근막을 긴장시켜서(대퇴근육을 둘러싸고 있는 결합조직의 밴드), 대퇴 근육의 힘을 증가시킨다. 흥미롭게도, 대둔근 또한 장경인대에 정지하기 때문에, 대퇴근막장근은 대둔근이 슬관절의 신전자세를 유지하게 돕는 것을 가능하게 한다.

- *봉공근.* 독특한 주행방향 때문에 이름이 지어진(봉공근은 재단사의 앉는 자세에서 대퇴를 가로지름), 이 근육은 ASIS에서 우선적으로 기시해서 절흔 하부의 상부에 정지하고(절흔은 ASIS와 전하장골극으로 형성됨), 경골의 내측 면의 상부에 정지한다. 이 정지점은 — 흔히 박근, 반건양근과 함께 — *거위발힘줄*로 불린다(7장에서 언급된다).

장경인대 ILIOTIBIAL BAND

한 개의 다른 구조물은 이것이 많은 손상에서 원인이 되기 때문에 언급되어야 한다. 그것은 장경인대이다. 이 장경인대는 두껍고 골반의 장골능에서 원위부로 주행하는 근막의 섬유조직으로 경골 근위부 외측에 몇몇 정지점을 갖는다(즉, 제르디 결절과 다른 것들). 장경인대는 고관절을 특히 관상면에서 안정화시키는데, 그리고 또한 달리기 할 때 많은 양의 에너지를 저장한다(Hutchinson et al 2022). 에너지가 저장될 때, 달리기의 효율성을 증가시키기 위해 방출된다.

고관절 통증과 손상은 운동선수의 기능부전의 흔한 원인이다. 과거에는, 대부분 고관절 통증은 근육과 관련된 손상으로 여겨졌다. 비록 근육이 통증의 요소가 될 수 있어도, 우리의 고관절에 대한 지식과 이해는 다른 많은 손상 또한 발견했다. 고관절의 흔한 손상은 뼈, 근육, 힘줄, 그리고 인대 구조물에서 발생할 수 있다. 각각의 손상 유형은 특별한 손상기전을 가지고 있고, 다음 나올 문단에서 다루어질 것이다.

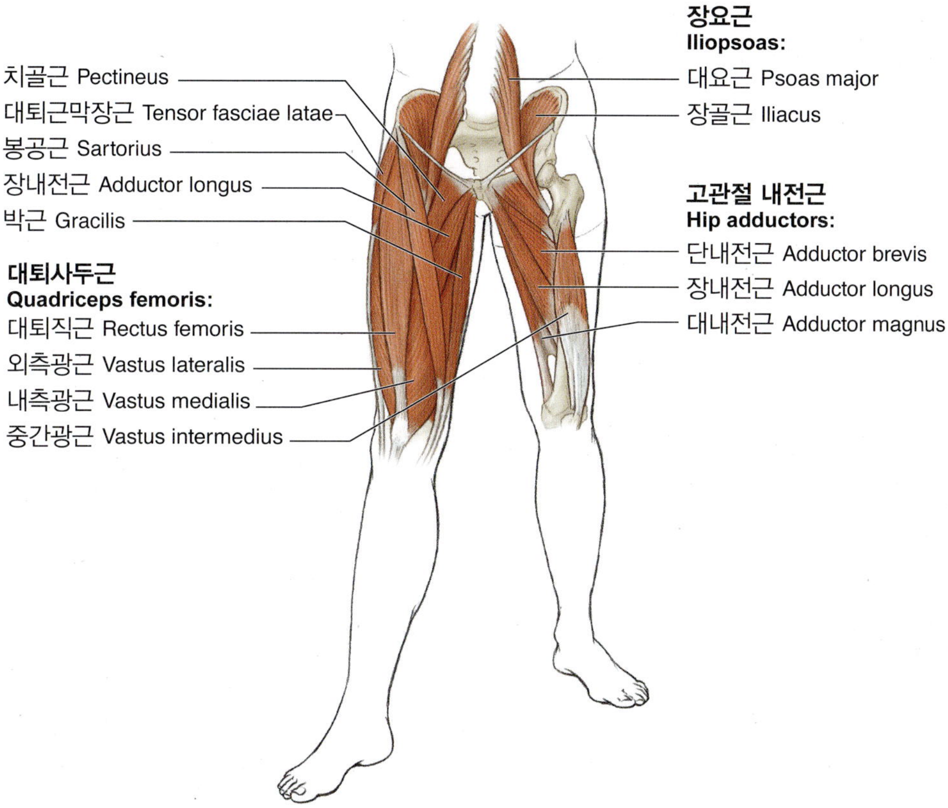

그림 6.3 전방 고관절 근육.

대퇴비구충돌증후군(FAI) Femoroacetabular Impingement

대퇴비구충돌증후군(FAI)은 추가적인 뼈 성장과 이례적인 비구의 방향(고관절의 컵)이 나타나는 대퇴골두가 연관되거나 두 개의 조화이다. 이것은 관절에 불규칙한 인터페이스를 초례하고, 움직임 동안 관절 사이의 마찰을 유발할 수 있다. 결국, 이 접촉은 고관절의 구조물에 자극 또는 손상을 야기해서 통증을 유발하거나 활동을 제한할 수 있다. FAI에는 세 가지 유형이 있다: 핀서, 캠, 그리고 복합이다. 핀서는 더 하방 또는 외측 방향을 하고 있는 비구 때문에 발생하고, 전방 벽에 있는 뼈가 비구순 위치까지 확장된다. 캠은 대퇴골의 전방 이

음새까지 골극이 생성될 때 발생하고, 고관절의 굴곡과 내회전 동안 전방관절 압박력을 증가시킨다. 결합된 충돌은 핀서와 캠 유형이 같이 나타나는 것을 의미한다. FAI형태가 나타나는 원인은 현재 알려지지 않았고, 환경적 요인과 유전적 요인 모두 포함되는 것 같다. 통증이나 기능부전이 없는 FAI는 정상으로 고려되며, 특히 높은 발병률을 보이는 운동선수에게도 그러하다. 통증이 있을 때, 통증은 고관절 앞쪽에 우선 발생하고 서혜부로 내려간다. 회전, 비틀기, 그리고 심부 스쿼트 움직임은 증상이 있는 운동선수에게 통증을 증가시킨다.

대전자통증 증후군 Greater Trochanteric Pain Syndrome

대전자통증 증후군은 — 때때로 *전자점액낭염* 또는 *둔근건병증*으로 불린다 — 둔근건과 점액낭에 영향을 미치는 퇴행적 변화의 결과물이다. 점액낭은 작고, 액체로 채워져 있으며 마찰력을 줄이기 위해 힘줄 아래(심부)에 있다. 운동선수들은 달리기나 점핑, 그리고 착지와 같이 충격이 가해지는 활동과 함께 고관절의 외측 부분의 통증을 호소할 것이다. 비록 이것이 알려지지 않더라도, 이것이 통증을 유발하거나 통증의 결과라면, 고관절 외전근이 약한 사람들은 활동 중에 고관절 내전을 경험하는 경향이 있다. 이 증가된 내전은 대전자에서 중둔근과 소둔근건의 압박력을 증가시키고 이 힘줄에 자극을 줄 것이다. 게다가, 고관절의 내전이 증가할 때, 장경인대는 큰 압박력을 둔근건에 가할 수 있다. 스포츠에서, 이 증가된 고관절 내전은 반대쪽 골반의 떨어짐으로 나타난다(그림 6.4).

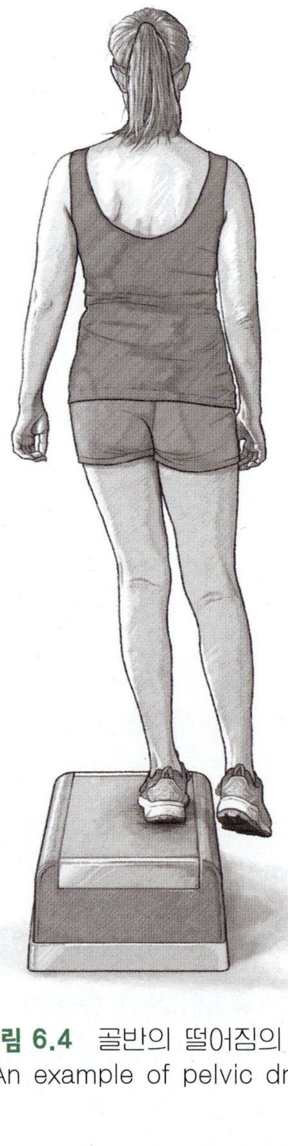

그림 6.4 골반의 떨어짐의 예 (An example of pelvic drop).

발음성 고관절 증후군 Snapping Hip Syndrome

이름에서 알 수 있듯이, 발음성 고관절 증후군은 고관절의 외측, 후방, 또는 전방에서 발생하는 발음 감각이다. 이것은 강하게 물건을 들어 올리거나 하지를 스윙할 때 발생하고 장경인대 또는 둔근건이 대전자 위쪽을 미끄러지는 것을 포함한다. 흔하지 않더라도, 후방 발음은 슬괵근 중 하나가 좌골결절 위를 미끄러지는 것을 포함한다. 고관절 전방에서 발생하는 발음은 장요근건이 몇몇의 구조물 위를 구르는 것을 포함한다 — 튀어나온 뼈와 힘들의 다른 부분들 — 전방에서 고관절을 둘러싸는 구조물들.

고관절 굴곡근 좌상 Hip Flexor Strain

고관절 굴곡근은 여러 개가 있지만, 주로 장요근(장골근과 대요근)과 대퇴직근이 주로 손상된다. 이 장에서는 장요근 좌상에 대해서 집중할 것이다; 대퇴직근 좌상의 논의는 7장에서 이루어질 것이다. 비록 만성, 급성 고관절 굴곡근 좌상이 존재할지라도, 만성이 조금 더 흔하다. 만성, 과사용 손상은 반복적이거나, 공차기 또는 단거리달리기와 같이 강한 고관절 굴곡에 의해서 발생한다. *댄서 고관절*과 *점퍼 고관절*은 외회전 자세에서 반복적인 고관절 굴곡과 함께 전형적으로 발생하는 고관절 굴곡근 좌상이다. 장요근의 좌상은 힘줄 자극과 전방 발음과 관련이 있을 수 있다. 급성 손상은 전형적으로 근육의 힘줄의 능력 범위를 넘어서는 강력한 편심성 수축 또는 신전 힘에 대항해서 빠른 굴곡을 할 때 발생한다(예를 들어, 경기장 또는 상대편).

장경인대 증후군 IT Band Syndrome

장경인대 증후군은 과사용 손상이고 달리기, 사이클 선수에게 흔하다. 장경인대는 발음성 고관절과 연관되어 있고(앞에서 논의 됨) 그리고 마찰과 관련된 손상과 연관이 있다. 장경인대가 외측 대퇴골 융기 위로 비벼지고 이는 마찰을 유발하고 통증을 야기할 수 있다. 그러나, 최근 연구에서 압박은 — 마찰 말고 — 사실 외측 대퇴골 융기와 장경인대 사이에서 발생하고 장경인대 심부에 있는 신경을 자극한다고 한다(Archbold and Mezzadri 2014; Fairclough et al. 2007). 과도하게 타이트 해지는 것이 통증을 유발할 것이라는 보편적인 생각이 틀렸다는 것을 의미하기 때문에 이것은 중요하다(Fairclough et al. 2007; Hutchinson et al. 2022). 그러나, 장경인대 증후군은 아직 명확하게 밝혀지지 않았다.

사이드 라잉 고관절 외전 SIDE-LYING HIP ABDUCTION

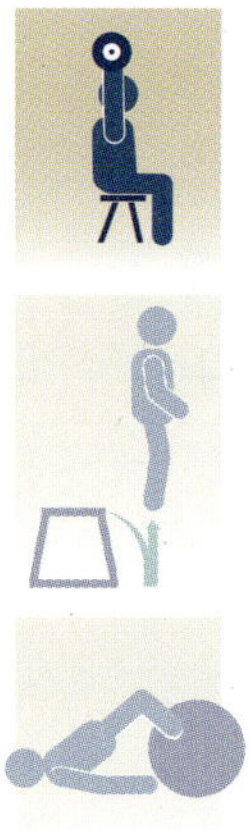

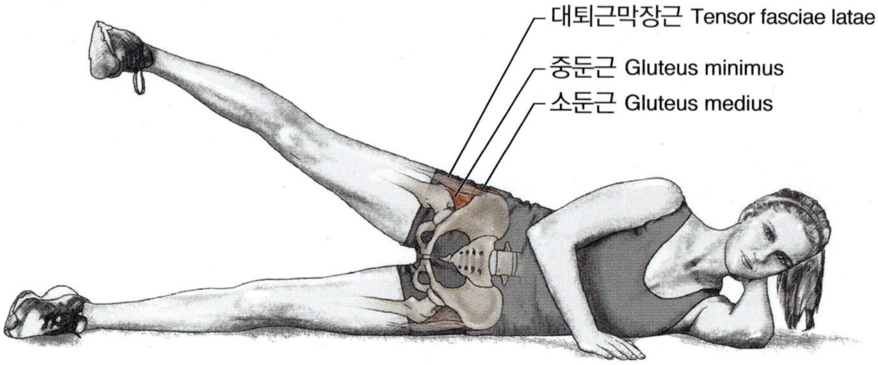

실행

1. 옆으로 누워서 한쪽 다리를 반대쪽 다리 위에 두고 발가락은 앞쪽을 향하게 한다.
2. 무릎을 곧게 펴서 유지하고, 윗발을 약간 아래쪽을 향하게 하고, 발의 움직임 없이 위에 있는 다리를 6~8인치(15-20cm)정도 들어 올린다.
3. 천천히 시작자세로 내려온다.
4. *주의*: 이 운동의 강도는 소매 무게를 증가시키거나 윗다리에 외부 저항을 추가함으로써 증가시킬 수 있다.

연관된 근육

주된 근육: 중둔근, 소둔근

보조 근육: 대퇴근막장근

예방 주안점

고관절 외전근을 강화하는 것은 힘과 기능을 향상시킬 뿐 아니라 기능을 향상시켜서 슬관절 손상의 위험을 감소시킨다(Stearns-Reider et al. 2021). 비록 조개 운동이 이 목적으로 흔하게 사용될지라도, 사이드라잉 고관절 외전이 좀 더 효과적으로 고관절 외전근을 사용할 수 있다(Moore et al. 2020).

5장에서 간단하게 언급했듯이, 고관절 외전근은 고관절 내전을 감소시키기 위해 달리기와 같은 활동에서 땅에 발을 디딜 때(foot strikes) 활성화 됨으로써 중요한 역할을 한다. 이것은 특히 농구에서 중요한데, 그 이유는 고관절 내전은 동적 외반슬 움직임을 유발하고,

슬관절 위험 요소 — 특히 농구에서 가장 흔한 ACL 손상 — 를 만들어 내기 때문이다. 다른 근육의 힘이 중요할지라도, 강한 고관절 외전근은 동적으로 외반슬 움직임을 만들어내는 고관절 내전을 저항함으로써 ACL과 다른 무릎관절 손상의 위험성을 감소시킨다.

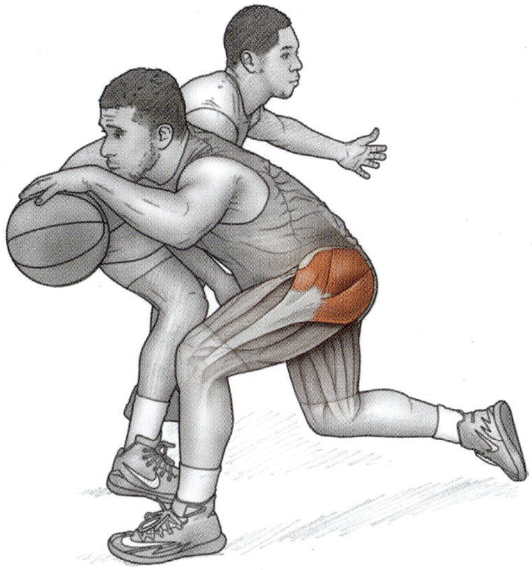

변형운동

벽 등척성 고관절 외전

이름에서 알 수 있듯이, 이 운동은 고관절 외전근의 등척성 수축을 포함하지만, 한 쪽이 아니라 양쪽의 고관절 외전근이 포함된다. 이 운동을 수행하기 위해서, 벽이나 문틀의 한쪽에 선다. 한발로 서서, 고관절을 벽에 가깝게 대고 90° 굴곡하고 무릎 바깥면을 벽에 위치시킨다. 이 자세에서, 무릎을 벽 쪽으로 밀어낸다; 일정한 시간 동안 유지하고 양쪽을 반복한다. 굴곡된 고관절의 외전은 다른 고관절의 외전근들이 고관절과 골반의 정렬을 유지하기 위해 등척성으로 활성화 되어 있는 동안 무릎의 외측면으로 벽을 미는 것이다.

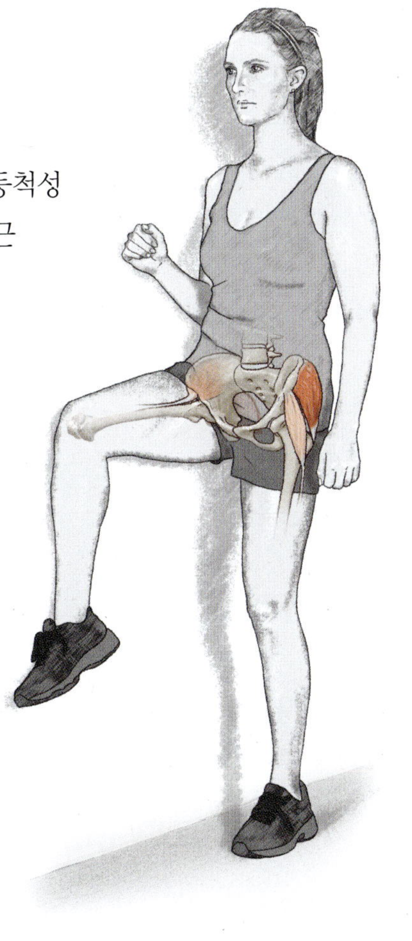

도수 편심성 고관절 외전
MANUAL ECCENTRIC HIP ABDUCTION

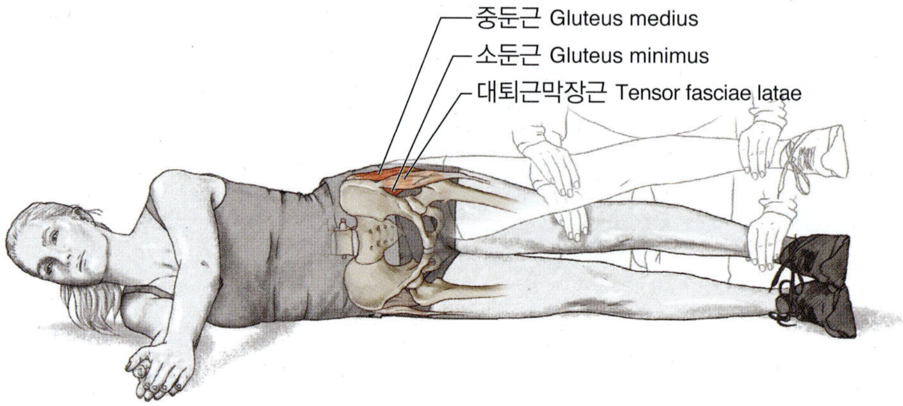

실행

1. 옆으로 눕고 파트너는 무릎을 꿇고 뒤에 앉는다.
2. 무릎을 쭉 펴고, 윗다리를 대략 12인치(30cm) 정도 들어 올린다.
3. 파트너는 손을 대상자의 무릎 위에 두고 다른 손을 발목에 둔 상태에서 바닥으로 눌러준다. 이 움직임을 버틸 수 있는 만큼 저항한다.
4. 윗다리가 아랫다리에 닿으면 다시 들어 올리고 반복해서 운동한다.

연관된 근육

주된 근육: 중둔근, 소둔근

보조 근육: 대퇴근막장근

예방 주안점

앞에서 언급했듯이, 고관절 외전근을 강화하는 것은 — 특히 편심성 방법으로 — 힘과 기능을 향상시켜줄 뿐 아니라 기능을 향상시켜서 무릎 손상의 위험성(Stearns-Reider et al. 2021)을 줄여주는데, 특히 스포츠에서 달리기와 싱글 레그로 감속을 요구하는 운동선수에게 더 도움이 된다. 이전에 달리기와 함께 논의된 것처럼, 발이 땅에 닿을 때, 고관절을 내전되는 경향이 있다; 고관절 외전근은 편심성으로 수축해서 이 움직임을 감속하고 안쪽 움직임을 줄여준다. 국토횡단 러너들 사이에서 잦은 손상인 장경인대 마찰 증후군 중 하나의 흔한 기전은 여기서 묘사되는 고관절 내전이다. 편심성 고관절 외전과 같은 운동은 고관절 내전을 감소시키고, 그러므로 장경인대 증후군의 위험성을 감소시킨다.

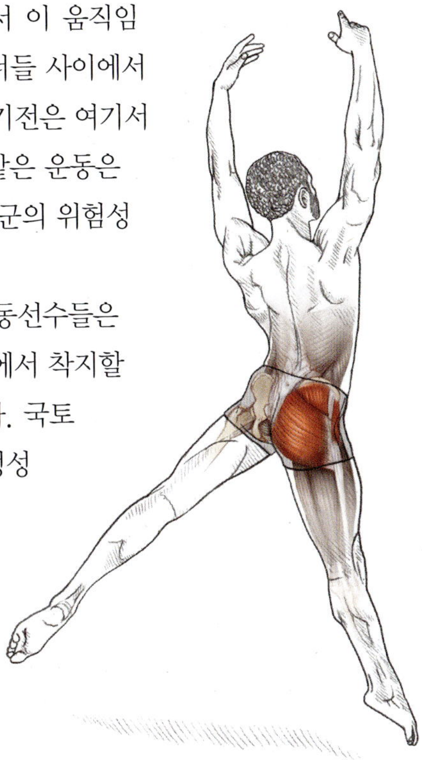

발레 댄서와 같이 싱글 레그로 착지해야 하는 운동선수들은 편심성 고관절 외전 운동이 도움이 될 것이다. 도약에서 착지할 때, 댄서는 체중 지지하는 하지를 안정화시켜야 한다. 국토횡단 러너에서, 고관절 외전근은 편심성으로 이 안정성을 제공하는 역할을 한다. 고관절 손상은 발레에서 꽤 흔하다; 더 강한 고관절 외전근은(이 운동의 목표) 이러한 손상의 위험성을 줄여준다.

변형운동

닫힌 사슬 편심성 고관절 외전

편심성 고관절 외전을 하는 또 다른 방법은 닫힌 사슬이다. 이것을 하기 위해, 왼발을 계단에서 때면서 오른발로 선다. 오른 무릎을 쭉 펴고, 왼쪽 다리를 바닥 쪽으로 낮추고, 할 수 있는 만큼 들어 올린다. 이 운동을 위한 움직임의 대부분은 고관절로부터 나타나야 하고, 작은 각도는 척추에서 와야 한다. 이 운동은 싱글 레그로 서 있는 다리의 고관절 외전근을 포함한다 — 이 경우, 오른 쪽이다.

저항 사이드 스텝

고관절 외전근의 힘을 기르기 위해 유명한 운동은 저항 사이드 스텝이고, 때때로 *몬스터 워크*로 불린다. 발목 주변에 저항밴드를 걸고 발을 뒤집은 채 서 있는 것으로 시작한다. 무릎이 신전된 상태를 유지하고, 오른발로 오른쪽으로 걷다가 왼발을 천천히 오른쪽으로 내딛게 하면서 운동 내내 밴드의 긴장감을 유지한다. 주어진 거리(예를 들어, 30feet)를 반복하고, 그러고 나서 왼발로 시작 위치로 돌아간다.

벤치 브릿지 또는 힙쓰러스트
BENCH BRIDGE OR HIP THRUST

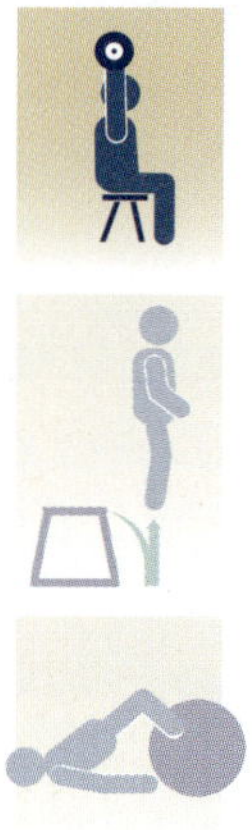

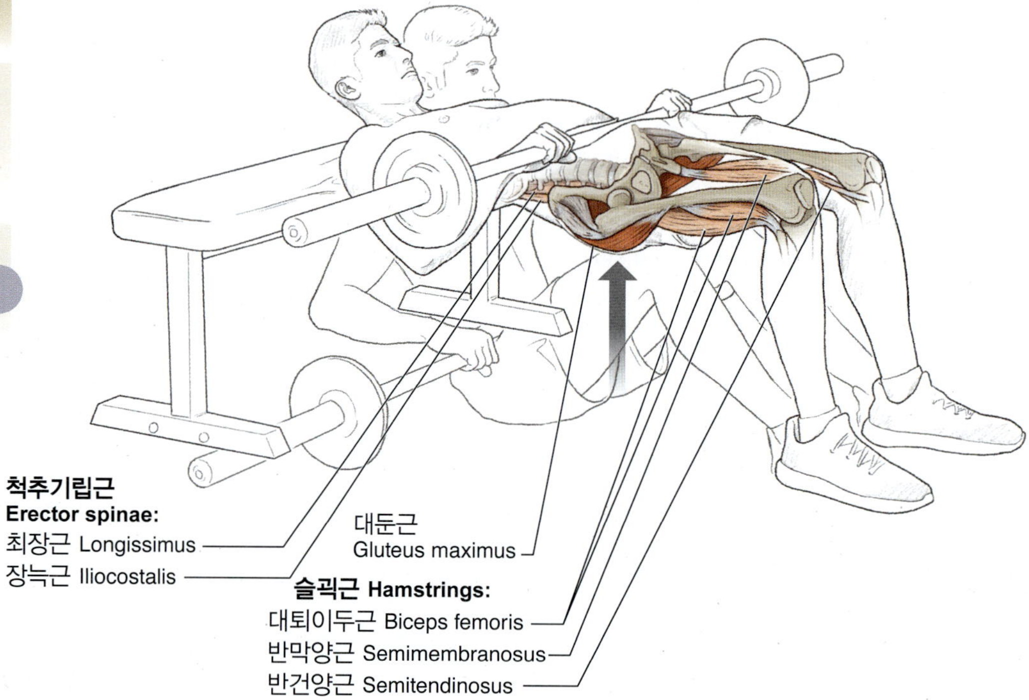

실행

1. 발을 바닥에 두고 벤치에 앉아서, 바벨을 허리 위치에서 두 손으로 잡는다.
2. 견갑대가 벤치에 닿을 때까지 발을 앞으로 내딛고, 두 발을 바닥에 고정한다.
3. 무릎과 고관절 그리고 어깨가 일직선에서 운동을 시작한다.
4. 견갑대를 벤치에 유지하고, 고관절을 바닥 쪽으로 낮춘다(굴곡).
5. 시작자세로 돌아오기 위해 고관절을 들어 올린다.

연관된 근육

주된 근육: 대둔근

보조 근육: 슬괵근(반건양근, 반막양근, 대퇴이두근), 척추 기립근(장늑근, 최장근, 극근)

예방 주안점

고관절 신전근을 강화하는 것은 스포츠 동작에서 이 근육들을 준비시키지만, 그렇게 하는 것은 또한 고관절과 슬관절의 안정성을 제공하는데 도움을 준다. 대둔근은 대퇴를 외회전 시키고 장경인대에 정지하기 때문에, 고관절 신전 동안 무릎을 안정화 시키는 데 도움을 준다. 게다가, 대둔근이 고관절 신전을 제공할 때, 햄스트링에 도움이 많이는 필요 없다. 단거리 달리기에서 고관절 신전 단계 동안 햄스트링의 사용은 햄스트링 손상 기전의 원인이 되기 때문에, 대둔근을 강화하는 것은 단거리달리기 선수를 위해 손상의 위험성을 줄여줄 수 있다.

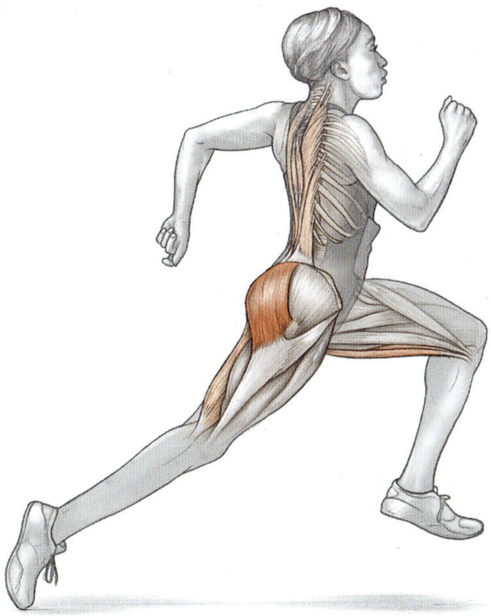

변형운동

싱글 레그 벤치 브릿지

벤치 브릿지의 한 단계는 한 발이 바닥에 닿도록 운동을 수행하는 것이다. 이것을 하기 위해, 한 발을 바닥에서 때고 이전에 묘사된 것과 같이 운동을 수행한다. 이것은 벤치 브릿지의 조금 더 어려운 변화이고, 요구되는 움직임을 생산하고 조절하는 것이 바닥에 있는 다리의 근육에 요구된다. 많은 운동과 같이 봉 또는 메디신 볼과 같이 증가된 외부 저항을 추가하는 것은 과정 안에서 또 다른 방법이다.

포워드 런지 FORWARD LUNGE

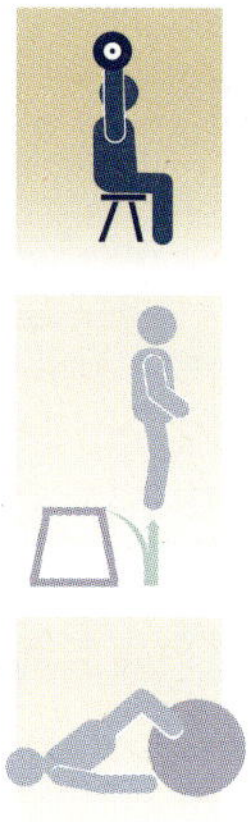

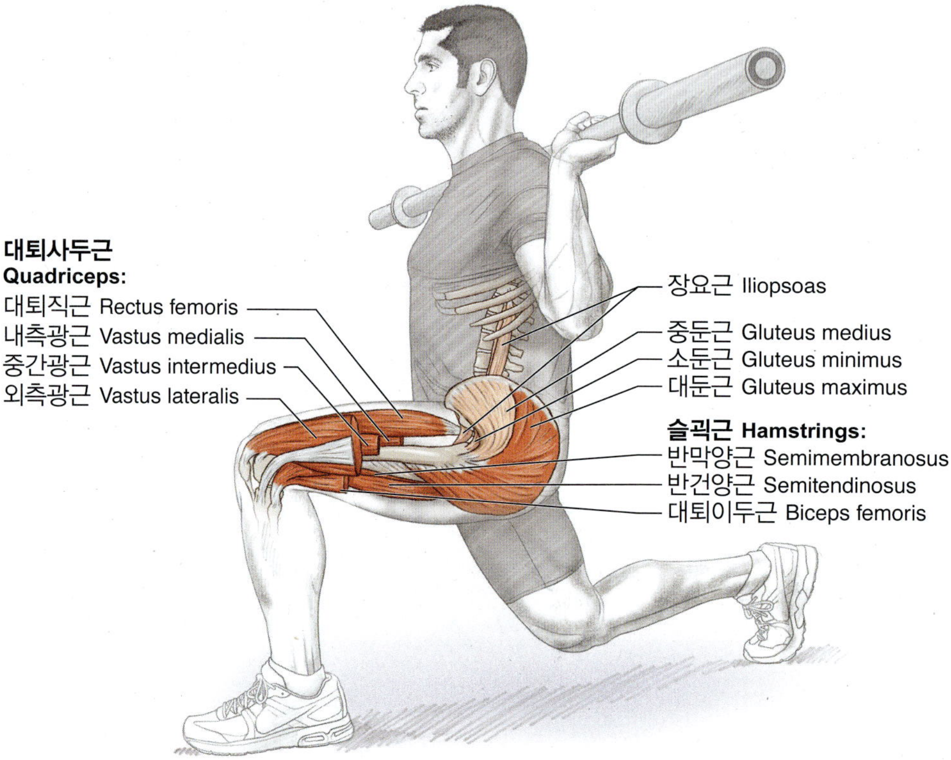

실행

1. 봉을 머리 뒤에 어깨에 걸쳐 두고 몸통을 바로 세운 상태에서, 한쪽 하지를 앞쪽 멀리 내딛는다.
2. 앞쪽을 가리키는 바닥에 리드 풋을 평평하게 두고 뒤쪽 무릎이 약간 구부러지도록 한다.
3. 한번 균형이 두 발로 이동하면, 리드 고관절과 무릎이 천천히 굴곡되게 하고 따라오는 무릎이 바닥 쪽으로 낮아지게 한다. 리드 무릎은 리드 발의 두 번째와 세 번째 발가락과 함께 정렬이 맞아야 한다(이것은 바닥에 평평하게 유지시킨다).
4. 뒤따라오는 무릎을 낮추어 — 여전히 약간 굴곡 됨 — 바닥에서 1–2인치(3–5cm)가 되게 한다. 이때, 리드하는 무릎을 90°로 굴곡하고 바닥에서 수직이 되게 한다(개인의 고관절 가동성에 따라서 실제 런지 깊이로).
5. 따라오는 발과 리드하는 발 사이 체중의 균형을 고르게 맞춘다.

6. 균형을 앞에 리드하는 발 쪽으로 이동하고, 리드하는 고관절과 무릎을 펴고, 여전히 같은 몸통 위치를 유지함으로써 강하게 바닥을 밀어서 시작위치로 돌아간다.

연관된 근육

주된 근육: 대둔근, 슬괵근(반건양근, 반막양근, 대퇴이두근), 대퇴사두근(대퇴직근, 외측광근, 내측광근, 중간광근)

보조 근육: 장요근, 중둔근, 소둔근

예방 주안점

포워드 런지는 많은 이점이 있다: 독립적인 근육 강화 뿐만 아니라, 적절한 하지(주로 무릎) 정렬이 강화된다. 런지는 특히 축구선수와 같이 감속과 빠른 방향 전환에 의지하는 운동선수들에게 이롭다. 공과 함께 상대편에게 접근할 때, 공격선수는 종종 방향을 바꾸기 위해 발로 바닥을 밀어낸다. 이 갑작스러운 감속은 손상이 가장 잘 유발되는 동작이고 싱글 레그로 감속하는 훈련에 집중한다면 이 동작을 좀 더 안전하게 수행할 수 있을 것이다. 포워드 런지는 이러한 훈련 유형의 아주 좋은 예이다.

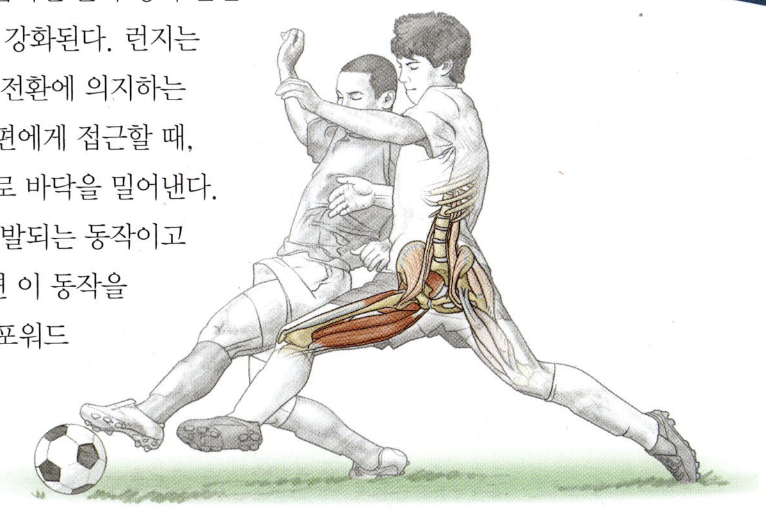

변형운동

사이드 런지

이 운동은 포워드 런지처럼 같은 쪽으로 수행되지만, 옆쪽이다. 봉을 머리 뒤 어깨에 걸쳐 두고 왼발을 왼쪽으로 크게 내딛는다. 발의 방향은 정면을 향하고, 왼쪽 무릎을 굴곡시켜 몸을 안정적인 깊이까지 낮춘다. 적절한 무릎 정렬을 유지한다(즉, 무릎 라인이 두 번째와 세 번째 발가락 사이에 둔다). 사이드 런지 동안 따라오는 무릎(오른 쪽)은 신전된 상태로 유지한다. 강력하게 왼발을 밀어내서 시작 위치로 돌아간다.

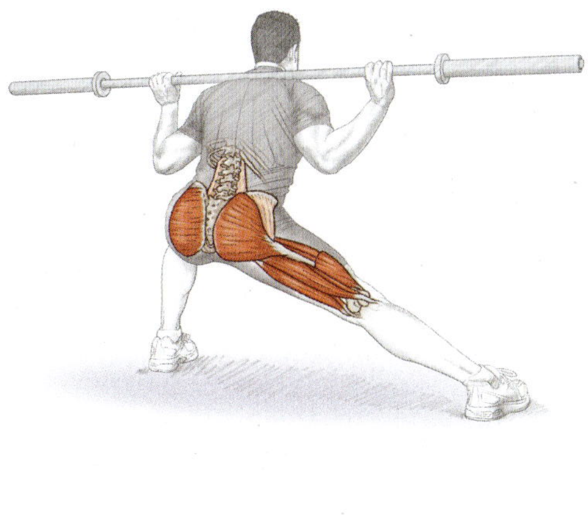

스플릿 스쿼트 점프 SPLIT SQUAT JUMP

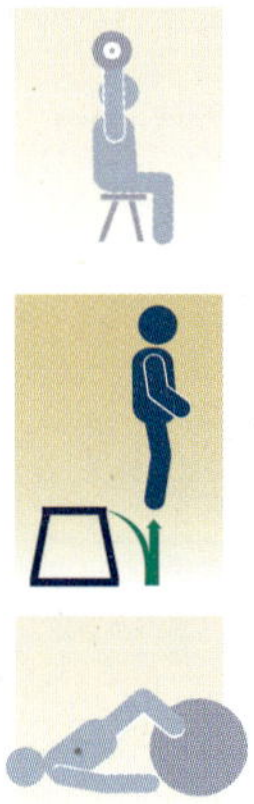

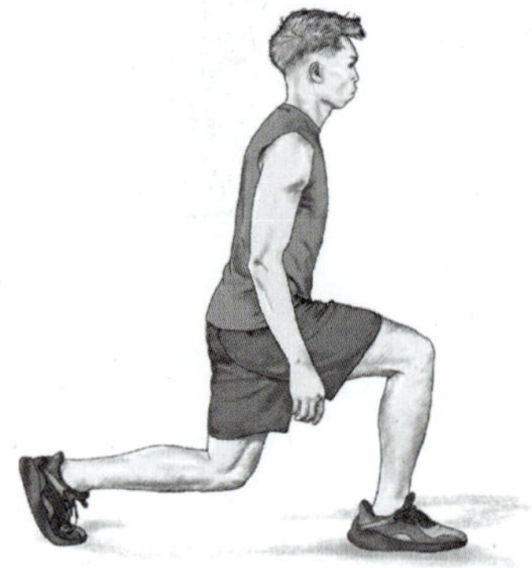
시작 자세

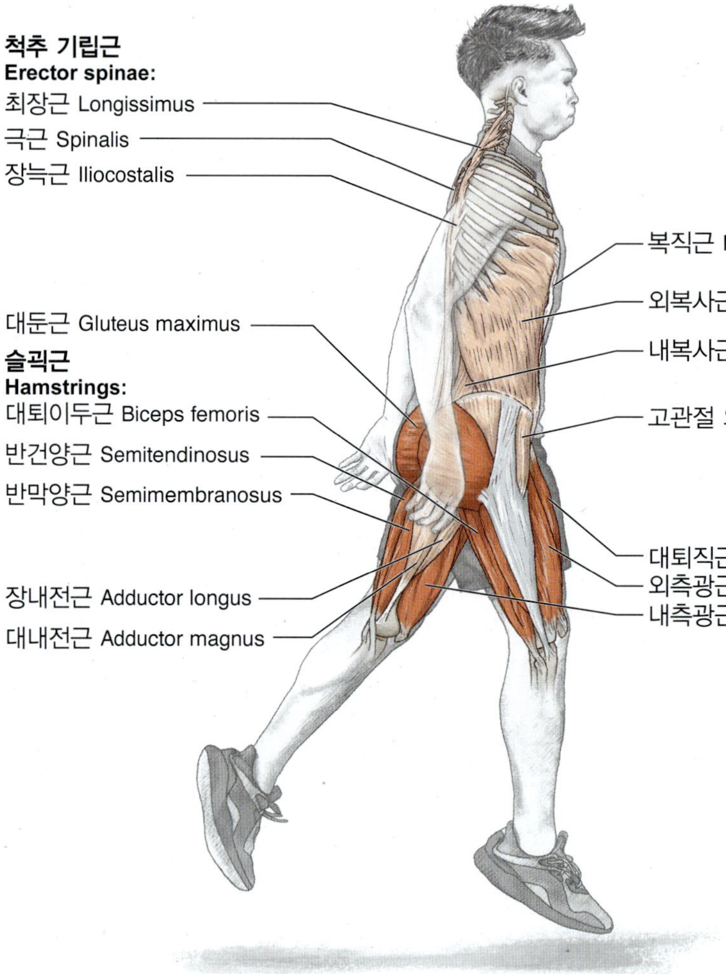

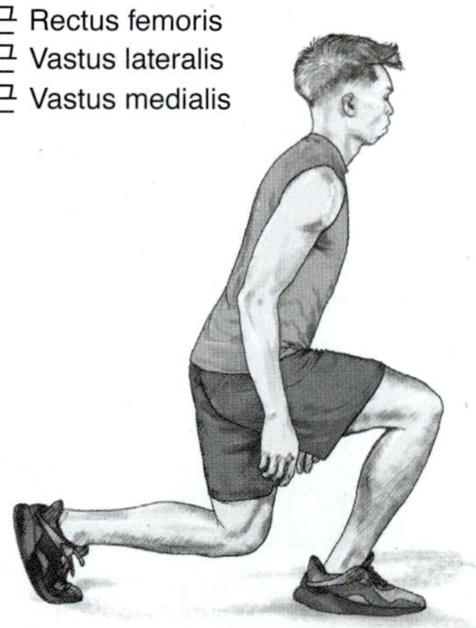
최종 자세

실행

1. 싱글 레그는 앞에 그리고 다른 다리는 몸 뒤에 두고 스플릿 스쿼트 자세로 선다. 고관절과 슬관절 모두 90° 굴곡되어야 한다.
2. 리드하는 다리의 적절한 무릎 정렬을 유지한 상태에서 스쿼트를 약간 했다가 즉각적으로 점프해서 올라옴과 동시에 두 팔을 써서 보조한다.
3. 착지할 때 같은 스플릿 스쿼트 자세를 유지하고 즉시 반복해서 점프한다. 적절한 무릎 정렬을 맞추는 것과 최대 높이로 점프하는 것에 집중한다.

연관된 근육

주된 근육: 대둔근, 슬괵근(반건양근, 반막양근, 대퇴이두근), 대퇴사두근(대퇴직근, 외측광근, 내측광근, 중간광근)

보조 근육: 고관절 외전근, 고관절 내전근(장내전근, 대내전근, 단내전근), 척추 기립근(장늑근, 최장근, 극근), 대퇴직근, 외측 그리고 내측 복사근, 복횡근

예방 주안점

스플릿 스쿼트 점프는 폭발력과 무릎 정력에 좋은 플라이오메트릭 운동이다. 앞쪽 하지는 동적 외반슬 움직임을 피하기 위해 애쓰고, 스쿼트 자세에서 점프하는 것은 관련된 근육을 자극하는데, 특히 고관절의 전방과 후방면이 자극된다.

- *전방.* 앞쪽 하지의 활성화가 동작이 수행되는데 많은 역할을 할지라도, 뒤쪽 하지의 전방면도 바닥자세(bottom position)에서 들어나고 점프를 돕는다. 게다가, 착지를 준비할 때, 뒤쪽 하지는 급격한 편심성 근 수축을 겪고, 이는 많은 스포츠 활동에서의 동작들과 유사하다.

- *후방.* 앞쪽 하지는 이 운동 동안 많은 부분 책임을 진다. 게다가, 바닥자세(bottom position)에서, 후방 고관절의 근육들은 최대 신장된다; 같은 근육들은 운동선수들이 공중으로 점프하는 것을 돕는다. 착지할 때 전방근육들과 함께, 후방근육들은 급격한 신장성 근 수축이 일어난다.

단거리 달리기와 축구는 고관절 굴곡근의 급격한 편심성에서 동심성으로의 움직임을 수반하는 두 개의 가장 흔한 예이다. 스플릿 스쿼트 점프는 이 급경한 동작을 복제하는데 도움을 준다.

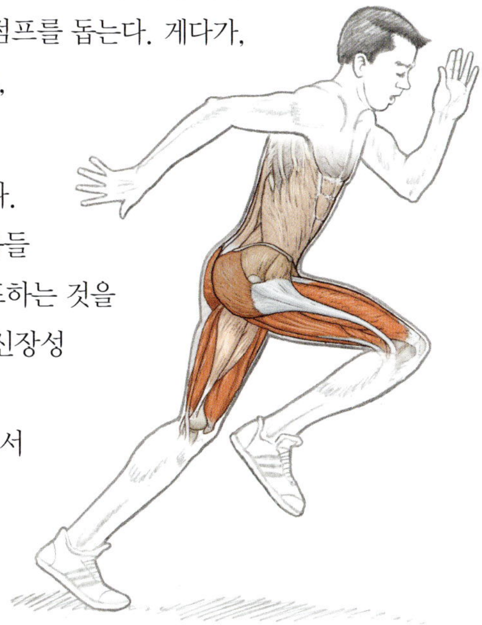

변형운동

순환 스플릿 스쿼트 점프

순환 스플릿 스쿼트 점프는 스플릿 스쿼트 점프와 매우 유사하고 같은 방법으로 시작되지만, 공중에서, 앞쪽 하지와 뒤쪽 하지를 교차해서 착지한다. 스플릿 스쿼트 점프와 함께, 단거리 달리기 선수와 축구선수는 이 운동을 수행함으로써 이익을 얻는다: 장거리 패스와 슛뿐만 아니라 단거리 달리기 모두 고관절 굴곡근의 편심성 수축에서 동심 수축으로 전환되는 것을 포함한다.

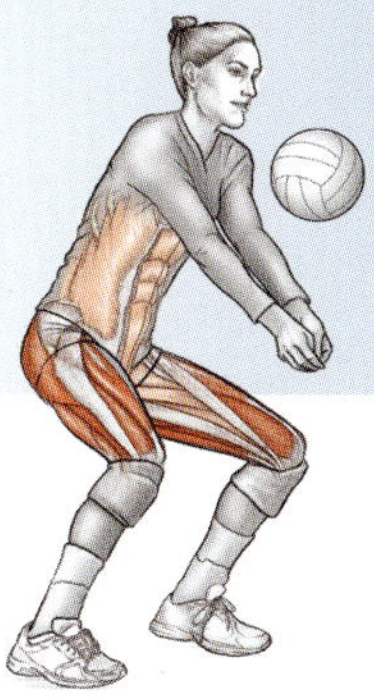

7

대퇴부
THIGH

비록 하나의 특정한 관절에 해당되지는 않지만 대퇴부는 고관절과 슬관절의 이행부로서 흔하게 부상이 발생하는 구조물들을 가지고 있으며 이에 대한 상세한 논의가 필요하다(그림 7.1). 대부분의 대퇴부 부상은 연부조직, 특히 근육 부분에 발생한다. 대퇴부의 뼈나 신경에도 부상이 발생할 수 있지만, 그들을 둘러싼 구조물의 부상에 비하면 매우 흔하지 않은 편이다.

대퇴부의 근육은 크게 3가지, 전방, 후방, 내측의 구획으로 나누어진다. 대퇴부와 고관절 및 슬관절, 특히 고관절에 함께 작용하게 되는 중요한 근육들이 있기 때문에 몇몇 근육에 대해서는 6장과 8장에서도 다루어진다.

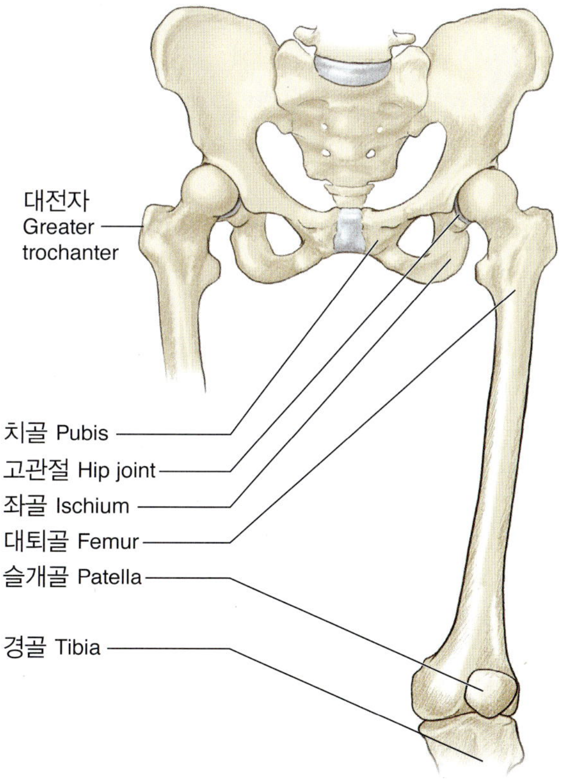

그림 7.1 대퇴부와 상부다리 해부학.

전방 대퇴부 ANTERIOR THIGH

전방 대퇴부는 가장 큰 근육군(대퇴사두근)과 6장의 고관절 손상 예방에서도 다루어진 나머지 네 개의 근육(요근, 장근, 대퇴막장근 및 봉공근)이 존재한다. 대퇴사두근은 이름에서 알 수 있듯이 네 개의 독립된 근육으로 구성된다; 대퇴직근, 외측광근, 내측광근 및 중간광근(그림 7.2 참조). 이들이 하나로 합쳐져 슬개골 기저부 및 슬개건을 통해 경골결절부에 부착한다.

- *대퇴직근.* 이 근육은 전하장골극에서 기시하여 다른 대퇴사두근과 함께 슬관절을 신전시키는 역할을 한다. 근육의 기시부가 고관절보다 근위부에 위치하기 때문에 고관절을 지나가게 되어 장요근을 도와 고관절 부위에서 대퇴부의 안정화 및 굴곡에도 관여하게 된다. 이 근육은 대퇴사두근 중에서 고관절에도 작용하고 대퇴골과 직접적인 접촉이 없는 유일한 근육이다.

- *외측광근.* 이 근육은 대퇴골의 외측, 특히 대퇴전자부 및 대퇴골거친선(linea aspera)의 외측에서 기시한다. 다른 대퇴사두근과 함께 무릎을 신전시키는 역할을 한다.

- *내측광근.* 이 근육 역시 대퇴부에서 기시하는데 이름에서 알 수 있듯이 대퇴골의 내측, 특히 전자간선 및 대퇴골거친선의 내측에서 기원한다. 다른 대퇴사두근과 함께 무릎을 신전시키는 역할을 한다.

- *중간광근.* 이 네 번째 대퇴사두근은 외측광근과 내측광근 사이를 주행하며 대퇴골의 전외측에서 기시한다. 다른 대퇴사두근과 함께 무릎을 신전시키는 역할을 한다.

앞서 언급되었듯 이 근육들은 합쳐져 대퇴사두근을 형성하여 슬개골 기저부에 부착하고 슬개골을 둘러싼 뒤 슬개건을 통해 경골결절에 부착한다. 참고로 슬개골과 경골결절 사이의 이행부는 인대(뼈와 뼈를 연결하는 구조물)로 불려야 하지만 대체로 건(힘줄)으로 불린다. 인대는 관절을 안정화시키는 기능을 하며 건은 근육이 뼈에 작용하여 운동을 일으키는 것을 돕는 역할을 한다. 대퇴사두근이 수축을 통해 경골결절에 작용하여 무릎을 펴는 역할을 하므로 이 부위는 안정화를 수행하는 인대가 아닌 건의 역할을 수행하는 것이다.

앞서 언급되었듯이 뼈나 신경에 부상이 발생할 수 있지만, 전방 대퇴에 발생하는 부상은 특징적으로 대부분 근육에 발생한다. 이 근육들은 감속과 가속이라는 두 가지 중요한 역할을 수행해야 한다. 이 동작은 각각 근육의 빠른 편심성(감속) 및 구심성(가속) 수축을 필요로 한다.

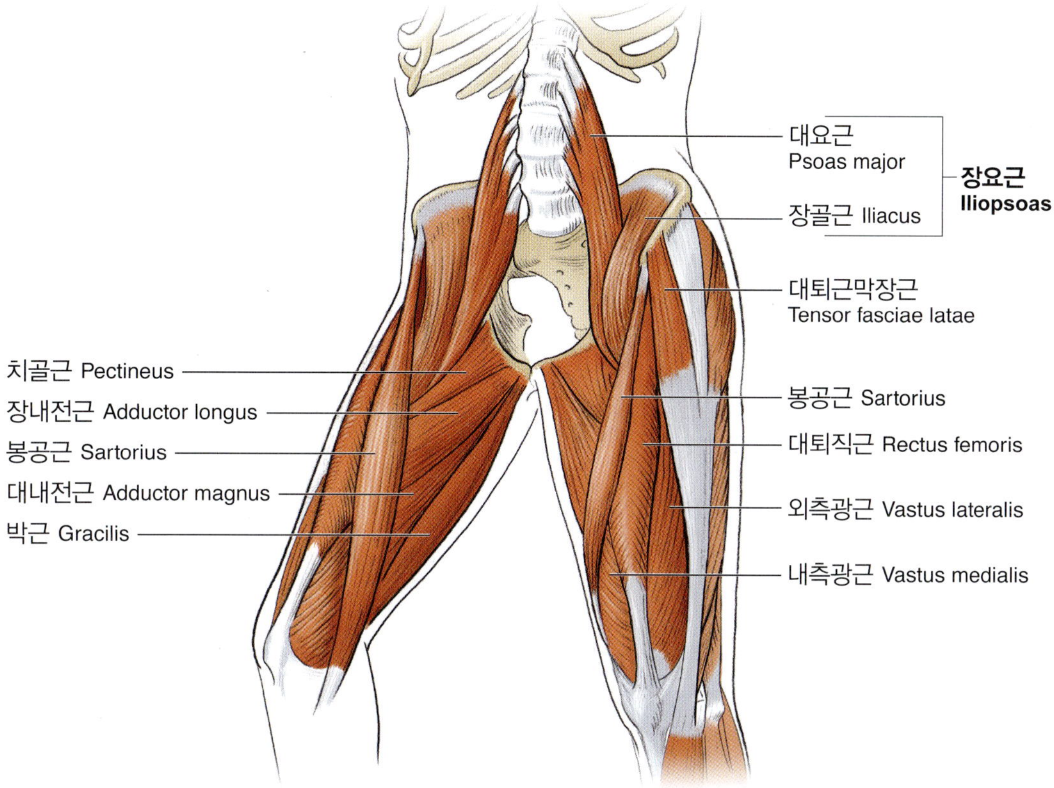

그림 7.2 전방 대퇴부 근육들.

대퇴사두근 염좌 Quadriceps Strain

대퇴사두근 염좌는 하나 또는 그 이상의 대퇴사두근에 급성 파열이 발생하는 것으로 반복적인 질주, 빠른 방향 전환, 잦은 감속 등의 동작이 필요한 축구, 농구와 같은 스포츠에서 흔하게 발생한다. 비록 네 개의 근육이 대퇴사두근 복합체를 구성하지만 여기서는 세 개의 광근(외측광근, 내측광근, 중간광근)에 대해서 다루고자 하며 대퇴직근에 대해서는 다음 장에 기술할 것이다. 대퇴사두근 염좌는 전방대퇴에 발생하는 다음의 부상과 비슷하지만 반드시 감별되어야 한다.

- *근육 경축(Muscle cramp)*은 근복에 발생하는 미세한 경련이다.
- *근육 타박상(Muscle contusion)*은 직접적인 타격 또는 외상에 의해 발생하는 대퇴사두근의 심부 멍이다.

비록 대퇴사두근 염좌의 경우 급성으로 발생하지만, 과사용에 의한 부상 역시 발생할 수 있다. 급성 염좌는 달리기, 공차기, 방향 전환 등의 빠른 동작 등에서 발생할 수 있으며 과사용 손상의 경우, 내리막 달리기와 같이 반복적인 대퇴사두근의 구심성 수축이 발생할 때 일어날 수 있다.

대퇴직근 염좌 Rectus Femoris Strain

대퇴직근의 염좌는 해당 근육 섬유의 파열을 의미한다. 이 근육은 다관절근육(고관절 보다 근위부의 전하장골극과 슬관절보다 아래의 경골결절에 부착한다)이라는 특성으로 인해 대퇴사두근 염좌(슬관절의 굴곡), 고관절 굴곡근 염좌(고관절의 신전) 모두와 비슷한 손상 기전을 가지게 된다. 전형적으로 단거리 질주와 차기 동작(kicking)이 필요한 스포츠에 참여하는 선수가 이 부위에 부상을 입을 확률이 높다.

내측 대퇴부 MEDIAL THIGH

대퇴부의 내측 구획은 비슷한 기능을 가진 5개의 근육으로 구성된다. 고관절 기준에서 대퇴부를 내전시키며 보행시에 고관절을 안정화시키는 역할을 한다(그림 7.2).
내측 대퇴부의 6번째 근육에 해당하는 외폐쇄근의 경우 6장의 둔근 부분에서 다루어진다.

- *치골근.* 이 근육은 치골의 치골선, 치골결절의 외측에서 기시하여 대퇴골의 치골선에 부착한다. 이는 고관절에서 대퇴를 내전시키며 고관절 부위에서 대퇴골의 굴곡을 도와준다.
- *장내전근.* 이 근육은 가장 전방에 위치하는 내전근으로 치골의 체부(body), 치골능선의 하부에서 기시한다. 대퇴골의 대퇴골거친선의 중간 1/3 부위에 부착하여 고관절 부위에서 대퇴를 내전시킨다.
- *단내전근.* 이 근육은 치골근 및 장내전근의 심부에 위치하며 대내전근의 전방에 위치한다. 이 근육은 치골의 아래가지 및 체부(body)에서 기시하여 대퇴골의 치골선에 부착한다. 이 근육은 고관절 부위에서 대퇴부의 내전에 관여하며 고관절의 굴곡을 돕는 역할을 한다.
- *대내전근.* 내전근 중 가장 큰 근육으로 내전근 부분과 햄스트링 부분으로 나뉘어진다. 이 근육은 치골의 아래가지 및 좌골의 좌골지(내전근 부분) 및 좌골결절(햄스트링 부분)에서 기시한다. 내전근 부분은 대퇴골의 둔근조면, 대퇴골거친선, 관절융기위선에 부착한다. 햄스트링 부분은 대퇴골의 내전근 결절에 부착한다. 대내전근은 대퇴부의 내전, 굴곡(내전근 부분) 및 고관절 부위에서 대퇴의 신전(햄스트링 부분)에 관여한다.
- *박근.* 이 근육은 내전근의 가장 표층에 위치하므로 대퇴부의 근육 중 가장 내측에 위치하게 된다. 이 근육은 치골의 체부(body) 및 아래가지로부터 기시하며 고관절 및 대퇴부의 다른 두 근육(봉공근 및 반건양근)과 함께 거위발건(pes anserinus, 부착부의 형태가 거위의 발모양을 닮았다고 하여 이와같이 명명되었다. *pes=발, anserinus=거위*)이라고 불리는 부채꼴의 부착부를 형성하여 내측 경골의 상부에 부착한다. 박근은 고관절 부위에서 대퇴부를 내전시키는 역할을 수행하며 슬관절을 경유하기 때문에 다리와 슬관절의 굴곡에도 관여하게 된다. 모든 내전근 중 박근은 가장 약한 힘을 낼 수 있다. 이 때문에 박근의 경우 제거하여도

눈에 띄는 기능적 손실이 발생하지 않으며 종종 손상된 근육이나 전방십자인대와 같은 구조물을 재건하는데 이식물로 사용되기도 한다.

햄스트링 근육처럼 내전근 근육군은 스포츠활동에서 다양한 역할을 수행한다. 안정성과 방향 전환에 관여하는 근육으로서 부상의 위험이 높다.

내전근 염좌 Adductor Strain

고관절 내전근의 염좌(일반적으로 *사타구니 당김* 또는 *염좌*로 불린다)가 발생한 경우 고관절 내전근의 힘줄 부위나 치골에 부착하는 부위를 압박할 때 통증이 발생한다. 전형적으로 이러한 부상의 경우 저항성 고관절 내전을 시행할 경우 통증이 발생한다. 이 부위의 부상은 전형적으로 아이스하키, 축구, 미식축구 등과 같이 비틀림(twisting), 전력질주, 차기 또는 방향 전환이 요구되는 스포츠활동에서 발생한다.

후방 대퇴부 POSTERIOR THIGH

대퇴 후방 구획에는 반건양근, 반막양근, 대퇴이두근이라는 세 개의 큰 근육이 존재하며 이들을 묶어서 *햄스트링 근육*이라고 불린다(그림 7.3). 햄스트링 근육은 공통적으로 좌골결절에서 기시하며 고관절 및 슬관절을 향해 각각 주행하여 부착한다. 이로 인해 햄스트링 근육은 비록 동시에 작용하지는 않더라도 고관절 및 슬관절 모두의 운동에 관여하게 된다.

- *반건양근.* 이 근육은 거위발건을 통해 경골의 내측 상부에 부착한다. 반건양근은 고관절 부위에서 대퇴부를 신전시키며 슬관절 부위에서 다리를 굴곡시킨다. 이 햄스트링 근육은 대퇴이두근의 내측으로 대퇴이두근과 함께 주행하며 후방 구획의 다른 근육들보다 표층(표면 근처)에 위치한다.
- *반막양근.* 이 햄스트링 근육은 반건양근과 대퇴이두근의 심부에 위치하며 반건양근과 같이 후방구획의 내측에 위치한다. 이 근육은 경골의 내과 후방에 부착하며 반건양근과 같은 역할을 수행한다(고관절 부위에서 대퇴의 신전 및 슬관절 부위에서 다리의 굴곡).
- *대퇴이두근.* 비록 대퇴이두근의 주요 작용은 반건양근 및 반막양근과 동일하지만 두 갈래 또는 머리로 나뉘어지며 다른 뼈에 부착한다는 점에서 다른 두 햄스트링 근육과는 차이점이 있다. 장두는 다른 햄스트링 근육과 같이 좌골결절에서 기시하는 반면, 단두의 경우 대퇴골로부터 기시한다(거친선의 외측 및 외측관절상융기선). 두 개의 머리는 합쳐져서 비골두의 외측에 부착한다. 이는 경골에 부착하는 다른 햄스트링 근육들과의 차이점이다. 반건양근과 함께 대퇴이두근의 장두는 후방 구획의 다른 근육들보다 표층부를 주행하며 단두는 대퇴이두근의 장두 및 반건양근의 심부로 주행하는데 두 갈래 모두 반건양근의 외측에 위치한다.

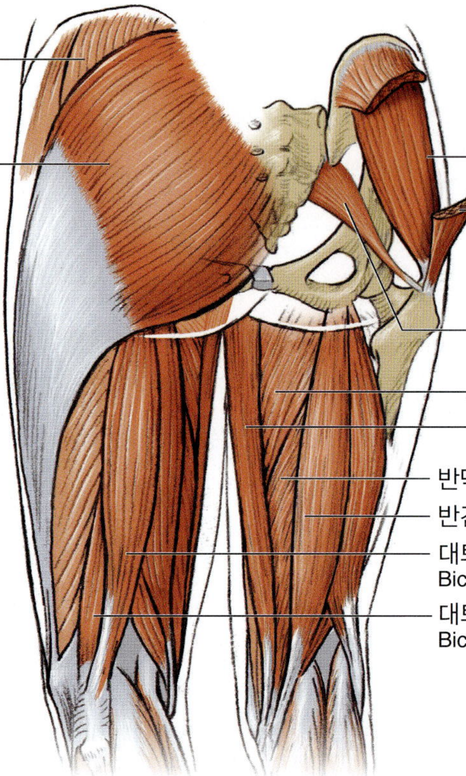

그림 7.3 후방 대퇴 근육들.

해부학적 구조 및 기능으로 인해 햄스트링 근육은 부상에 취약하다. 다관절근육으로서 이 근육들은 고관절 및 슬관절 모두에 작용해야 한다. 이러한 구조는 근육이 힘을 생성하기에 너무 짧거나 너무 긴 경우와 같이 수동적, 능동적으로 불리한 상황을 야기할 수 있다. 이러한 뼈에 부착하는 위치와 관련된 부분 이외에도 햄스트링은 특히 고속으로 달리는 상황 등에서 다양한 역할을 수행해야 하는 것 또한 문제가 될 수 있다. 햄스트링 근육은 하체의 전방 움직임 중 감속 시에 편심성 수축을 하게 되며 하체를 빠르게 움직이기 위해서 구심성 수축도 하게 된다. 이러한 구조와 기능과 관련된 문제로 인해 햄스트링은 적절하게 훈련되지 않는 경우 부상으로 이어지기가 쉽다.

햄스트링 염좌 Hamstring Strain

햄스트링 부상은 미식축구, 축구, 럭비, 달리기 등의 스포츠활동에서 가장 흔한 비접촉 손상 중 하나이다. 다른 근육 염좌와 같이 햄스트링 염좌는 손상의 정도에 따라 1, 2 또는 3도로 나눌 수 있으며 대퇴이두근, 그 중에서도 특히 근건이행부 및 그와 인접한 근육섬유가 가장 흔한 손상 부위가 된다. 햄스트링의 염좌는 다른 많은 부상과 같이 다양한 인자가 관여하는 복합적인 원인에 의해 발생한다. 앞서 언급했던 스포츠에서 발생하는 모든 부상 중 햄스트링의 부상 비율은 10-25%에 이른다(Drezner et al.2005); 또한 재발율은 32%에 달할 정도로 더 높게 나타난다(Heiser et al.1984). 햄스트링 부상에는 다양한 위험요인이 존재하지만 이 중 가장 흔한 위험 요인은 고령, 이전의 햄스트링 손상 병력, 전방십자인대 손상의 병력 및 이전의 종아리근육 염좌 병력 등이다(Green et al.2020). 햄스트링 근육의 약화 또한 햄스트링 부상 위험의 증가와 관련이 있다(Freckleton et al.2014; Goossens et al. 2015; Schuermanns et al.2016). 조금은 놀랍게도 햄스트링 근육의 유연성 감소가 햄스트링 염좌의 위험 요소라는 개념을 뒷받침하는 연구는 거의 없다(Green et al. 2020).

햄스트링 부상의 예방은 전통적으로 근력, 유연성 및 지구력 등 특정 부분에 초점이 맞춰져 왔다. 최근에는 편심성 운동(van Dyk et al.2019), 신장된 위치에서의 근력강화(Marusic 2020), 고관절, 슬관절 양측의 운동에 기반한 근력강화(Bourne et al.2017) 및 달리기(Higashihara el al. 2018; Mendiguchia et al. 2020) 등의 방면으로 초점이 맞춰지고 있다. 우리는 햄스트링 부상을 가장 효율적으로 줄이기 위해 이 모든 접근 방식의 조합이 필요하다고 생각하며 각 접근 방식의 사례를 이 장에서 다루고자 한다.

부상 예방을 위한 달리기

달리기는 최근 부상 위험 요인을 줄이기 위한 운동 형태로 검토되고 있다(Prince et al.2021). 달리기는 많은 스포츠 활동의 핵심 요소이며 이를 적절히 수행하기 위해서는 햄스트링의 기여가 중요하다. 다시 말하면, 수평 지면 반발력이 클수록 달리기 속도를 늘릴 수 있다. 햄스트링, 그 중 특히 대퇴이두근이 수평 지면 반발력을 증가시키는데 중요하게 기여한다. 달리기 시에는 발의 유각기 및 지면 접촉 직전 빠르게 전진하던 하체의 감속을 위해 햄스트링의 높은 활성이 필요하다. 구심성(질량 추진) 및 편심성(하지의 감속) 수축의 조합은 햄스트링 부위의 특징적인 기능으로 적절하게 훈련되지 않은 경우 부족하거나 결여될 수 있다. 연구가 이루어지고 있는 것 중 하나는 대퇴이두근의 근육다발 길이와 관련된 것이다. 근육다발의 길이는 기본적으로 근섬유 묶음의 길이를 말한다. 근육 다발의 길이는 달리기 기능의 향상 및 부상 위험의 감소와 관련이 있다는 점에서 중요하다. 노르딕 햄스트링 컬(Nordic Hamstring Curl)이나 상대적으로 개선의 정도는 약하지만 달리기를 통하여 대퇴이두근의 근육다발의 길이를 증가시킬 수 있다. 근육다발 길이 증가 및 이에 따른 부상의 예방은 일련의 근절(sarcomere)의 증가와 힘줄의 강성 증가에 따른 햄스트링의 힘-길이 관계의 개선을 통해 이루어지는 것으로 생각된다. 그러므로 달리기를 포함한 부상 예방 프로그램은 매우 중요하다.

백 스쿼트 BACK SQUAT

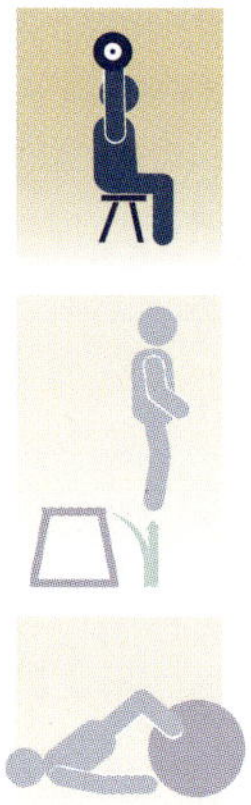

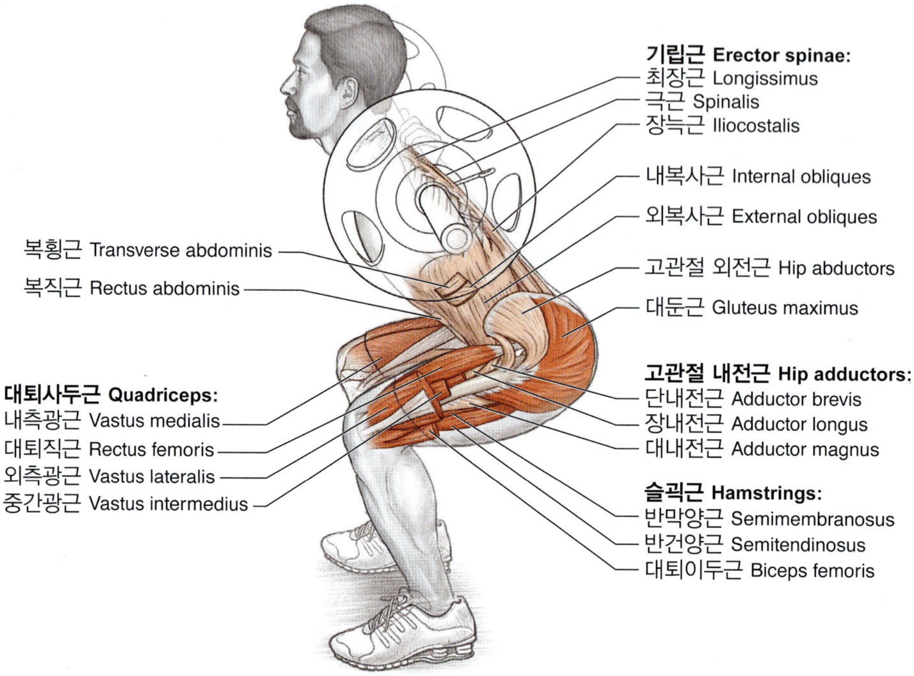

실행

1. 랙 아래에 서서 손을 회외시킨 상태에서 손에 꽉 들어오게 바벨을 잡는다.
2. 가슴을 펴고 젖힌 상태에서 팔꿈치를 뒤로 당겨 바를 등 위에 놓는다.
3. 고관절과 슬관절을 펴서 랙으로부터 바를 들어 올린 뒤 한두 걸음 물러서며 팔꿈치를 뒤로 당겨 어깨 위에 올린 바를 유지한다.
4. 양발을 어깨 넓이 또는 그보다 조금 넓게 벌리고 발가락은 약간 바깥쪽으로 향하게 한다.
5. 몸통과 바닥의 각도를 일정하게 유지하면서 고관절과 슬관절을 천천히 구부린다.
6. 참고: 팔꿈치를 뒤로 당기고 가슴을 젖혀서 등의 편평한 상태를 유지한다. 발뒤꿈치를 바닥에 고정하고 무릎이 2, 3번째 발가락과 일직선이 되도록 유지한다.
7. 대퇴부가 바닥과 평행해질 때까지 고관절과 슬관절을 구부린다.
8. 몸통과 바닥의 각도를 일정하게 유지하면서 고관절과 슬관절을 편다.
9. *참고:* 팔꿈치를 뒤로 당기고 가슴을 젖혀서 등의 편평한 상태를 유지한다. 발뒤꿈치를 바닥에 고정하고 무릎이 2, 3번째 발가락과 일직선이 되도록 유지한다.

10. 시작 자세로 돌아올 때까지 고관절과 슬관절을 신전시킨다.
11. 세트가 끝나면 앞으로 가서 바를 랙에 위치시킨다.

연관된 근육

주된 근육: 대둔근, 햄스트링(반건양근, 반막양근, 대퇴이두근), 대퇴사두근(대퇴직근, 외측광근, 내측광근, 중간광근)

보조 근육: 고관절 외전근, 고관절 내전근(장내전근, 대내전근, 단내전근), 척추기립근(장늑근, 최장근, 척추근), 복직근, 외복사근, 내복사근, 복횡근

예방 주안점

백 스쿼트 시에는 모든 대퇴부의 근육들이 사용되며 이를 정확하게 수행하기 위해서는 하체와 몸통 간의 적절한 정렬을 유지하는 것이 필요하다. 부적절한 정렬은 슬관절 부상을 포함한 많은 부상과 연관이 있다(8장).

백 스쿼트를 수행하기 위해서 많은 근육의 사용이 필요하고 이는 감속, 점프 및 하체의 정렬 유지 능력을 강화하는데 도움이 되기 때문에 백 스쿼트는 하체를 사용하는 대부분의 운동선수에게 적용되어왔다. 배구의 경우 경기 중 대부분 바닥에서 스쿼트 자세를 취하게 되기 때문에 선수의 훈련에 백 스쿼트를 추가함으로 인해 이득을 얻을 수 있는 대표적인 사례이다.

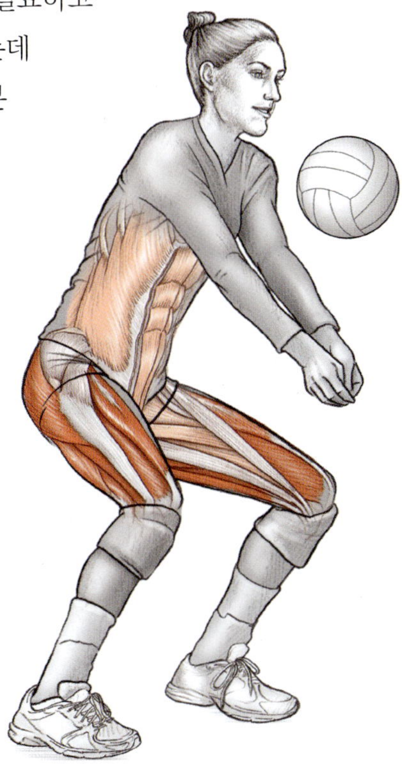

- 점프 동작 후 착지 시 블로커는 잠시나마라도 스쿼트 자세를 취하게 된다.
- 타격 후 착지 시 레프트는 무릎을 구부리고 스쿼트 자세를 취하면서 충격을 흡수하게 된다.
- 수비 전문 선수는 상대팀의 공을 받기 위해 절반 또는 3/4가량의 스쿼트 자세를 취하는 경우가 많다.
- 세터의 경우, jump set 상황에서 스쿼트 자세를 취한 뒤 점프하게 된다.

(계속)

백 스쿼트 *(계속)*

변형운동

경사 보드 스쿼트 (Slant Board Squat)

경사 보드 스쿼트의 경우, 통상적인 백 스쿼트에 비해 대퇴사두근(및 다른 구조물)의 활성을 더욱 증가시킬 수 있다(Kongsgaard et al. 2006). 특히 감속 운동 시에 필요한 편심성 부하를 증가시킴으로써 이 근육들의 근력을 증가시킬 수 있다. 경사보드 위에 바닥을 향해 선 채로 즉, 당신의 뒷꿈치를 보드의 위쪽을 향하고 발끝을 바닥을 향하도록 하여 백 스쿼트를 실시한다. 이 운동의 경우 일반적으로 부하를 가하지 않는 상태로 수행하지만 당신의 수행능력 증가 여부에 따라 부하를 더할 수도 있다. 스쿼트 자세의 가장 낮은 지점에서 무릎은 당신의 발가락보다 약간 앞에 위치해야 한다. 적절한 자세 유지를 위해 필요하다면 등이나 발뒤꿈치를 벽에 기댄 채로 수행할 수 있다.

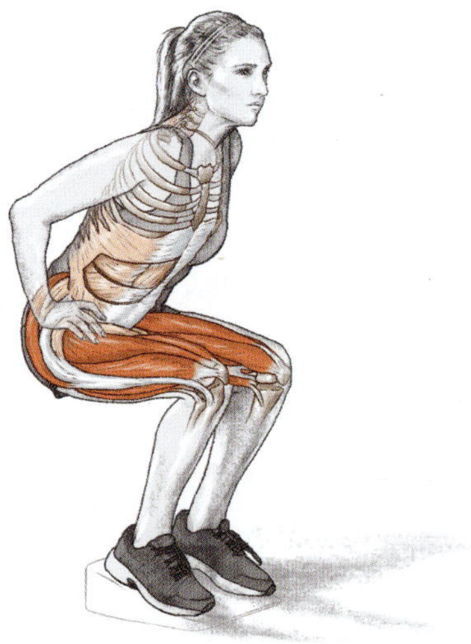

싱글 레그 스쿼트(Single Leg Squat)

싱글 레그 스쿼트는 백 스쿼트와 동일한 운동이지만 한쪽 다리만을 이용한다는 점에서 차이가 있다. 싱글 레그 스쿼트에도 다양한 형태의 변형이 있다(예시: pistol squat, Bulgarian split squat, skater's squat). 싱글 레그 스쿼트에 대한 세부 사항은 8장에 기술되어 있다.

싱글 레그 푸쉬 오프 SINGLE LEG PUSH OFF

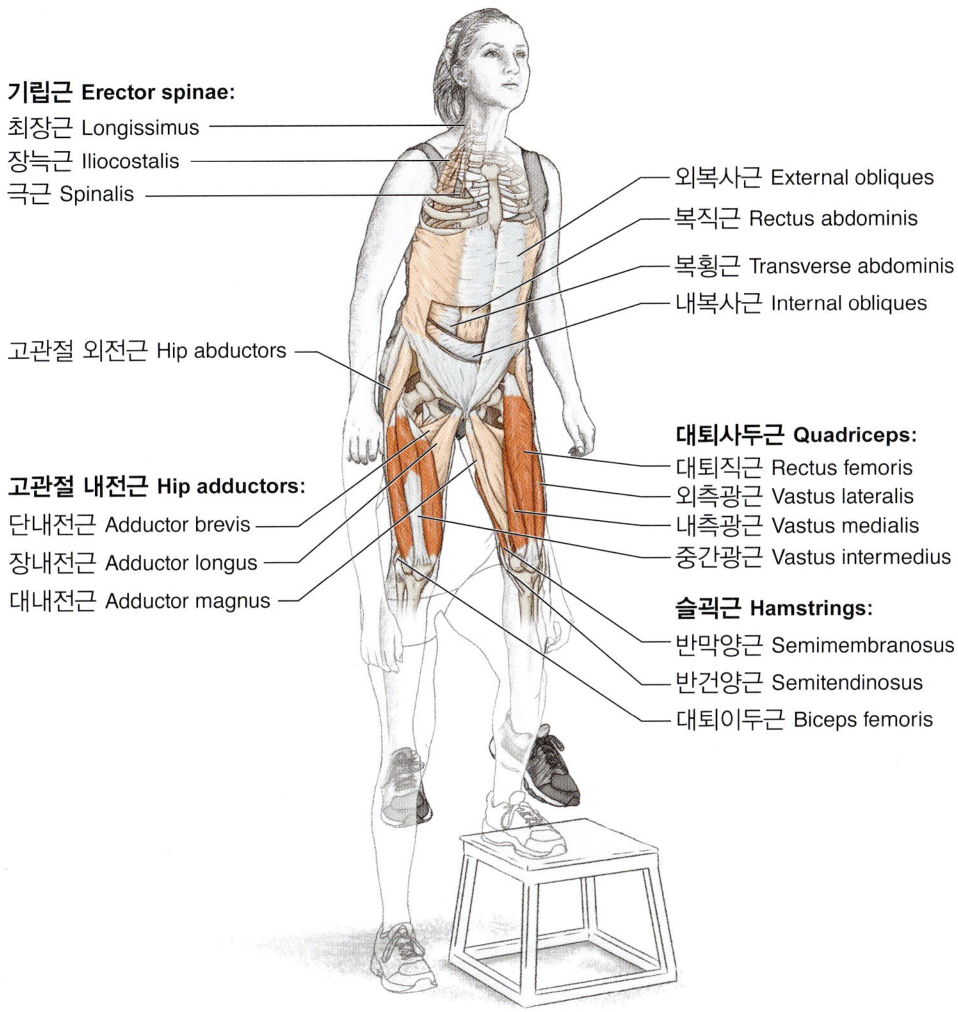

실행

1. 플라이오메트릭 박스 옆에 서서 한 발은 박스 위에 올리고 한 발은 땅에 위치시킨다.
2. 박스 위에 놓인 발을 이용하여 적절한 무릎의 정렬을 유지하는 데에 초점을 맞추면서 점프를 한다.
3. 박스 위에 놓였던 발을 다시 박스 위에 착지시키며 반대 발은 바닥을 터치하도록 한다. 박스 위에 착지하는 발은 땅에 착지하는 발보다 약간 먼저 닿도록 한다.
4. 즉시 점프를 다시 반복한다.
5. *참고.* 박스의 높이를 증가시킴으로써 운동 강도를 증가시킬 수 있다. 6inch(15cm)의

(계속)

싱글 레그 푸쉬 오프 *(계속)*

높이에서 시작한다. 선수의 신장에 따라 18inch(45cm) 높이까지의 박스를 사용할 수도 있다(신장이 큰 선수는 높은 박스가 필요하다).

연관된 근육

1차적: 대둔근, 햄스트링(반건양근, 반막양근, 대퇴이두근), 대퇴사두근(대퇴직근, 외측광근, 내측광근, 중간광근)

2차적: 고관절 외전근, 고관절 내전근(장내전근, 대내전근, 단내전근), 척추기립근(장늑근, 최장근, 척추근), 복직근, 외복사근, 내복사근, 복횡근

예방 주안점

이 운동의 초점은 한발을 이용한 점프 및 착지 시 하지의 정렬 유지 능력을 강화시키는 것에 있다. 슬관절과 고관절을 굴곡시킨 상태에서 선수가 운동을 시작하기 때문에 바닥에서 점프하는 것에 비해 관련 근육을 많이 신장시킬 수 있다. 다른 연속 점프나 반동 이용 점프에 비해 이행 기간이 길기 때문에 이 운동은 일반적인 플라이오메트릭 운동에 비해 강한 근육 활성을 필요로 한다. 운동을 연속적으로 수행해야 된다는 특성 또한 실제 스포츠 활동 중 다양하게 발생하는 운동과 비슷한 상황을 훈련하는 데에 도움이 될 수 있다. 이 운동은 피겨스케이팅과 같이 선수가 한쪽 하지를 이용한 점프를 해야 하는 스포츠에 적절한 운동이 된다.

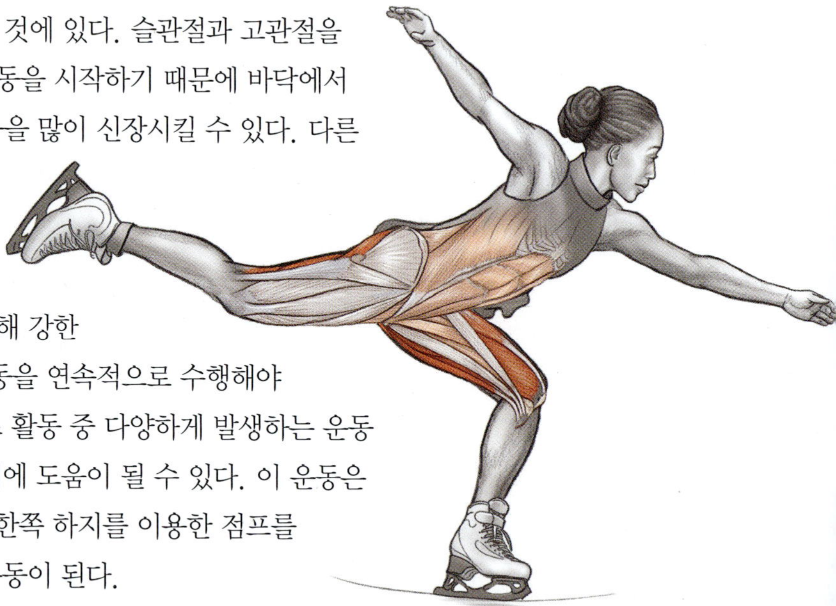

표면의 특성은 다를 수 있지만, 싱글 레그를 이용한 점프 시 고관절 및 슬관절의 자세 유지의 측면에서 피겨스케이팅과 이 운동이 유사점이 있어 근력과 정렬 능력을 향상시키는 데 좋은 수단이 될 수 있다.

변형운동

프런트 싱글 레그 푸쉬 오프

박스의 높이를 조정하는 것 이외에도 박스 옆에 서는 것이 아닌 박스를 마주보고 서는 형태로 운동을 변형시킬 수도 있다. 이러한 변형은 대퇴사두근의 활성도 유지하면서 햄스트링과 둔근에 전형적인 싱글 레그 푸쉬 오프에 비해 더 강한 부하를 가할 수 있는 경향이 있어 햄스트링 부상 예방 프로그램에 도움이 될 수 있다.

리버스 벤치 브릿지 REVERSE BENCH BRIDGE

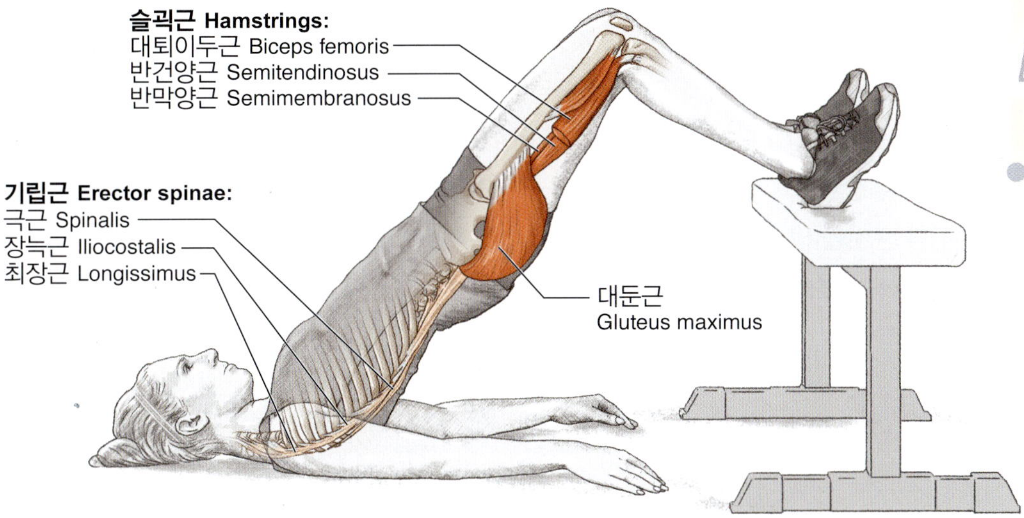

실행

1. 바닥에 벤치를 두고 벤치의 방향에 수직으로 무릎을 펴고 양하지를 평행하게 유지하며 발을 가장 벤치에 가까운 방향으로 하여 눕는다.
2. 엉덩이를 바닥에 닿은 채로 고정한 상태에서 무릎을 90° 가량 구부려서 당신의 발뒤꿈치를 벤치 위에 놓는다.
3. 상체를 움직이지 않은 채로 엉덩이, 무릎, 어깨가 일직선이 될 때까지 고관절을 신전시킨다.
4. 엉덩이를 다시 내려 시작 시의 자세로 돌아온다.

연관된 근육

주된 근육: 햄스트링(반건양근, 반막양근, 대퇴이두근), 대둔근

보조 근육: 척추기립근(장늑근, 최장근, 척추근)

(계속)

리버스 벤치 브릿지 *(계속)*

예방 주안점

햄스트링 근육은 고관절 및 슬관절 모두에 작용하기 때문에 많은 관련 운동들이 각 관절 중의 하나에 대해 초점이 맞춰져 있다. 리버스 벤치 브릿지의 경우 고관절에서의 햄스트링의 작용, 특히 대퇴의 신전에 초점이 맞춰져 있다. 리버스 벤치 브릿지의 경우 고관절에서의 햄스트링과 대둔근의 기능을 강화시킬 수 있을 뿐 아니라 좌골결절의 햄스트링 부착부 역시 강화시킬 수 있다.

이 운동을 통해 햄스트링 강화하는 것은 몇몇 스포츠 운동선수들에게 도움이 된다. 예를 들어, 스프린터의 경우 달리기 시 속도를 올리기 위해 햄스트링의 기능이 필요하다. 이 장에서 다루어지는 운동은 모두 단거리 주자에게 도움이 되지만 리버스 벤치 브릿지는 특히나 유용하며 대둔근의 강화에도 도움이 된다. 대둔근이 제대로 작동하지 않는 것이 햄스트링 염좌의 원인이 된다는 것을 입증할 만한 연구는 많이 이루어지지 않았지만, 두 근육을 모두 사용하는 운동을 수행하는 것이 단거리질주(sprinting)에서 두 근육의 기능을 향상시키는 데 도움이 될 수 있다.

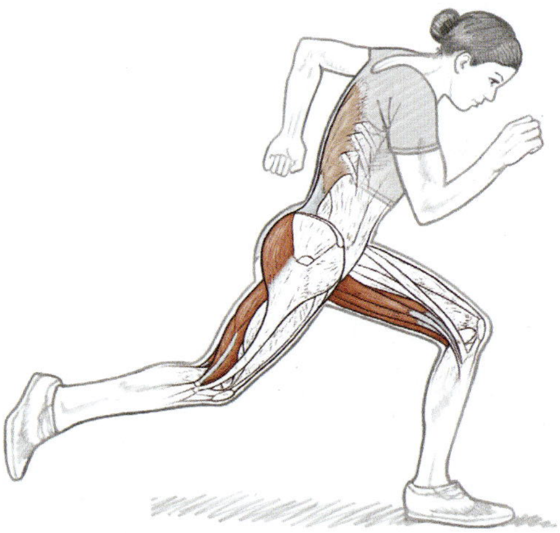

변형운동

플라이오메트릭 리버스 벤치 브릿지

리버스 벤치 브릿지와 같은 시작 자세에서 빠르게 엉덩이를 들어 올려 고관절을 신전시킨다. 이 동작을 통해 발을 벤치에서 떨어지도록 한 뒤 다시 발을 벤치 위로 착지시키면서 엉덩이를 내려 시작자세로 돌아간다. 이를 즉시 반복한다.

노르딕 햄스트링 컬 NORDIC HAMSTRING CURL

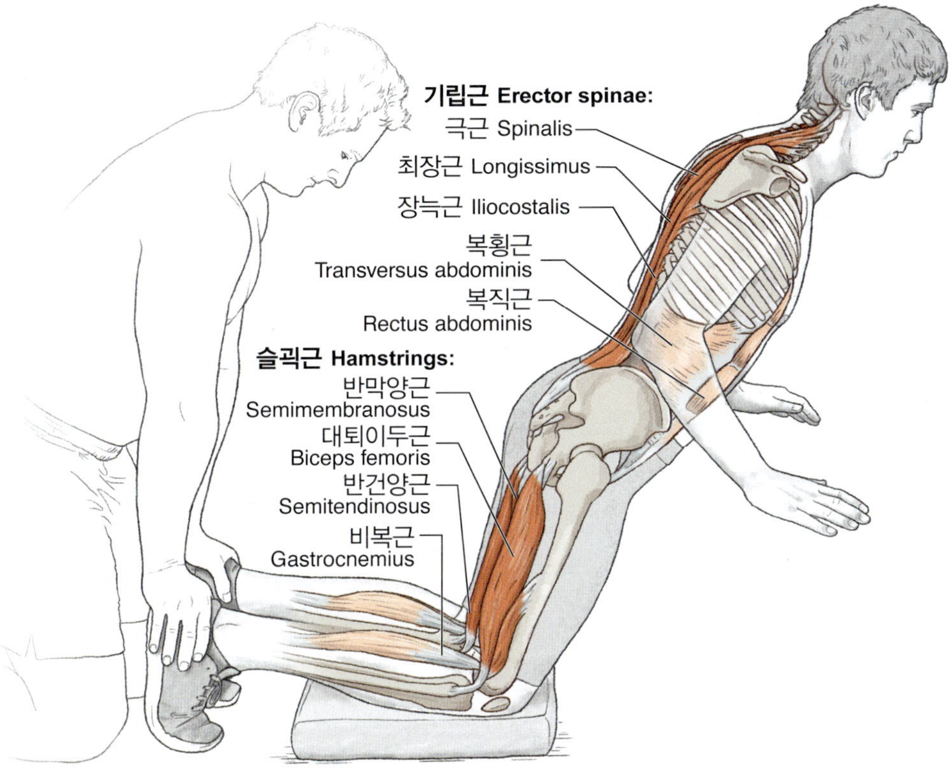

실행

1. 부드러운 바닥에 무릎을 90°로 구부린 채로 데고 당신의 무릎, 엉덩이, 어깨를 일직선으로 위치시킨다.
2. 파트너가 당신의 발과 발목을 잡아 고정하도록 한다.
3. 무릎, 엉덩이, 어깨를 일직선으로 유지한 상태에서 천천히 무릎을 신전하여 당신의 몸통이 바닥을 향해 기울어지도록 한다.
4. *참고.* 몸통을 아래로 기울이는 동작을 제대로 수행하기 어렵다면, 손으로 본인을 잡은 채로 넘어지도록 한다.
5. 몸통이 바닥에 닿으면 여전히 무릎, 엉덩이, 어깨를 일직선으로 유지한 상태에서 시작자세로 돌아간다.
6. *참고.* 스스로 시작자세로 돌아가기가 어렵다면, 팔을 이용하여 밀어올리도록 한다.

(계속)

노르딕 햄스트링 컬 *(계속)*

연관된 근육

주된 근육: 척추기립근(장늑근, 최장근, 척추근), 햄스트링(반건양근, 반막양근, 대퇴이두근)

보조 근육: 비복근, 복횡근, 복직근

예방 주안점

노르딕 햄스트링 컬은 하향 운동 단계에서 햄스트링 근육의 강한 편심성 수축을 필요로 하기 때문에 이를 통해 근력을 강화시키고 염좌의 위험을 감소시킬 수 있다. 이 운동을 수행함으로써 햄스트링 부상 비율을 70%까지 감소시킬 수 있다(Al Attar et al. 2017; van der Horst et al 2014; van Dyk et al. 2019).; 이러한 극적인 효과는 매우 주목할 만하다. 단일 운동을 추가하는 것만으로 부상 위험을 이 정도로 감소시킬 수 있는 것은 매우 드문 일이다.

이 장에 기술된 다른 운동들과 같이 노르딕 햄스트링 컬은 훈련 또는 실전에서 주기적인 전력질주가 필요한 스포츠의 선수들에게 도움이 될 수 있다. 야구는 직접적인 관련이 없는 예시처럼 보일 수 있지만 실제로 야구선수에서 햄스트링의 부상 비율은 2011년 이후 꾸준하게 증가하고 있다(Okoroha et al. 2019). 가장 흔한 손상은 베이스 러닝 시, 특히 1루 베이스에서 발생한다. 연간 훈련 세션에서 꾸준하게 노르딕 햄스트링 컬을 수행하는 것을 통해 이 선수들에서 햄스트링 부상 비율을 감소시킬 수 있다.

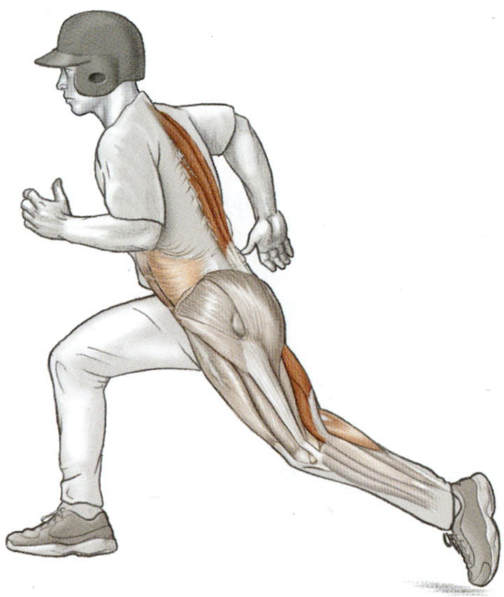

변형운동

하롭 컬

하롭 컬은 노르딕 햄스트링 컬과 기본적인 운동형태는 동일하지만 슬관절이 아닌 고관절 부위에서 하향, 상향 운동을 시행하는 것이다. 노르딕 햄스트링 컬과 같은 시작자세를 취한 뒤 당신의 고관절을 굴곡시켜 몸통이 바닥을 향하도록 하며 다시 고관절을 신전시켜 시작 자세로 돌아오도록 한다. 이 변형은 햄스트링뿐만 아니라 대둔근을 함께 자극할 수 있다.

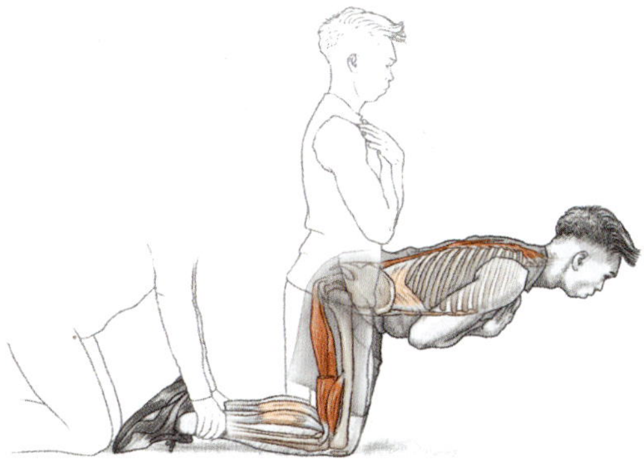

레이저 컬

하롭 컬처럼 레이저 컬도 노르딕 햄스트링 컬과 비슷한 자세를 취하게 된다. 당신의 무릎을 바닥에 대고 고관절과 슬관절을 신전시킨 상태(노르딕 햄스트링 컬의 바닥 자세)에서 시작하여 고관절과 슬관절을 90°로 구부려 당신의 몸을 들어 올리며 무릎이 굴곡하는 동안 고관절은 90°의 굴곡상태를 유지한다. 시작자세로 돌아올 때까지 수행한다.

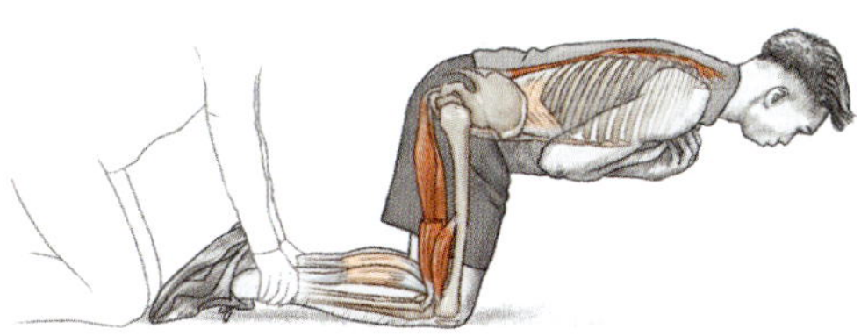

루마니안 데드리프트 ROMANIAN DEADLIFT

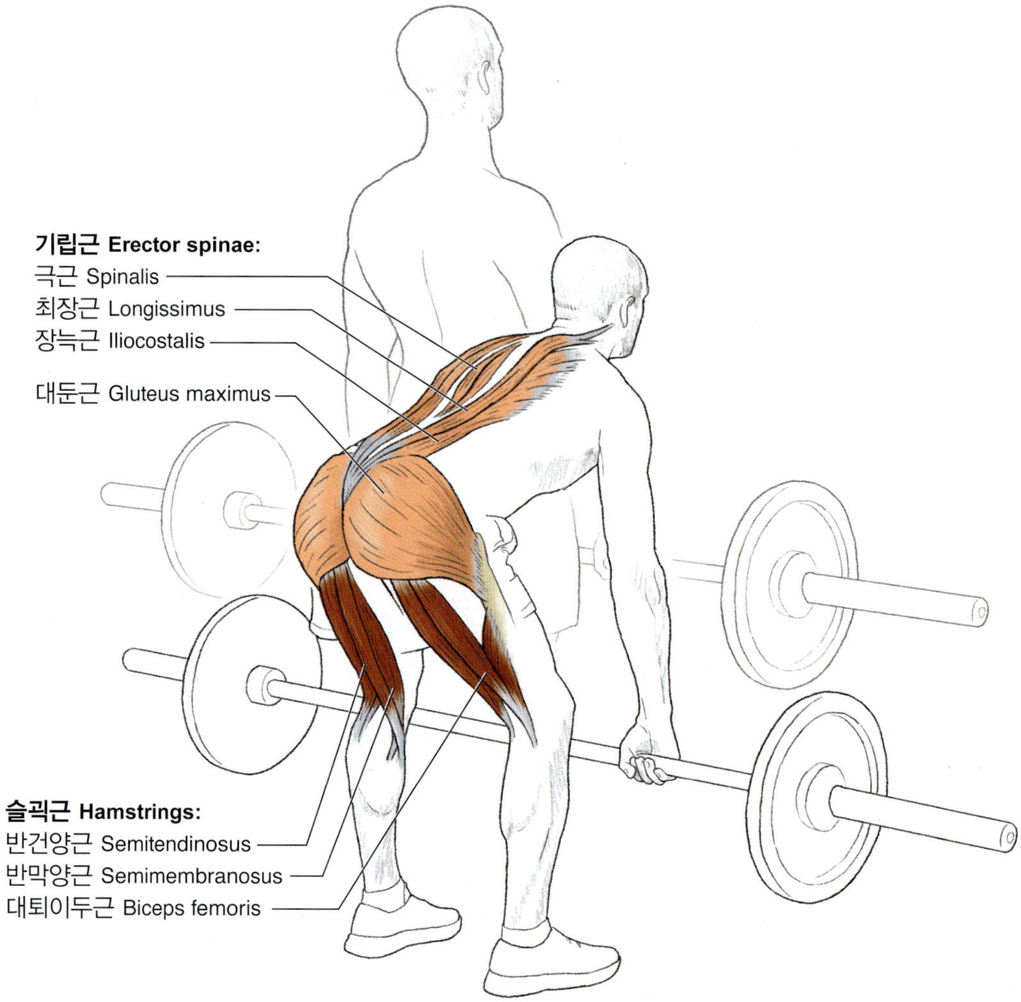

실행

1. 손을 회외시킨 상태에서 손에 꽉 들어오게 바벨을 잡는다.
2. 바를 약간 들어 올린 상태에서 무릎을 살짝 구부리며(대략 30°) 이 자세를 운동을 수행하는 동안 유지한다.
3. 참고. 모든 반복을 이 자세에서 시작한다.
4. 고관절을 굴곡시켜 엉덩이를 후방으로 향하도록 하며 당신의 몸통은 전방으로 기울이도록 하여 바가 당신의 대퇴부와의 접촉을 유지하도록 한다.
5. 무릎을 약간 굴곡시킨 자세를 유지하며 척추 중립자세를 유지한 채 대퇴 후방에 긴장감이 느껴질 때까지 몸통을 전방으로 기울인다.
6. 고관절을 신전시키며 몸통을 일으켜 시작자세로 돌아온다.
7. 참고. 무릎을 약간 구부린 자세와 척추 중립자세를 유지한다.

연관된 근육

주된 근육: 햄스트링(반건양근, 반막양근, 대퇴이두근)

보조 근육: 대둔근, 척추기립근

예방 주안점

노르딕 햄스트링 컬과 마찬가지로 루마니안 데드리프트를 수행할 때 하향 운동 단계에서 큰 편심성 근육 수축이 발생한다. 하지만 루마니안 데드리프트는 보다 더 전력질주 시의 하지의 운동을 재현할 수 있다. 이는 스포츠 특이적으로 햄스트링을 단련하는데 큰 도움이 된다. 이에 더해 고관절의 전방 움직임에 의해 발생하는 햄스트링의 긴장으로 인해 루마니안 데드리프트는 신장된 상태에서의 햄스트링 근력 강화에 도움이 된다.

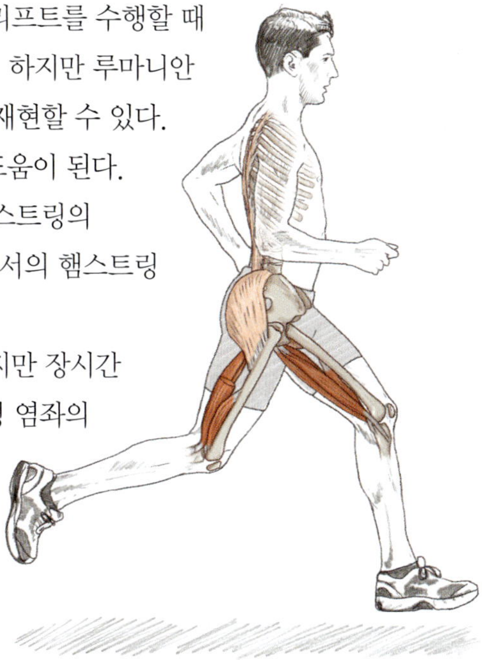

단거리 질주가 햄스트링 부상의 흔한 손상기전이지만 장시간 달리는 것(예시: 축구, 장거리 달리기) 또한 햄스트링 염좌의 원인이 되는 것으로 밝혀져 왔다(Jones et al. 2015). 햄스트링 염좌가 신장에 의해 발생할 수 있지만(후기 유각기에서 초기 접촉기로 이어지는 이행기), 지면에 발이 접촉한 후 이어지는 고관절의 신전 또한 원인이 될 수 있다. 지구력 운동을 수행하는 선수의 경우, 훈련세션 동안 이 동작을 20,000회 이상 반복하기 때문에 부상의 위험이 높아진다. 루마니안 데드리프트와 같이 초기 접촉기 햄스트링 근육의 신장 상태를 재현할 수 있는 운동을 수행함으로써 장거리 달리기와 관련된 부상의 위험을 감소시킬 수 있다.

변형운동

싱글 레그 루마니안 데드리프트

싱글 레그 루마니안 데드리프트는 루마니안 데드리프트와 유사하지만 한쪽 다리로 균형을 유지하며 수행한다는 점에서 차이가 있다. 대부분의 스포츠 활동에서 순간적인 싱글 레그를 사용한 동작이 필요하기 때문에 이 운동을 통해서 선수는 균형감각을 향상시킴과 동시에 좀 더 스포츠 특이적인 운동 능력을 향상시킬 수 있다.

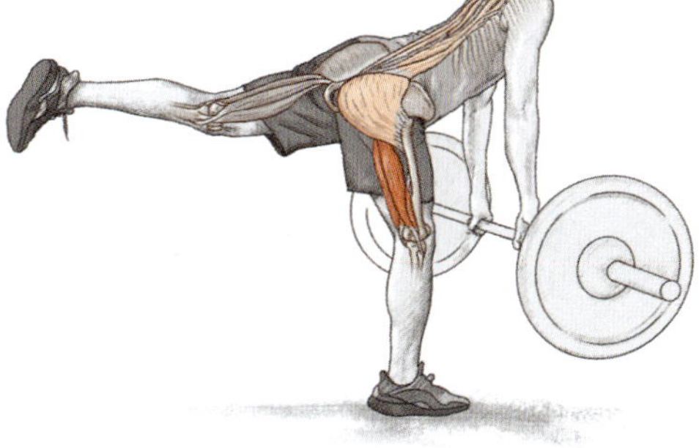

파이크 점프 PIKE JUMP

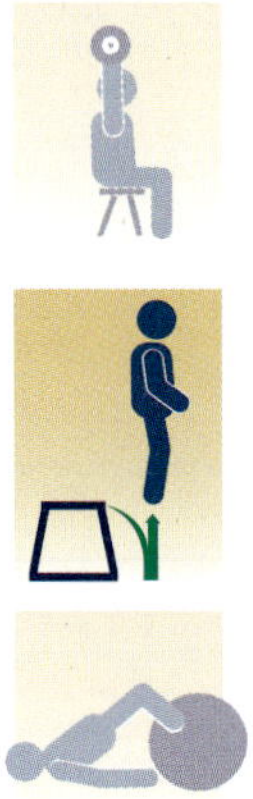

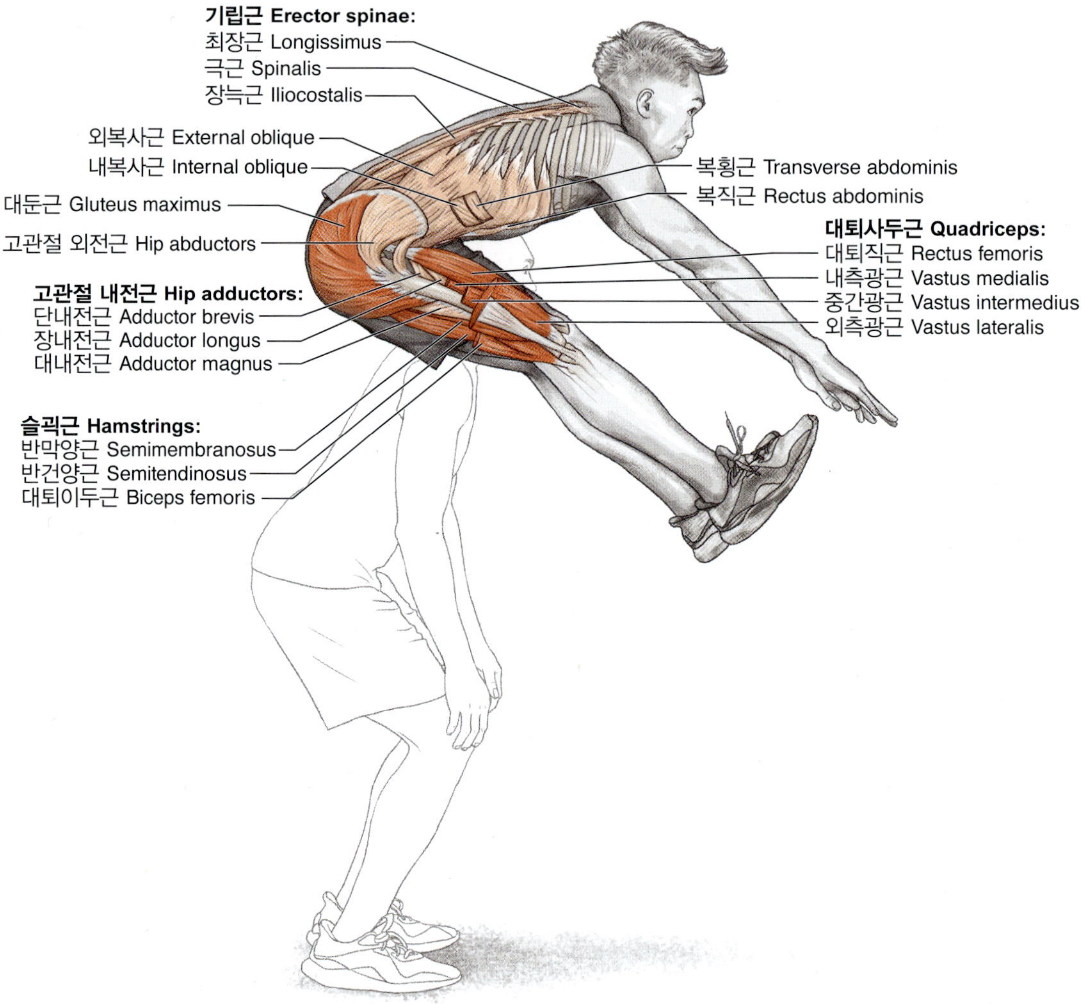

실행

1. 양발을 어깨 또는 엉덩이 넓이로 벌려서 선다.
2. 적절한 무릎의 정렬을 유지한 채로 무릎을 약간 구부렸다가 점프한다.
3. 양 다리를 함께 곧게 편채로 당신의 양손에 양발이 닿도록 들어 올린다.
4. 착지한 뒤 즉시 점프 동작을 반복한다.

연관된 근육

주된 근육: 대둔근, 햄스트링(반건양근, 반막양근, 대퇴이두근), 대퇴사두근(대퇴직근, 외측광근, 내측광근, 중간광근)

보조 근육: 고관절 외전근, 고관절 내전근(장내전근, 대내전근, 단내전근), 척추기립근(장늑근, 최장근, 척추근), 복직근, 외복사 및 내복사근, 복횡근

예방 주안점

다른 플라이오메트릭운동과 마찬가지로 파이크 점프는 폭발력을 키우는데 도움이 된다. 이 운동은 여러면에서 고유의 특성을 가지고 있다. 특히 이 운동은 빠른 움직임과 햄스트링의 유연성을 필요로 한다. 이것이 파이크 점프가 햄스트링 부상 예방 프로그램에서 특히나 중요한 이유이다. 이 운동을 수행하는 동한 선수는 고관절 및 슬관절에서 최대수준의 햄스트링의 빠른 신전을 경험하게 되며 이후 양발로 착지하게 된다. 이런 빠른 신장을 수행함으로써 햄스트링은 이러한 형태의 동작에 잘 적응하게 되고 부상의 위험이 감소할 수 있다.

몇몇 스포츠에서 이러한 동작이 필요한데 특히 햄스트링 최대 운동범위에서의 유연성 및 근력이 필요한 댄서(dancer), 치어리더, 체조선수 등의 경우 큰 도움을 받을 수 있다.

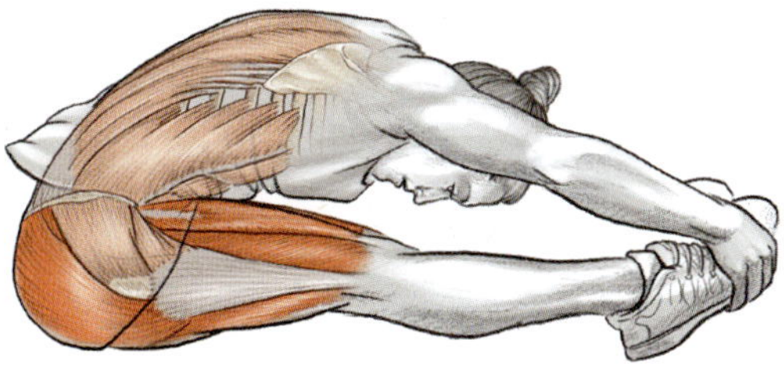

전면 대퇴부

힙 플렉서 홀드 HIP FLEXOR HOLD

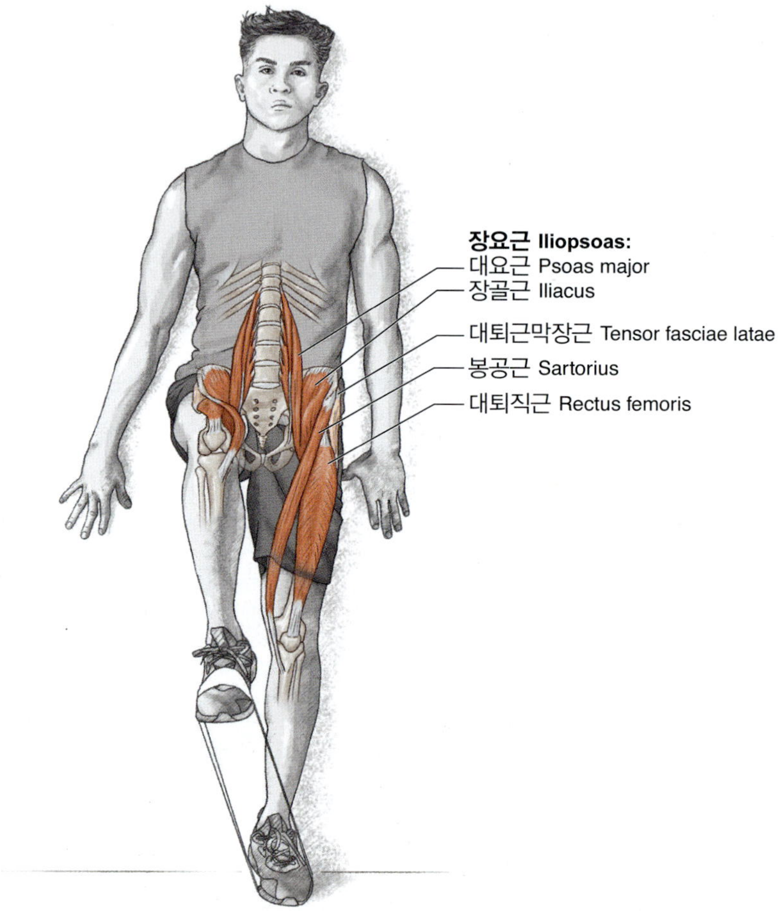

실행

1. 등을 벽에 기댄 채로 서서 탄력 밴드(elastic loop)를 양측 발을 둘러싸게 위치시킨다.
2. 벽과의 접촉을 유지하면서 대퇴부가 지면에 평행해질 때까지 고관절을 굴곡시키며 대퇴부를 들어 올린다.
3. 예정된 시간 동안 자세를 유지한 뒤 (예시 10초), 서서히 대퇴부를 내려 시작자세로 돌아온다.

연관된 근육

주된 근육: 장요근, 대퇴직근, 봉공근

보조 근육: 대퇴근막장근

예방 주안점

등척성 운동을 통해서 구심성 근육 수축보다 큰 근력을 만들어낼 수 있다. 힘을 장시간 유지함으로써 고관절 굴곡근의 근력(등척성 운동을 통해) 및 근지구력(지속적인 유지를 통해)을 증가시킬 수 있다. 단거리 질주를 수행하는 모든 운동선수들은 훈련 시 이 운동을 수행함으로써 이익을 얻을 수 있다.

힙 플렉서 홀드는 축구선수들에게도 도움이 된다. 단거리 패스가 고관절 굴곡근 부상의 원인이 되는 경우는 드물지만 슛 또는 장거리패스나 크로스의 경우 원인이 될 수 있다. 이런 형태의 킥은 공을 찰 때 고관절 굴곡근의 큰 신장 및 즉각적인 구심성 수축을 필요로 한다. 이 근육들을 강화함으로써 근육들은 이런 형태의 킥에 대한 저항성이 증가할 수 있으며 굴곡근 부상의 발생이 감소할 수 있다.

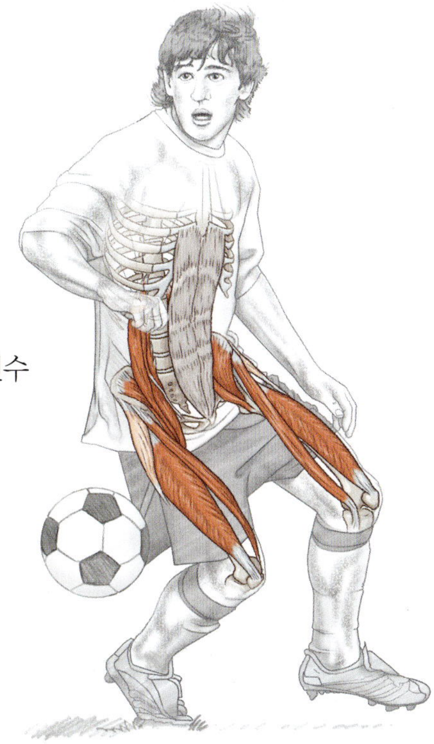

변형운동

케이블 고관절 굴곡

한발로 서서 균형을 잡은 채로 다른 발을 케이블 저항 머신에 고정된 스트랩에 위치시킨다. 당신의 고관절을 대퇴부가 지면에 평행해질 때까지 굴곡시킨다. 고관절을 신전시켜 시작자세로 돌아온다. 케이블을 이용하여 고관절 굴곡 운동을 수행하는 것은 힙 플랙서 홀드와 동일한 움직임을 포함하지만, 근육의 구심성(상향운동 시) 및 편심성(하향운동 시) 운동을 일으킬 수 있다.

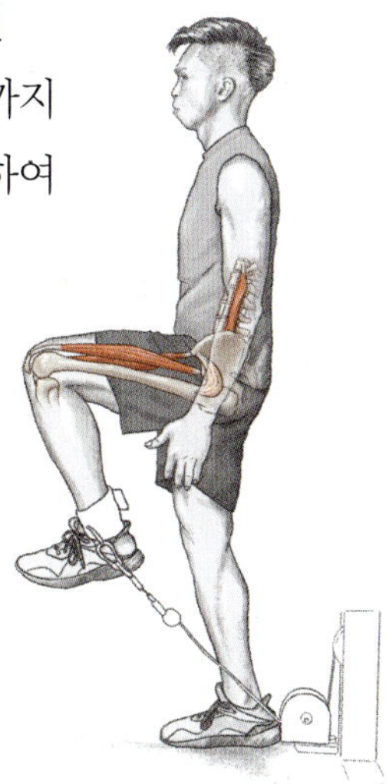

참고. 8장에 소개된 한 운동에 대한 특별한 언급이 필요하다. 레그 익스텐션은 대퇴사두근의 근력을 강화시키기 위한 훌륭한 운동법이다. 이 중요한 운동의 수행방법에 대한 지침은 8장을 참조하기 바란다.

코펜하겐 홀드 COPENHAGEN HOLD

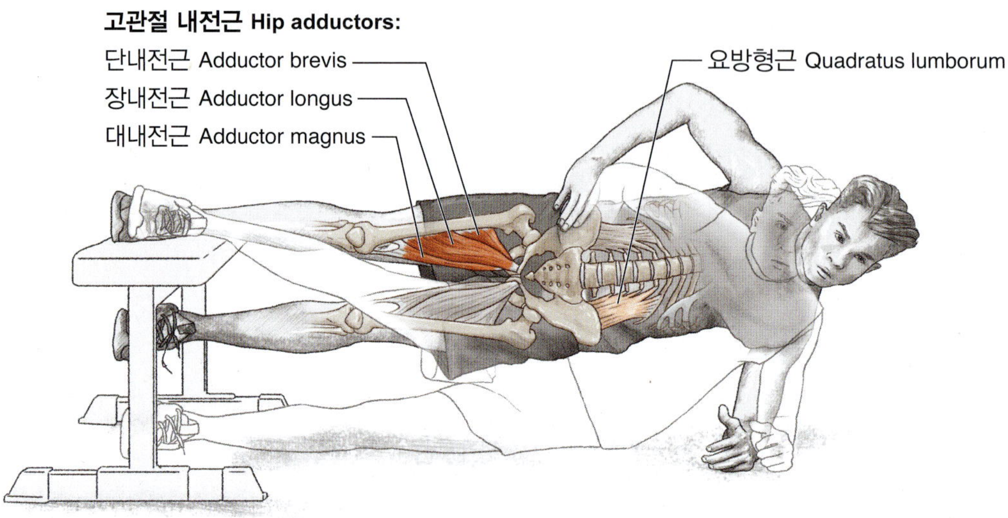

실행

1. 위쪽 발목의 내측을 벤치에 두고 한쪽 팔꿈치로 몸을 지지하면서 측면으로 눕는다. 반대쪽 발은 지면에 두어 지지하며 균형을 유지한다.
2. 위쪽 발목과 위쪽의 어깨가 일직선상이 될 때까지 엉덩이를 들어 올린다.
3. 이 자세를 예정된 시간동안 유지한다.
4. 천천히 시작자세로 돌아온다.
5. 이 그림은 변형운동에 서술된 다리를 들어 올린 채로 진행하는 코펜하겐 홀드 동작을 보여준다.

연관된 근육

주된 근육: 고관절 내전근(장내전근, 대내전근, 단내전근) (위쪽 하체)

보조 근육: 요방형근(아래쪽 하체)

예방 주안점

이 운동은 고관절 내전근의 강한 근력을 필요로 하는 어려운 운동이다. 운동의 최상단에서 자세를 유지하는 등장성 유지와 엉덩이 및 골반을 바닥으로부터 들어 올리기 위한 근력 발생의 조합을 통해 하체 상부인 고관절 내전근의 근력과 근지구력을 강화시킬 수 있다.

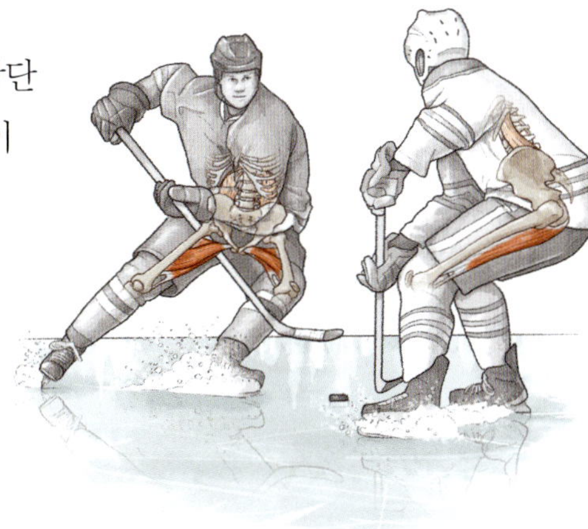

고관절 내전근은 멈출 때 고관절의 안정화에 관여한다는 점에서 하키선수들에게 특히 중요하다. 한 시즌 중 10% 이상의 하키선수들에게서 고관절 내전근 부상이 보고된다(Tyler et al. 2010). 비록 이러한 부상의 원인을 유연성의 부족에 의한 것으로 볼 수도 있지만, 고관절 내전근의 근력 약화가 조금 더 일차적인 원인인 경우가 많다. 고관절 외전근은 추진과 관련된 역할을 하며 하키선수에서 이 부위의 부상은 흔하지 않다.

변형운동

다리 올리고 코펜하겐 홀드

본래의 코펜하겐 홀드는 안정성을 위해 하체를 사용한다. 이로 인해 이 운동을 수행함에 있어 고관절 내전근의 근력을 상대적으로 많이 필요로 하지는 않는다. 하나의 변형운동으로 코펜하겐 홀드 동작으로 고관절을 들어 올린 상태에서 바닥에 놓인 발을 벤치를 향해 서서히 들어 올렸다가 내려놓는 동작을 반복할 수 있다. 바닥의 발이 지면에서 떨어질 때마다 상부의 고관절 내전근이 이 운동을 수행하기 위해 큰 근력을 필요로 하게 된다.

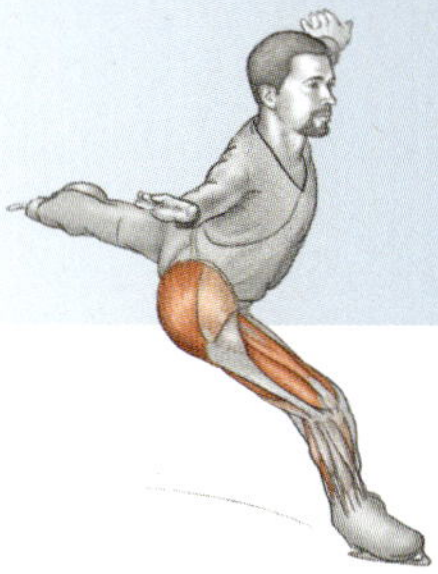

8

슬관절
KNEE

슬관절은 인체에서 가장 많은 연구 및 논의가 이루어진 관절 중 하나이다. 이런 큰 주목을 받게 된 두 가지 이유는 관절 자체의 복잡한 특성 및 높은 부상 비율 때문이다. 슬관절은 세 개의 분리된 뼈 — 경골, 대퇴골 및 슬개골로 구성되며 이번 장(chapter)에서 함께 다루어질 두 개의 독립적인 관절 — 경골대퇴 및 슬개대퇴관절로 이루어져 있다. 이 관절에는 다양한 형태의 부상이 발생할 수 있지만 가장 흔하게 부상이 발생하는 구조물이나 흔하게 발생하는 부상 기전에 대해서 집중적인 관심이 필요하다.

참고. 슬관절에 작용하는 모든 근육들은 다른 장(특히 7장의 대퇴사두근 및 햄스트링근)에서 다루어진다. 비록 이번 장에서도 이 근육들에 대해 수 차례 다룰 예정이지만 해당 근육 자체 및 부상 예방에 대해서는 전 장들을 참조하기 바란다.

경골대퇴관절 TIBIOFEMORAL JOINT

슬관절은 흔히 *경첩관절*로 불리며 내회전 · 외회전과 같은 다른 운동을 수행하긴 하지만 주요한 운동은 굴곡과 신전이다. 이러한 운동은 경골과 대퇴골의 연접부위인 경골대퇴관절에서 일어나지만 햄스트링(굴곡)과 대퇴사두근(신전)의 활성화를 필요로 한다. 이 두 뼈 사이에는 관절 연골 및 반월상연골이라는 두 가지 형태의 연골이 존재한다. 관절 연골은 관절의 표면을 덮고 있으며 부드러운 운동이 가능하도록 하는 기능을 한다. 내측 및 외측 반월상연골은 C자 형태의, 쐐기 모양의 연골로 경골대퇴관절을 깊게 만들어 주는 역할을 한다. 이를 통해 관절 상합성을 증가시켜 관절을 지지 및 보호하고 관절 운동을 도우며 충격 흡수 역할을 할 수 있다(그림 8.1).

반월상연골을 통해 관절의 안정성을 얻을 수 있는 것과 동시에 관절막이 경골대퇴관절을 둘러싸고 있으며 이 또한 관절의 안정성에 기여한다. 대퇴경골관절의 안정성에는 네 개의 주요 인대가 기여하는데 이는 전방십자인대, 후방십자인대, 외측측부인대 및 내측측부인대이다. 앞선 세 개의 인대는 확연히 구분되는 반면, 내측측부인대는 모양 및 구조적인 면에서 상대적으로 모호한 형태를 띈다. 각각의 인대는 고유한 기능을 수행한다.

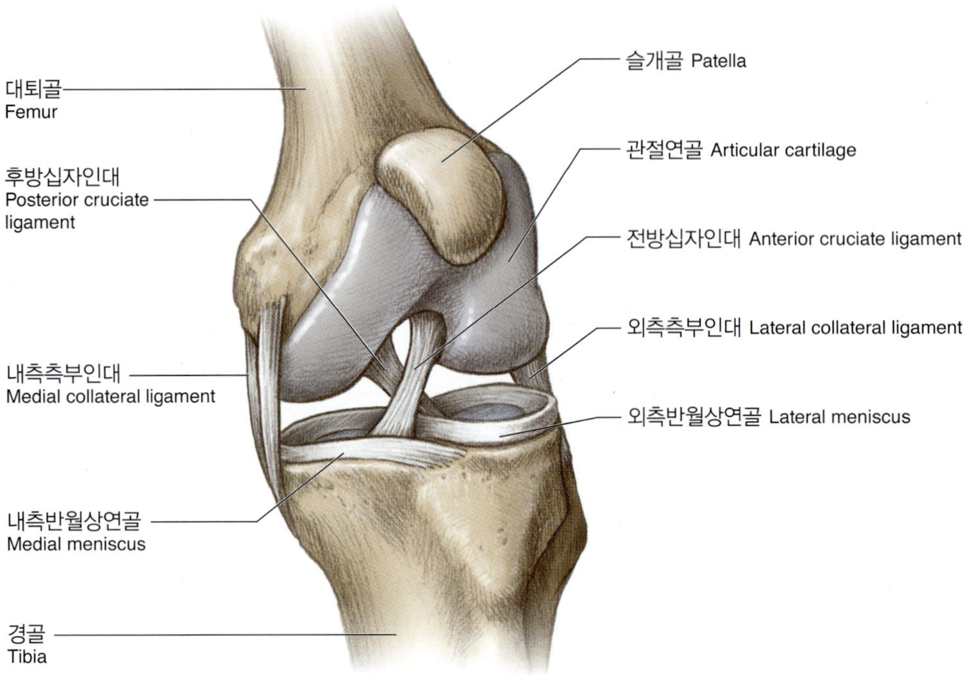

그림 8.1 좌측 무릎 인대와 조직들.

- *전방십자인대.* 전방십자인대는 전내측 및 후외측 두 개의 다발로 구성되며 대퇴골 외과의 후내측에서 경골의 전방 경골극 외측으로 주행하여 내측 반월상연골과 혼합되듯이 부착한다. 이 인대는 후방십자인대의 전방에 놓이면서 서로 교차(십자형태)하게 된다. 전방십자인대는 대퇴골에 대한 경골의 전방 전위를 막는 역할(대퇴골을 기준으로 경골이 전방으로 이동하는 것을 막는다)을 하며 과신전을 막는 역할도 한다. 이러한 움직임을 제한하는 역할 외에도 신경계에 대한 고유신경 되먹임 작용도 수행한다.

- *후방십자인대.* 후방십자인대는 전방십자인대 후방에 위치하며 대퇴골에 대한 경골의 후방전위를 막고 과신전에 저항하는 역할을 한다. 후방십자인대의 경우 전방십자인대만큼 부상이 흔하게 발생하지는 않는다.

- *내측측부인대.* 이 인대는 내측(몸의 중앙선 방향쪽)에서 경골과 대퇴골을 연골하며 족부를 기준으로 슬관절의 내측 움직임(외반)을 막는 역할을 수행한다. 비록 이 인대가 경골대퇴부상의 흔한 원인 중 하나이지만 다른 세 개의 경골대퇴인대와 같이 명확하게 구분되지 않으며 완전히 파열이 되더라도 수술이 필요한 경우는 흔하지 않다.

- *외측측부인대.* 외측(몸의 중앙선에서 먼 쪽)에 위치하며 슬관절의 내반 (바깥을 향하는) 운동을 제한한다. 이 인대는 비골과 대퇴골에 부착하여 안정성을 제공한다.

전방십자인대의 부상은 경골대퇴관절 주변 부상의 가장 흔한 원인 중 하나이기에 원인, 최적의 수술 술기, 증거 기반의 재활 그리고 최근에는 예방 등의 방면에 대해 많은 연구가 이루어져 왔다.

전방십자인대파열 ACL Tear

전방십자인대파열은 축구, 농구, 미식축구, 배구와 같이 강한 충격이 발생하는 착지나, 비틀림 등의 동작이 빈번하게 발생하는 스포츠에서 흔하게 발생하는 치명적인 무릎 부상이다. 오랜 기간에 걸쳐 많은 양의 연구가 이루어졌음에도 불구하고

- 전방십자인대 파열의 발생률은 감소하지 않고 있다.
- 전방십자인대 파열 후 이전의 운동 수행능력 수준으로 복귀하는 운동선수의 수는 증가하지 않고 있다.
- 전방십자인대 파열이 발생했던 환자에서 외상 후 관절염의 위험이 높다.
- 전방십자인대 파열로 인해 수술을 받은 환자들은 종종 이전의 운동 수행능력 수준으로 복귀하는 것이 불가능하다.
- 전방십자인대 파열로 인해 운동선수에게 불리한 체중 증가가 일어날 위험이 증가한다.
- 전방십자인대 파열이 발생한 운동선수의 경우 장해의 비율이 높으며(Cameron et al. 2013),
- 약 30% 가량의 운동선수에서 손상 직후 2년간 연관 손상의 위험이 증가한다.

이러한 끔찍한 통계를 감안할 때 전방십자인대의 부상을 줄이는 프로그램을 개발하고 선수의 프로그램 참여율을 높이기 위해 프로그램 제공자와 코치진 모두의 의무적 참여가 필요하다. 최근 연구에 따르면, 부상 예방 프로그램에 참여함으로써 전반적인 전방십자인대의 부상률을 50% 감소시키고 여성에서 비접촉 전방십자인대 손상을 67% 가량 감소시킬 수 있다(Webster and Hewett 2018). 불행하게도 이런 프로그램은 충분히 활용되고 있지 않으며 유소년 축구 코치 중 그들의 선수들을 전방십자인대 부상 프로그램에 참여시키는 비율을 1/3이 채 되지 않는 수준이다(Finch et al.2016; Mawson et al. 2018).

다수의 부상 예방 프로그램이 개발되었지만 어떠한 프로그램도 다른 프로그램에 비한 우수성을 증명하지는 못하고 있다(Huang et al. 2020). 약간의 근력 보강 및 어떠한 형태로든 컨디셔닝을 수행하는 것이 도움이 된다고 볼 수 있다. 효과적인 전방십자인대 부상 예방 프로그램의 경우 아래와 같은 요소가 포함되어야 한다.

- 햄스트링과 고관절 외전근의 근력을 강화한다.
- 착지, 감속, 점핑, 방향 전환 시 슬관절의 내측을 향한 움직임을 감소시켜야 한다.

- 착지 시 슬관절의 굴곡 정도를 증가시킨다.
- 전반적인 근력, 근지구력, 신체능력을 향상시킨다. — 이는 통상적으로 받아들여지지는 않지만 도움이 될 것으로 사료된다.

슬개대퇴관절 PATELLOFEMORAL JOINT

슬개대퇴관절은 슬개골과 그 뒤에 놓여있는 대퇴골 간의 연접이다(그림 8.2). 슬개골은 대퇴골의 활차구에 놓인 채로 기능을 한다. 비록 떠있는 것처럼 보이지만 슬개골은 활차구의 벽, 슬개지지대 및 인대에 의해 지지를 받고 고정된다. 이 중 특히 슬개골의 외측 움직임을 제한하는 내측 구조물은 내측슬개대퇴인대이다.

전형적인 기능을 할 때 슬개골은 대퇴사두근의 수축 시 상방으로, 대퇴사두근의 이완 시 하방으로 활주를 하게 된다. 대퇴사두근의 작용 시 슬개골은 이 근육의 근위부 및 원위부 부착부 사이에서 활차(도르래)의 역할을 수행한다. 활차와 같은 역할을 수행함으로써 모멘트암 — 관절의 축과 관절에 작용하는 힘의 축간의 거리 — 을 증가시키는 역할을 하며 이를 통해 대퇴사두근이 경골 결절에 구심성 당김을 일으켜 슬관절을 신전시키는데 기계적인 이득을 얻을 수 있도록 한다. 이러한 형태의 운동은 계단을 오르거나 앉은 채로 무릎을 펼 때 발생한다. 이 구조물은 또한 대퇴사두근으로 하여금 스쿼트, 계단을 내려갈 때, 점프 후 착지 동작 등에서 감속을 위한 편심성 수축이 가능하도록 한다.

근육의 기능에 대한 특별한 주목이 필요한 점이 있다. 몇몇 저자들은 내측광근의 특정 부분-내측광사근이 슬개대퇴정렬을 향상시키고 그를 통해 통증을 감소시키거나 안정성을 증가시킬 수 있다고 주장한다. 내 · 외측 방향의 정렬을 가진 내측 광근의 이 부분은 내측광사근이 참으로 슬개대퇴 정렬을 향상시킬 수 있음을 시사한다. 이러한 믿음에 대한 이면으로 이러한 주장은 연구 결과에 의해 확실히 뒷받침되고 있는 것이 아니며 두 가지 근본적인 장애물이 존재한다.

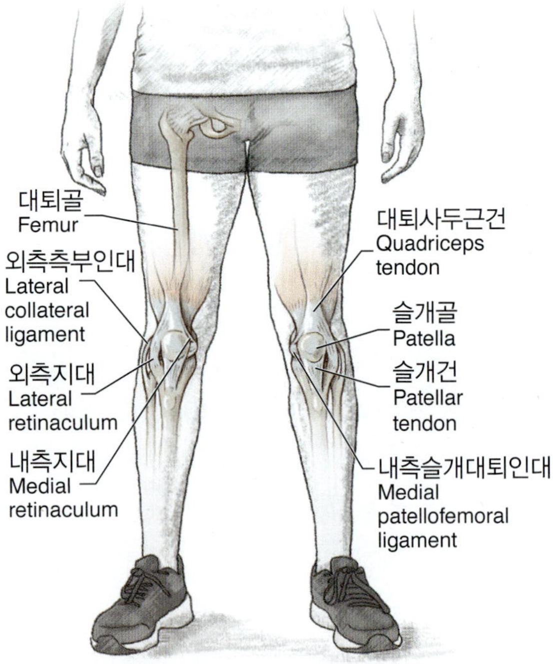

그림 8.2 슬개대퇴관절은 슬개골과 대퇴골, 두 개의 뼈로 이루어져 있다. 슬개골은 근육, 다른 연부조직의 제한, 그리고 두 뼈의 모양에 의해 제자리에 고정된다.

1. 현재까지 내측사광근이 단독으로 작용할 수 있는지, 운동 형태를 어떻게 변화시켜야 하는지(예: 발 또는 다리의 위치를 바꾸는 것) 또는 어떤 기구를 사용해야 하는지 연구된 바가 없다(예: 무릎 사이에 공 끼우기, 신체되먹임).
2. 내측광근이 슬개골을 내측으로 당김으로써 정렬을 향상시킬 수 있다는 근거는 없다.

슬개대퇴부상을 감소시키기 위해 수행하는 많은 운동이 전방십자인대의 운동과 동일하지만, 부상의 형태는 각각 특이적이다. 몇몇 부상은 슬개골이 활차구 내에서 정상적인 움직임을 보여주지 못함으로 인해 발생하며 몇몇의 경우 과사용으로 인해 발생한다.

슬개골 불안정성 Patellar Instability

슬개골 불안정성은 선수의 슬개골이 활차구 밖으로 벗어나면서 발생하며 통상적으로 외측을 향해 일어난다. 슬개골 불안정성은 슬개골이 활차구에서 벗어난 뒤 정복되지 않는 형태 — *탈구*로 알려져 있다 — 또는 활차구에서 벗어난 뒤 스스로 정복되는 형태 — *아탈구*로 알려져 있다 — 로 발생한다(그림 8.3). 활차구 내에 슬개골을 안정시키는 역할을 하는 몇개의 구조물이 존재하는데 활차구의 형태, 근육, 인대 등이 이에 해당하며 그 중 특히 내측슬개대퇴인대가 중요하다. 내측슬개대퇴인대는 슬개골의 내측면과 대퇴골의 내상과 사이를 주행하며 반복적인 불안정성에서 흔하게 파열이 발생하며 종종 재건술을 필요로 한다.

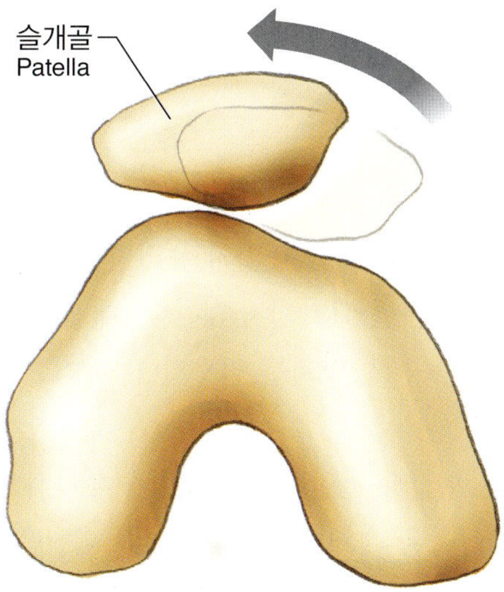

그림 8.3 활차구 밖으로 넘어서는 슬개골의 외측 움직임. 만약 슬개골이 바로 제자리로 돌아온다면, 이것은 아탈구이다. 슬개골이 외력에 의해 제자리를 찾아간다면, 이것은 탈구이다.

전방무릎통증 Anterior Knee Pain

*전방무릎통증*은 종종 *슬개대퇴통증증후군*이라는 이름으로도 일컬어진다. 하지만 실제로 슬개대퇴관절 이상의 구조물이 연관되기 때문에 이런 다양한 형태의 부상을 기술하기 위해서 전방무릎통증이라는 용어가 더 적절한 표현일 것이다. 이와 관련된 부상은 다음과 같다.

- 슬개대퇴통증 증후군
- 슬개골 연골연화증
- 오스굿슐래터씨병
- 신딩-라르센-요한슨병
- 활막 추벽 증후군
- 슬개건염
- 거위발건 점액낭염
- 대퇴사두건염
- 슬개골 전 점액낭염
- 장경인대 증후군

전방무릎통증은 다양한 원인에 의해 발생할 수 있으며 다양한 증상 및 발생 부위로 인하여 치료하기가 어려운 질환이다. 전방무릎통증의 위험요인으로 슬개골 또는 대퇴골의 형태학적 이상, 근력 약화, 과사용 등이 있다. 일반적으로 움직임 기술의 향상과 특정 근육군의 근력 강화를 통해 전방무릎통증의 발생 위험도를 낮출 수 있다.

슬개건염 Patellar Tendinopathy

슬개건염은 흔하게 *jumper's knee(점프 무릎)*라고 불리는 전방무릎통증의 특정한 형태로 슬개건에 발생한다. 이 질환은 급성 염증소견을 동반하거나 동반하지 않을 수 있다; 슬개건에 급성 손상이 발생한 경우에는 염증성 인자가 유리될 수 있으나 만성 또는 과사용 손상에 의한 경우에는 급성염증의 소견은 잘 관찰되지 않는다. 대신 만성 슬개건염의 경우 건섬유의 퇴행성 손상을 수반하며 건의 통증 및 약화를 일으킨다. 이러한 통증은 달리기, 착지, 계단을 내려갈 때 흔하게 발생한다.

무릎과 연관된 두 관절은 부상과 관련된 위험요소가 유사하기 때문에 전방십자인대 운동으로 이 장에서 소개되는 운동들은 슬개대퇴관절의 부상 위험을 낮추는 데에도 도움이 된다. 이 장에 소개되는 레그 익스텐션은 슬개대퇴관절 부상에 특히 유용하다. 하지만 주목해야 할 것은 대퇴사두근의 약화는 전방십자인대 손상 또는 수술 후 이어지는 부상의 위험인자라는 것이다. 그러므로 이 장에서 슬개대퇴관절을 위한 것으로 소개되는 운동들은 전방십자인대 손상 후 재발 방지 프로그램에 반드시 추가되어야 한다.

점프 및 착지 자세

이 장에서 소개되는 많은 운동들은 점프와 착지 자세에 대해 기술한다. 슬관절을 구부리는 것과 관련된 운동 능력을 최대화시키기 위해 우리가 추천하는 것은 무릎의 정렬을 2번 또는 3번 발가락에 맞추는 것이다. 무릎이 발가락의 전방으로 넘어가도록 하는 것도 가능하다. 하지만 이러한 운동은 좀 더 수행능력이 향상된 상황에서 시행하는 것이 좋으며 시작단계에서는 이 장에서 소개된 스쿼팅, 점핑, 착지 동작을 수행 시 슬관절의 전방 움직임은 발가락 정도로 제한하는 것이 추천된다. 좀 더 수행능력이 향상된 운동선수에서는 발가락을 넘어가는 슬관절의 전방 움직임이 허용된다.

참고. 슬관절이 과하게 내측으로(외반 운동) 향하거나 외측으로(내반 움직임) 향하지 않도록 해야 한다. 동적인 외반은 전방십자인대파열과 같은 부상의 잘 알려진 위험요인이다.

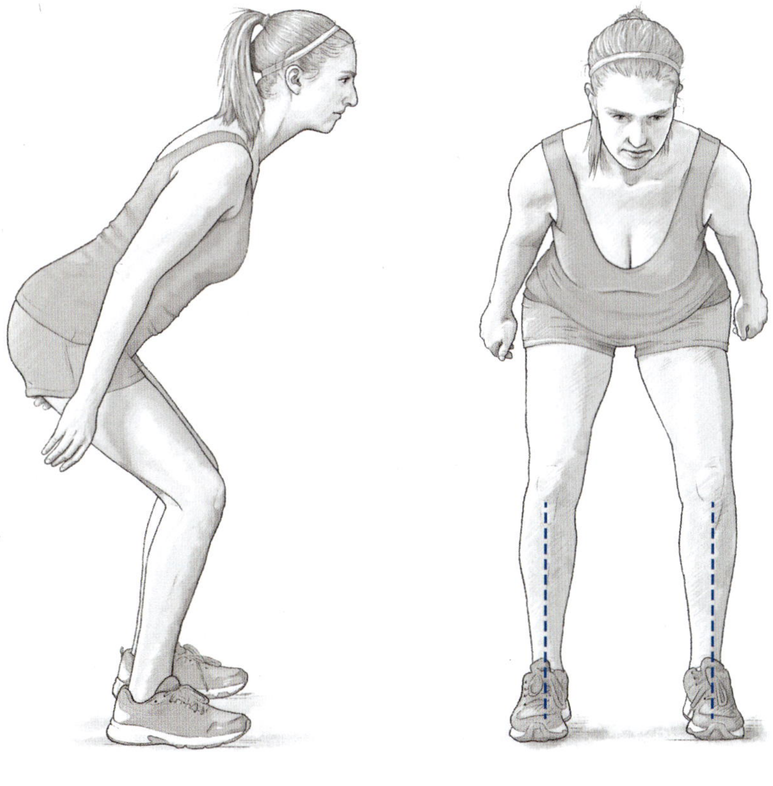

그림 8.4 적절한 플라이오메트릭 착지 자세. (a) 측면에서 보았을 때 선수의 어깨가 무릎과 일직선에 놓이도록 하여 중력의 중심이 신체 지지의 중심에 일치하도록 한다. (b) 정면에서 보았을 때 선수의 무릎이 발가락 위에 놓이도록 한다. 과도한 내측 방향의 (외반) 움직임은 선수의 하지 부상 위험도를 높이는 요인이 된다.

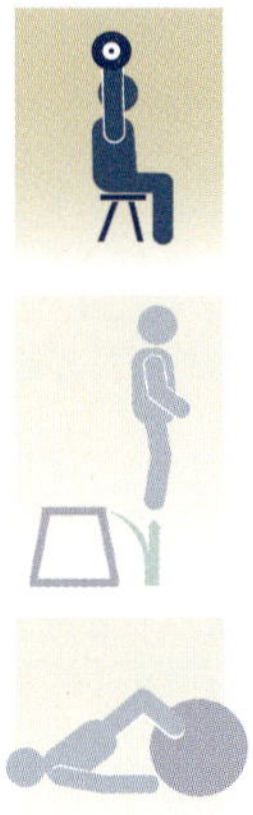

싱글 레그 스쿼트 SINGLG-LEG SQUAT

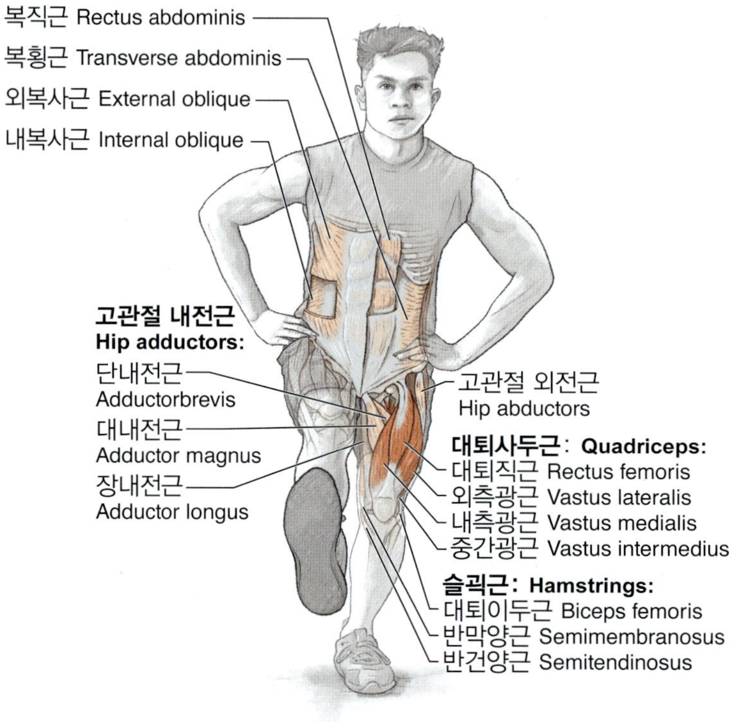

실행

1. 당신의 발을 어깨 또는 엉덩이 넓이만큼 벌린 채로 서서 발가락을 약간 바깥 방향을 향한 상태에서 우측 발을 지면으로부터 들어 올린다.
2. 몸통과 지면 사이의 각을 일정하게 유지하는 상태에서 당신의 좌측 고관절과 슬관절을 천천히 굴곡시킨다.
3. *참고.* 가슴을 벌리고 젖힌 채로 등을 바르게 유지한다. 발뒤꿈치가 지면으로부터 떨어지지 않도록 유지하며 무릎의 정렬을 2번 또는 3번 발가락과 일치시키도록 한다.
4. 당신의 대퇴부가 지면과 평행해지거나 더 이상 진행할 수 없을 때까지 고관절과 슬관절을 굴곡시킨다.
5. 몸통의 자세를 유지한 상태에서 좌측의 고관절과 슬관절을 신전시킨다.
6. *참고.* 가슴을 벌리고 젖힌 채로 등을 바르게 유지한다. 발뒤꿈치가 지면으로부터 떨어지지 않도록 유지하며 무릎의 정렬을 2번 또는 3번 발가락과 일치시키도록 한다.
7. 시작 자세로 돌아올 때까지 고관절과 슬관절을 신전시킨다.

연관된 근육

주된 근육: 대둔근, 햄스트링(반건양근, 반막양근, 대퇴이두근), 대퇴사두근(대퇴직근, 외측광근, 내측광근, 중간광근)

보조 근육: 고관절 외전근, 고관절 내전근(장내전근, 대내전근, 단내전근), 척추기립근(장늑근, 최장근, 척추근), 복직근, 외복사 및 내복사근, 복횡근

예방 주안점

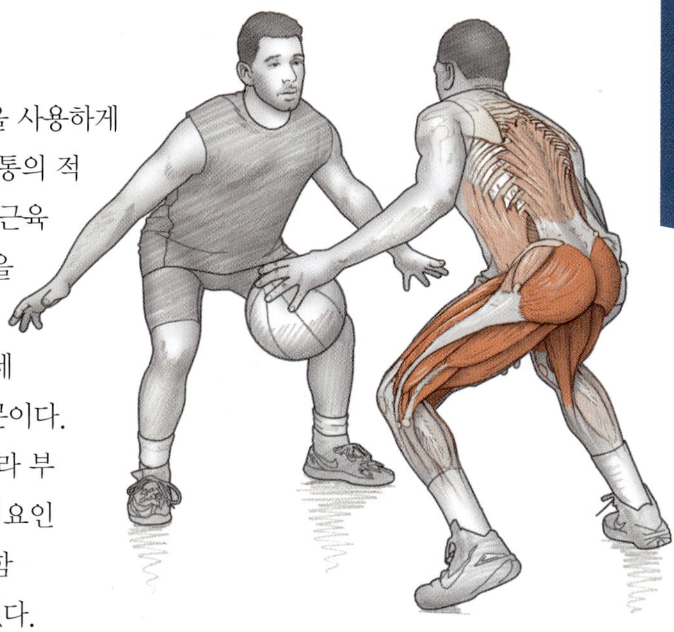

싱글 레그 스쿼트는 모든 대퇴부의 근육을 사용하게 되며 정확하게 수행되기 위해서는 하체와 몸통의 적절한 정렬 유지를 필요로 한다. 이는 관련된 근육에 걸리는 부하를 최대화시킬 수 있다. 운동을 수행할 때 특히 슬관절 부위에 대해 주의를 기울여야 한다. 슬관절 부위의 경우 외반 자세로 즉, 내측으로 "함몰"되는 경향이 있기 때문이다. 이런 내측 방향으로의 움직임을 동적 외반이라 부르며 이는 경골대퇴 및 슬개대퇴 부상의 위험요인이 된다. 위에 기술된 순서대로 운동을 수행함으로써 근육 동원의 필요성을 강화시킬 수 있다.

편측 하지로 부분적인 스쿼트 자세를 취하는 것이 필요한 스포츠와 관련된 선수들에게 싱글 레그 스쿼트가 도움이 된다. 이러한 움직임의 대표적인 예시로 미식축구에서 방향 전환을 위한 추진 시에 발에 힘을 가하거나, 축구에서 공을 차는 동작, 또는 농구에서 공격수나 수비수에 대응하는 순간의 움직임 등이 있다. 이런 스포츠와 관련된 선수들은 훈련프로그램 중에 싱글 레그 스쿼트를 시행함으로써 적절한 자세와 정렬을 유지하며 동작과 관련된 근육을 강화할 수 있다.

변형운동

싱글 레그 스쿼트에는 선수들이 수행할 수 있는 몇 가지 변형운동이 있다(예: 피스톨 스쿼트, 불가리안 스플릿 스쿼트, 스캐터 스쿼트). 그 중 하나를 여기에 소개하고자 한다.

레비에이팅 런지

레비에이팅 런지는 싱글 레그 스쿼트와 같은 방법으로 수행하지만, 들어 올리는 무릎을 다른 무릎의 후방에 위치시킨다는 점에서 차이점이 있다. 이 자세에서 뒤로 향한 무릎이 땅에 닿을 정도까지 하향 운동 자세를 유지하도록 한다(무릎을 땅에 놓아두거나 바닥에 강하게 닿도록 해서는 안된다).

스터빌러티 볼 햄스트링 컬
STABILITY BALL HAMSTRING CURL

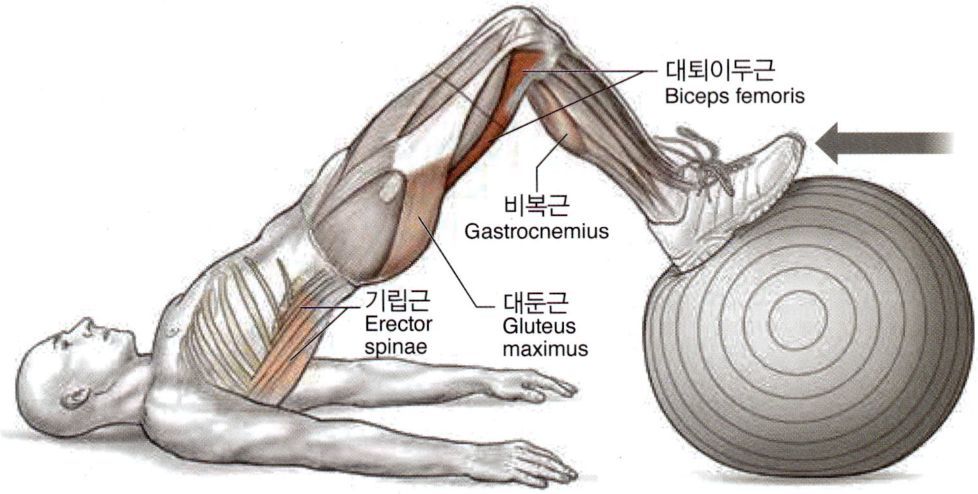

실행

1. 볼에 발을 올려둔 채로 바닥에 눕는다.
2. 당신의 팔을 30° 가량 외전시킨다.
3. 엉덩이를 들어 올려 당신의 발, 무릎, 엉덩이 및 어깨가 일직선상에 놓이도록 한다.
4. 무릎을 구부려 당신의 발뒤꿈치를 고관절 방향으로 당겨온다(이 동작은 공을 후방으로 이동시키게 될 것이다).
5. 지속적으로 엉덩이와 어깨를 일직선상에 둔 채로 당신의 무릎을 90°까지 구부린다. 발바닥이 공의 최상단에 놓인 상태에서 동작이 끝나도록 한다.
6. 당신의 무릎을 신전시키며 공을 전방으로 이동시켜 시작 자세로 돌아오도록 한다.

연관된 근육

주된 근육: 햄스트링(반건양근, 반막양근, 대퇴이두근)

보조 근육: 대둔근, 비복근, 척추기립근(장늑근, 최장근, 척추근)

예방 주안점

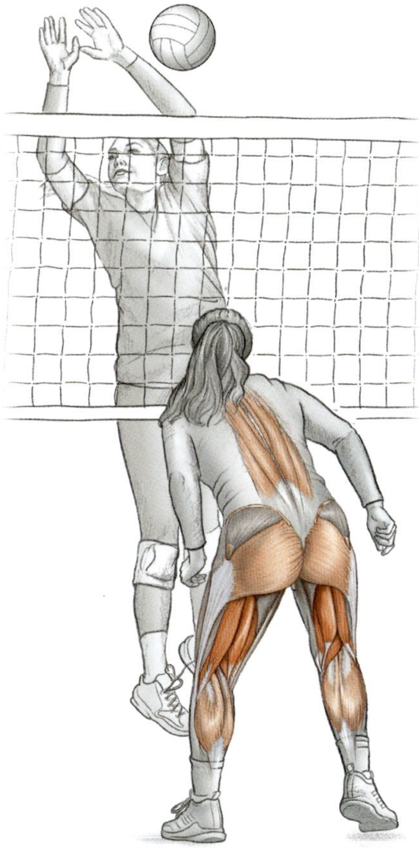

적절한 햄스트링 기능은 스포츠 활동을 위해서도 중요하지만 경골대퇴관절을 보호하고 안정화시키는 데에도 중요하다. 앞에서도 언급했듯 전방십자인대의 중요한 기능 중 하나는 대퇴골 기준 경골의 전방전위를 예방하는 것이다. 햄스트링의 근력 강화는 전방십자인대 부상의 위험을 감소시킬 수 있다(Myer et al. 2009). 이 운동은 근위부 고관절보다 원위부 슬관절에 초점이 맞추어져 있지만, 햄스트링의 근위부(고관절) 및 원위부(슬관절) 모두에 작용한다는 점에서 고유한 점이 있다.

배구 선수들은 특히 전방십자인대 부상의 위험도가 높고 훈련 프로그램 중 공을 이용한 햄스트링 컬을 통해 이득을 얻을 수 있다.

변형운동

시티드 레그 컬

이 운동을 수행하기 위해서는 레그컬 머신에 앉은 채 당신의 발목을 롤러 패드의 위에 위치시킨 상태에서 기구의 축을 따라 무릎을 위치시킨다. 당신의 무릎을 최대한 굴곡시킨 뒤 시작 자세로 천천히 돌아온다. 이 운동은 안정성 공 컬에 비해 큰 저항을 발생시키며 운동을 수행하기 위해 체간의 조절이 더욱 요구된다.

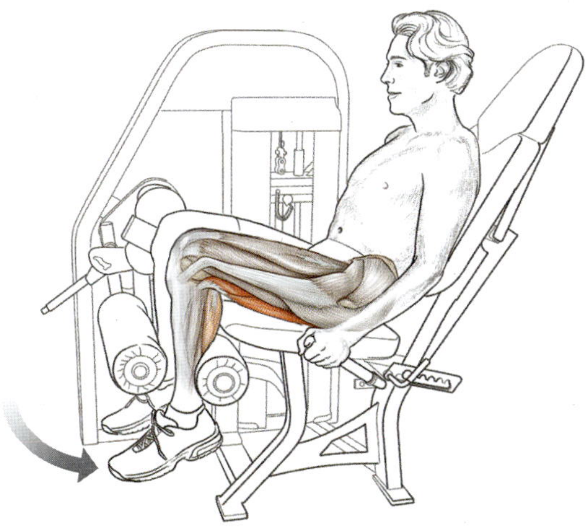

감속 DECELERATION

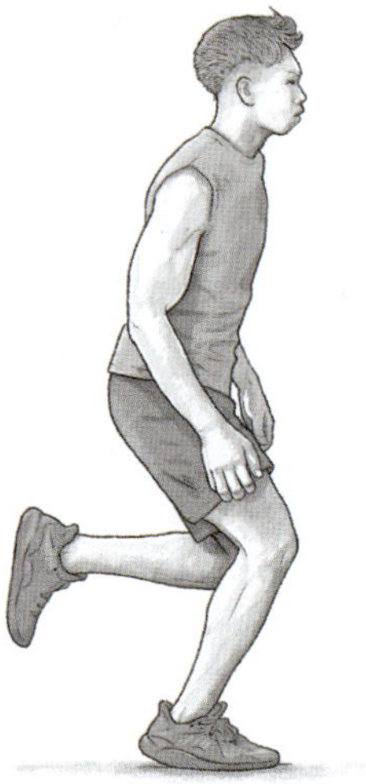

시작 자세

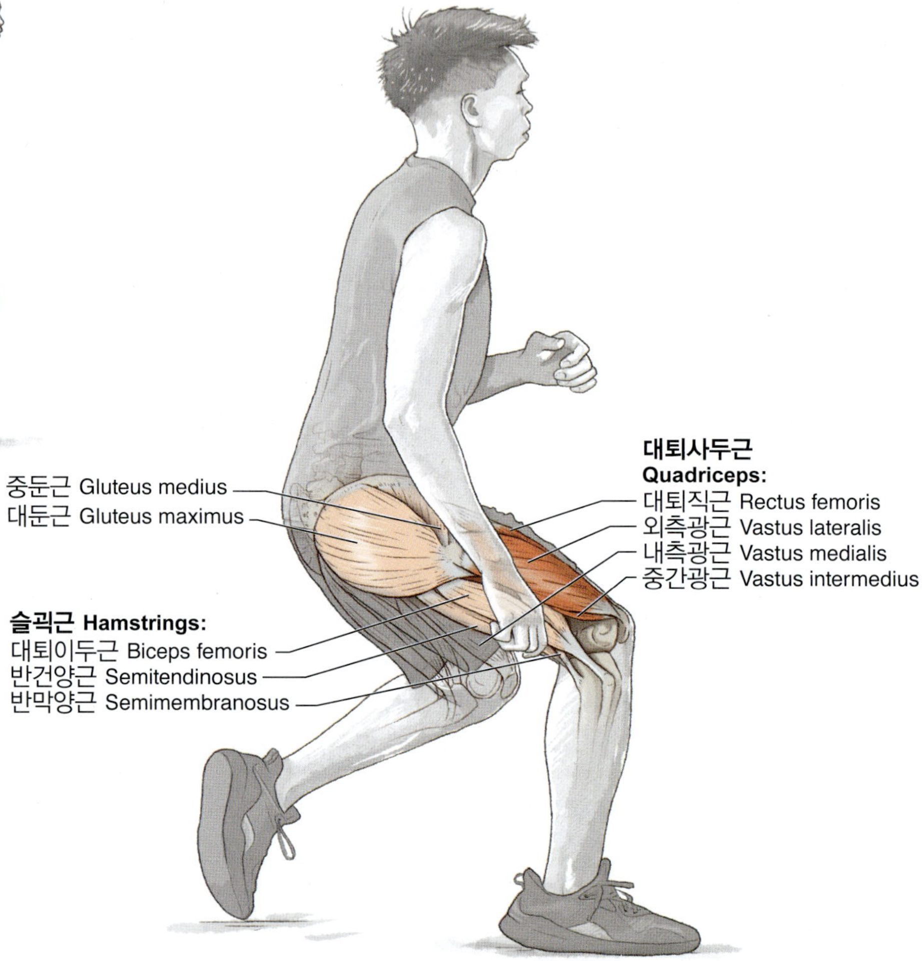

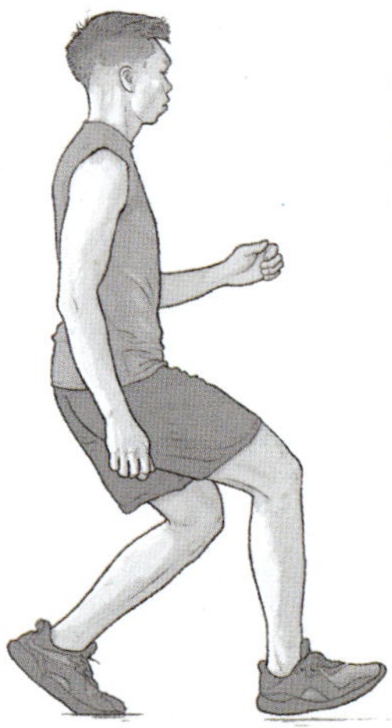

최종 자세

실행

1. 최대속도의 절반 가량의 속도로 20m를 전방을 향해 달린다.
2. 체간을 바르게 유지하고 엉덩이를 내리면서 감속하여 세 발자국 안에 멈출 수 있도록 한다.
3. 적절하게 감속할 수 있는 능력이 향상되면, 최대 속도의 3/4 정도까지 속도를 증가시키고 5 스텝 내에 멈출 수 있도록 한다.
4. 마지막으로, 최대 속도로 달린 뒤 7 스텝 내에 멈출 수 있도록 한다.

연관된 근육

주된 근육: 대퇴사두근(대퇴직근, 외측광근, 내측광근, 중간광근)

보조 근육: 햄스트링(반건양근, 반막양근, 대퇴이두근), 대둔근, 중둔근, 소둔근

예방초점

감속 훈련은 제동 기술(특히, 대퇴사두근의 기능)을 향상시키기고 전통적인 근력 위주의 운동에서 스포츠 특이적인 운동에 대한 훈련을 위해 고안되었다. 부하를 줄일 수 있는 감속 훈련을 시행한 선수들의 경우 전방십자인대 부상이 감소할 수 있음이 증명된 반면, 훈련 기간이나 경력이 부족한 환자(Bates et al. 2013)에서 높은 지면 반발력이 가해지는 경우 빠른 감속을 요구하는 동작에서 전방십자인대 부상의 위험이 증가하는 것으로 나타났다(Hewett et al. 2005; Miranda et al. 2013; Sell et al. 2007; Yu et al. 2006). 대부분의 스포츠 및 포지션은 다음과 같이 전력 질주 후 또는 방향 전환 시 감속이 필요하다.

- 네트를 향해 달려가는 배구선수
- 들어오는 패스를 막기 위해 달려가는 농구선수
- 패스를 차단하기 위해 달려가는 축구선수

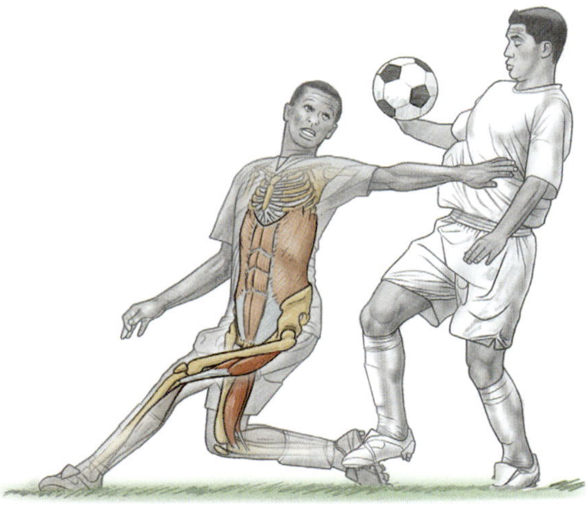

변형운동

감속 운동 또는 감속과 관련된 기술과 육체적 기능을 증가시키기 위한 운동의 변형운동으로 두 가지 운동이 고려될 수 있으며 드롭 프리즈와 스터빌러티 홉이 이에 해당한다. 두 운동 모두 단시간 내에 속도를 줄이고 멈추는 즉, 감속 운동을 필요로 한다.

(계속)

감속 *(계속)*

드롭 프리즈

박스에서 내려오며 무릎을 구부려 착지의 충격을 흡수하면서 양발로 가능한 부드럽게 착지한다. 당신의 무릎은 제 2, 3 발가락과 정렬이 일치해야 하며 135페이지의 그림에서 설명한 착지 자세를 취해야 한다.

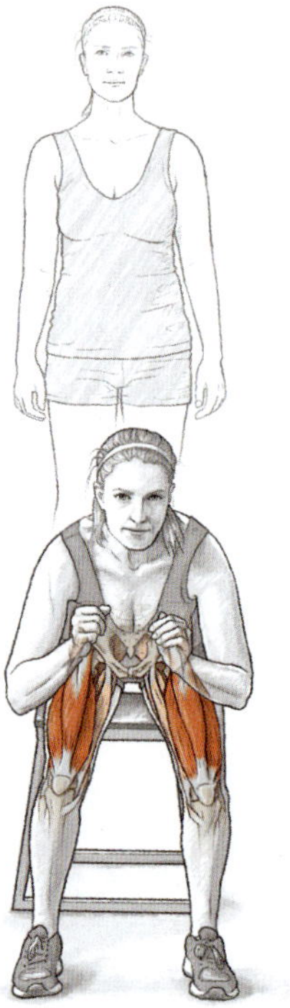

스터빌러티 홉

전방으로 한발로 점프한 뒤 한발로 무릎을 구부리면서 가능한 부드럽게 착지하도록 한다. 당신의 무릎은 제 2,3 발가락과 일직선상이 되도록 유지한다. 이 운동은 하지의 정렬 유지 및 적절한 기술을 이용하여 빠른 방향 전환을 할 수 있기 위한 좋은 운동이다.

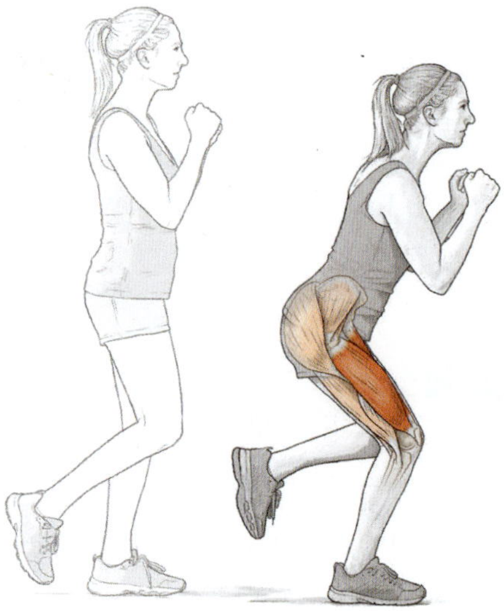

드롭(깊이) 점프 DROP(DEPTH) JUMP

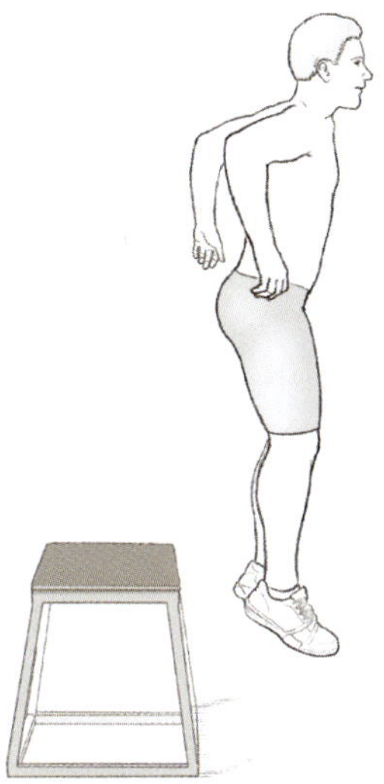

시작 자세

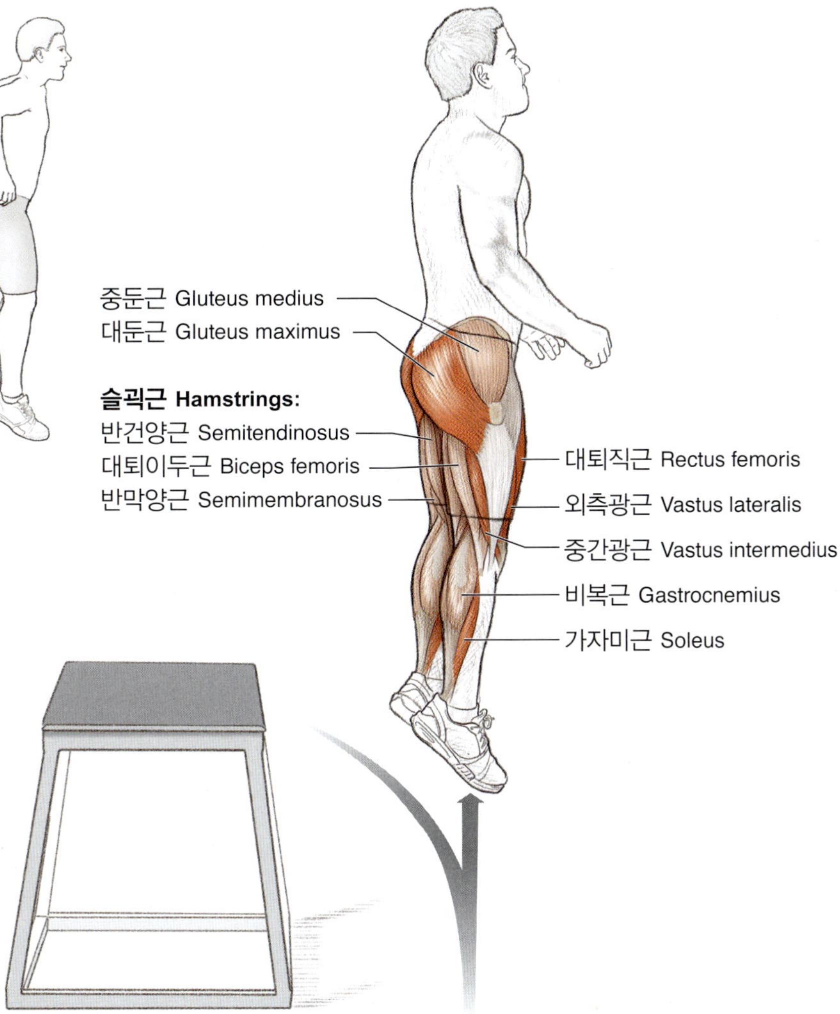

실행

1. 12인치(30cm) 박스 위에 어깨 또는 엉덩이 넓이로 발가락이 박스 끝에 닿도록, 기립자세를 유지한 채로 선다.
2. 박스로부터 뛰어 바닥에 양발로 착지한다.
3. 착지한 뒤 즉시, 지면에서 머무르는 시간을 최소한으로 유지하며 가능한 높이 점프한다.
4. 동일한 위치에 무릎을 구부려 충격을 흡수하면서 부드럽게 착지한다.
5. *참고.* 당신의 무릎은 제 2,3 발가락과 적절한 정렬을 유지하여야 한다.

(계속)

드롭(깊이) 점프 *(계속)*

연관된 근육

주된 근육: 대퇴사두근(대퇴직근, 외측광근, 내측광근, 중간광근), 대둔근, 가자미근

보조 근육: 햄스트링(반건양근, 반막양근, 대퇴이두근), 중둔근, 소둔근, 비복근

예방 주안점

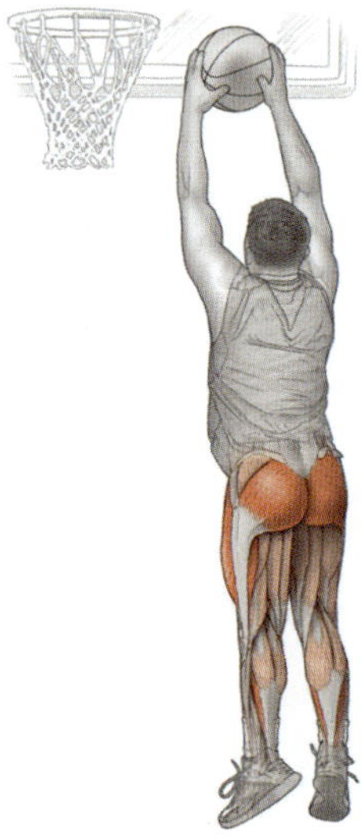

하체 플라이오메트릭운동을 통해 다른 많은 운동에서는 하기 어려운 속도 및 충격과 관련된 요소에 대한 훈련을 할 수 있다. 이 운동은 특히 두 가지의 장점이 있다. 적절한 무릎 정렬을 강화하며 스포츠 활동 중 발생하는 움직임과 충격과 유사한 상황을 모방할 수 있다. 훈련프로그램에 강도높은 운동을 추가함으로써 선수는 폭발력이나 감속과 같은 운동 시 필요한 요소에 대해 잘 적응할 수 있게 된다.

대부분의 스포츠와 포지션은 점프 동작으로부터 착지 시 감속이 필요하며 그 예는 다음과 같다.

- 미식축구 와이드 리시버가 공을 받은 뒤 착지하는 경우
- 농구에서 리바운드를 하면서 전방으로 착지하는 경우
- 축구에서 수비수가 헤딩을 한 뒤 착지하는 경우
- 배구 선수가 네트 앞에서 블로킹을 한 뒤 착지하는 경우

변형운동

두 번째 박스로 드롭 점프

이 운동은 착지 시까지 드롭 점프와 같은 방식으로 수행하지만 즉시 점프하여 다른 제 2의 박스에 올라간다는 점에서 차이가 있다. 첫 번째에서 두 번째 박스 간의 거리는 당신의 능력과 플라이오메트릭 운동 경력에 따라 조절할 수 있다; 일반적으로 24인치(60cm)가 좋은 시작지점이다(NSCA 2016).

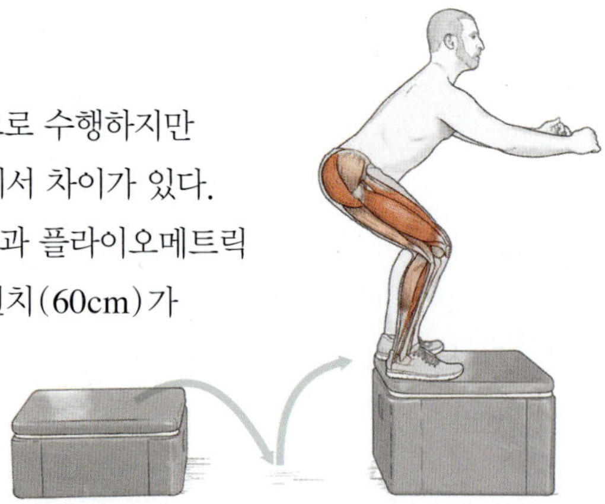

90° 회전 드롭 점프

이 운동은 착지 시까지 드롭 점프와 같은 방식으로 수행하며 착지 후 즉시 점프한 상태에서 몸통을 90° 회전한 뒤 착지한다. 드롭 점프를 할 때 당신은 무릎을 구부려 충격을 흡수하면서 가능한 부드럽게 착지한다.

싱글 레그 버티컬 점프 SINGLE-LEG VERTICAL JUMP

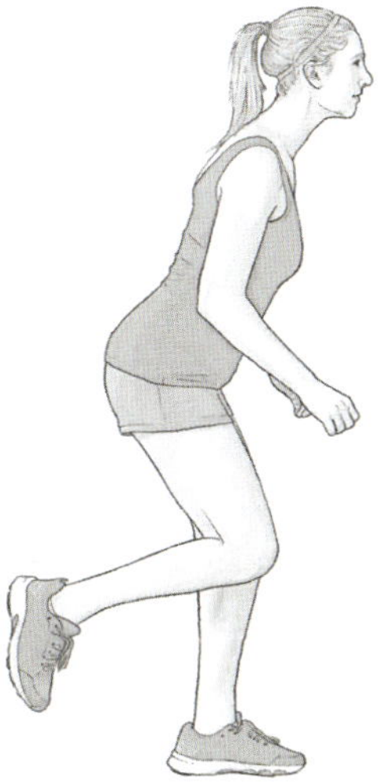

시작 자세

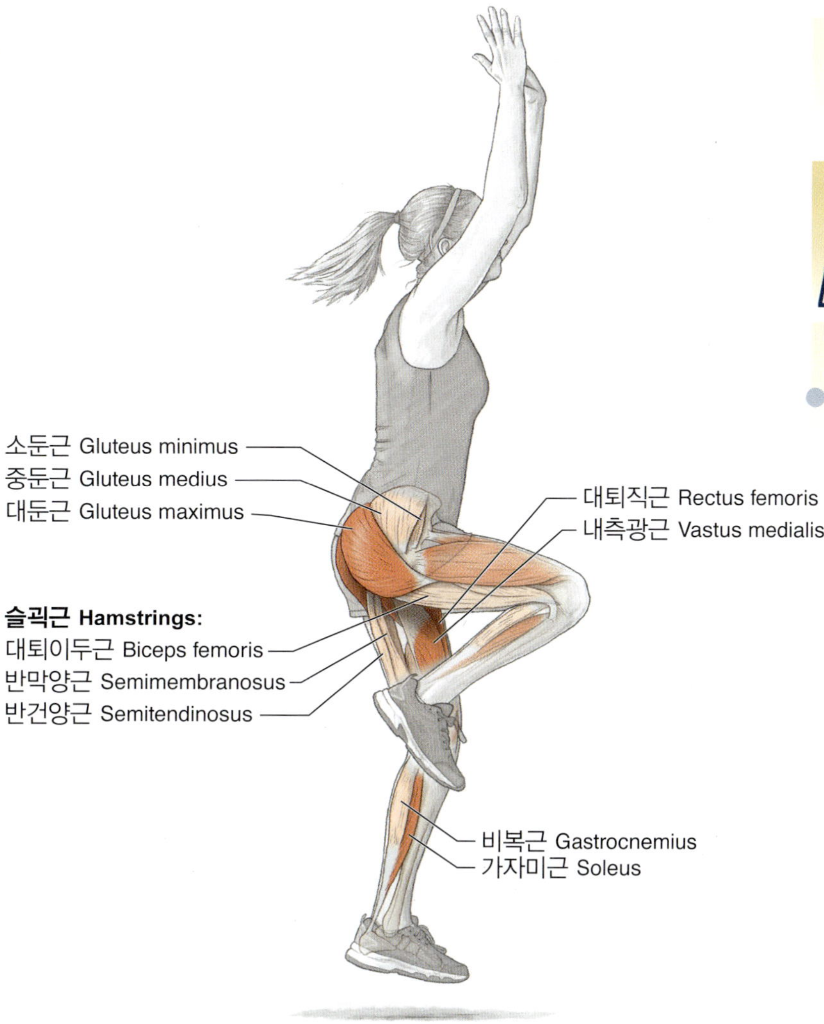

실행

1. 한발로 편안하게 기립자세를 취한다. 들어 올린 다리는 운동을 수행하는 동안 무릎을 구부린 채로 일정한 자세를 유지한다.
2. 약간 스쿼트 자세를 취한 뒤 즉시 폭발적으로 점프하며 양팔을 이용하여 설정한 목표지점까지 닿도록 한다.
3. 적절한 무릎의 정렬을 유지하고 무릎을 구부려 충격을 흡수하여 가능한 부드럽게 한발로 착지하여 시작 자세로 돌아온다.
4. 같은 하지를 이용하여 점프를 반복한다.
5. 참고. 각각의 점프 후에 회복을 해야 한다(반복을 연속적으로 하지 않는다).

(계속)

싱글 레그 버티컬 점프 *(계속)*

연관된 근육

주된 근육: 대퇴사두근(대퇴직근, 외측광근, 내측광근, 중간광근), 대둔근, 가자미근

보조 근육: 햄스트링(반건양근, 반막양근, 대퇴이두근), 중둔근, 소둔근, 비복근

예방 주안점

드롭 점프와 마찬가지로 이 플라이오메트릭운동은 무릎의 적절한 정렬에 초점을 맞출 수 있고 스포츠 특이적인 움직임과 충격에 대해서 훈련할 수 있다는 장점이 있다. 하지만 한쪽 다리만을 이용하기 때문에 점프 동작을 하는 다리의 근육에 더 많은 부하를 가할 수 있어 운동 강도를 높일 수 있고 균형 감각과 무릎의 운동 조절능력도 향상시킬 수 있다.

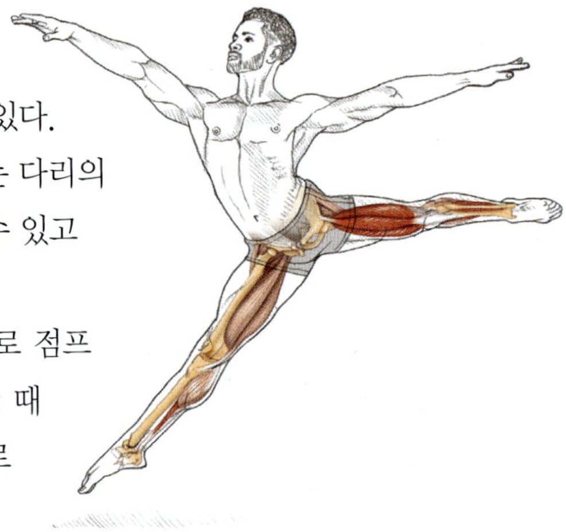

모든 장르의 무용수의 경우 도약, 주테(jetes: 한 발로 점프하여 다른 발로 내리는 동작)나 여러 턴동작을 시행할 때 싱글 레그로의 점프 및 착지가 필요할 수 있다. 모든 장르의 무용수들은 싱글 레그 버티컬 점프를 통해 정렬 유지 능력 및 근력을 향상시키고 부상의 위험을 줄일 수 있다.

변형운동

싱글 레그 버티컬 점프-반복적으로

싱글 레그 버티컬 점프를 연속적으로 수행하는 변형운동은 싱글 레그 버티컬 점프와 같은 방식으로 수행하지만 점프 사이의 회복 기간을 최소한으로 한다. 한번 점프를 하고나서 쉬지 않고 즉시 다시 점프를 한다. 이는 무릎의 운동 조절을 더 요구하게 되며 연속적인 특성은 실제 스포츠에서 벌어지는 운동의 형태와 더욱 비슷하다.

싱글 레그 사이드 투 사이드 홉

싱글 레그 버티컬 점프의 연속적인 형태의 변형운동과 같이 싱글 레그 사이드 투 사이드 홉 역시 연속적으로 수행하는 것이지만 수직으로 점프하는 것이 아닌 측면으로 점프했다가 다시 시작 자세로 돌아오는 것이다. 마커를 12인치(30cm) 간격으로 두고 그 중에 한쪽에 선다. 한쪽 다리를 이용하여 옆으로 점프하여 반대쪽 마커를 향해 뛴 뒤 착지 후 동시에 점프하여 시작 위치로 휴식 없이 돌아온다. 이는 무릎의 운동 조절을 더욱 요구하게 되며 연속적인 특성은 실제 스포츠에서 벌어지는 운동의 형태와 더욱 비슷하다.

사이드 허들 점프 SIDE HURDLE JUMP

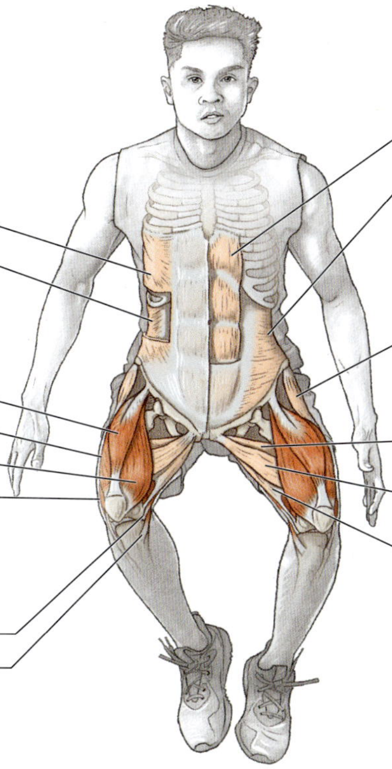

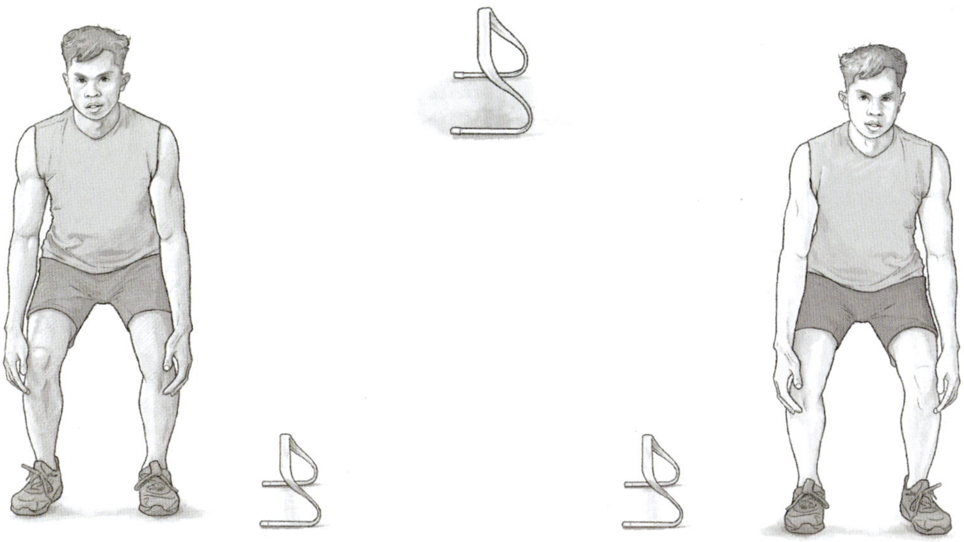

시작 자세 **최종 자세**

(계속)

사이드 허들 점프 *(계속)*

실행

1. 허들의 측면에 어깨 넓이 또는 엉덩이 넓이로 선다.
2. 적절한 무릎의 정렬을 유지하면서 약간 무릎을 구부린 뒤 점프하여 양 다리 모두 허들을 넘는다.
3. 양발로 착지하며 무릎의 정렬을 유지하면서 약간 구부려 충격을 흡수하며 착지한다.
4. 시작 자세로 돌아온 뒤 다시 반복한다.
5. *참고.* 허들의 양측 모두에서 시행할 수 있다.

연관된 근육

주된 근육: 대둔근, 햄스트링(반건양근, 반막양근, 대퇴이두근), 대퇴사두근(대퇴직근, 외측광근, 내측광근, 중간광근)

보조 근육: 고관절 외전근, 고관절 내전근(장내전근, 대내전근, 단내전근), 척추기립근(장늑근, 최장근, 척추근), 복직근, 외복사 및 내복사근, 복횡근

예방 주안점

단측 또는 양측의 하지를 사용하는 사이드 허들 점프는 선수에게 수직 점프와는 다른 형태의 점프, 착지와 관련된 조절 능력을 요구한다. 이러한 형태의 운동은 다양한 스포츠 상황에서 흔하게 필요하지만 미식축구의 러닝백에게 가장 흔하게 나타난다. 이 선수들은 종종 정면을 향해 달리다가 양발로 착지하며 멈춘 뒤 양측 또는 단측 하지를 이용하여 방향 전환을 하게 된다. 사이드 허들 점프를 적절한 자세와 정렬을 유지하며 수행함으로써 선수는 미식 축구 시 방향 전환 동작에 대해서 준비할 수 있다.

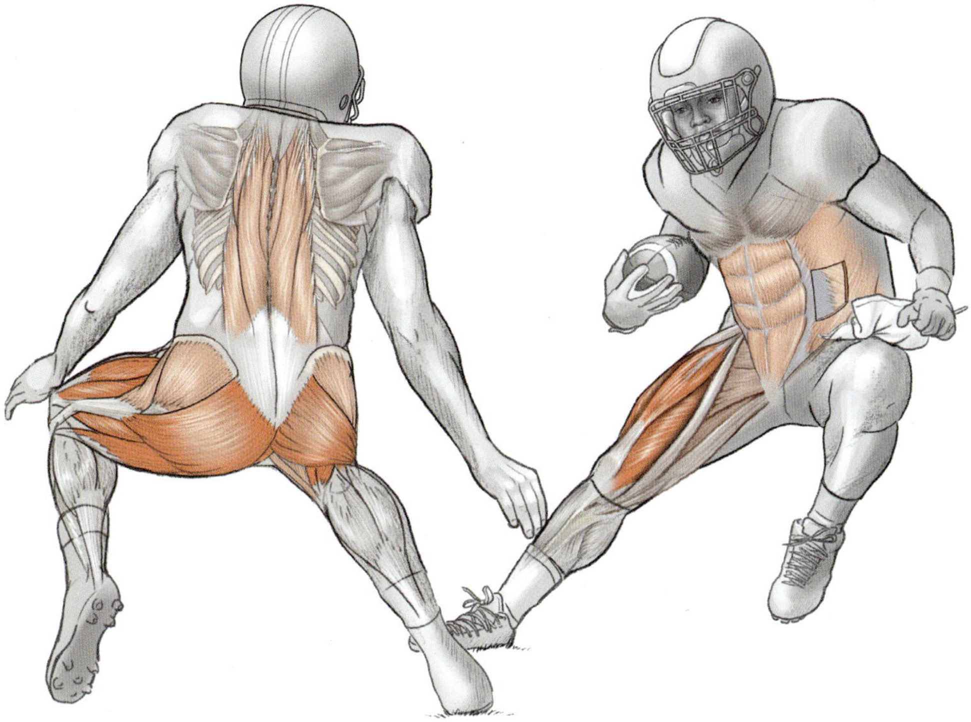

변형운동

사이드 허들 점프-반복적으로

사이드 허들 점프는 연속적인 형태로도 수행할 수 있다. 한차례 점프 후 즉시 허들을 향해(반대 방향으로) 점프를 휴식없이 실시한다. 이는 무릎의 운동 조절을 더 요구하게 되며 연속적인 특성은 실제 스포츠에서 벌어지는 운동의 형태와 더욱 비슷하다.

싱글 레그 사이드 허들 점프

또 다른 흔한 변형운동은 사이드 허들 점프를 단측 하지로 수행하는 것이다. 허들의 측면에 한쪽 다리로 서서 점프하여 동측의 다리로 착지한다. 이는 매우 어려운 운동으로 더욱 높은 수준의 무릎의 조절능력을 필요로 한다. 운동 강도의 증가를 고려할 때 허들의 높이를 낮추는 것이 필요할 수도 있다.

스탠딩 롱 점프 싱글 레그 랜딩
STANDING LONG JUMP TO SINGLE-LEG LANDING

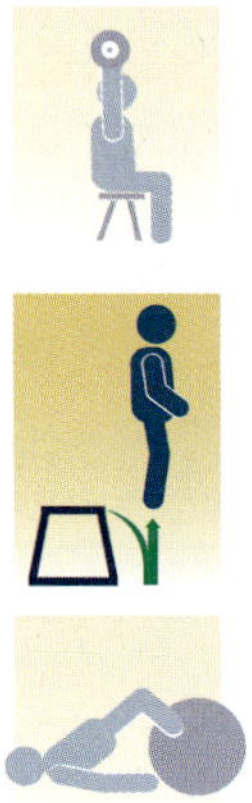

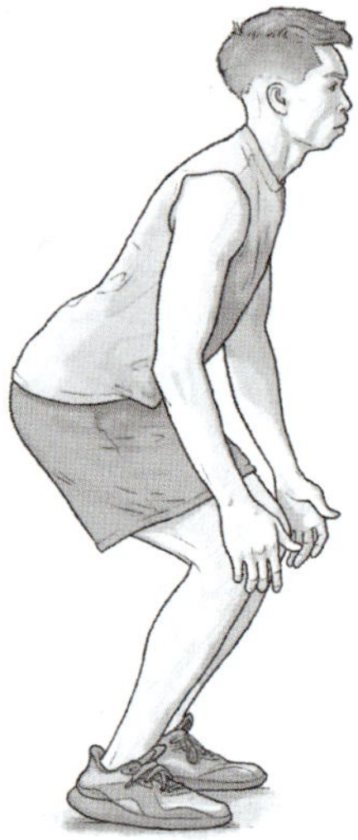

시작 자세

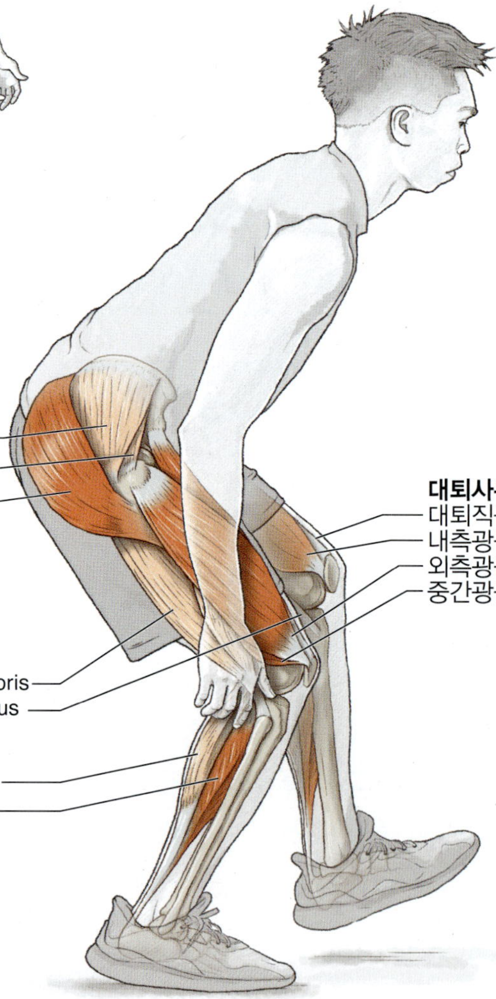

실행

1. 양측의 발을 어깨 또는 엉덩이 넓이로 벌리고 선채로 하프 스쿼트 자세에서 시작한다.
2. 약간 스쿼트 자세로 몸을 낮춘 뒤 즉시 양측 발을 이용하며 양팔의 도움 아래 가능한 최대한의 전방을 향한 점프를 실시한다.
3. 한쪽 발로 착지를 하며 무릎의 적절한 정렬을 유지하면서 무릎을 구부려 충격을 흡수하면서 가능한 부드럽게 착지한다.
4. *참고.* 반복 사이에 충분한 휴식을 취한다.

연관된 근육

주된 근육: 대퇴사두근(대퇴직근, 외측광근, 내측광근, 중간광근), 대둔근, 가자미근

보조 근육: 햄스트링(반건양근, 반막양근, 대퇴이두근), 중둔근, 소둔근, 비복근

예방 주안점

이 점프 운동의 폭발적인 양상은 스포츠와 단거리 질주 시 필요한 상황과 유사하며 싱글 레그를 이용한 착지는 스포츠 시 발생하는 감속 상황과 유사하다. 이에 더해 이 운동은 충격 흡수 및 정렬 유지 능력 등의 적절한 착지 기술을 필요로 한다. 이 두 가지 쟁점은 부상 위험을 낮추는데 중요함이 증명되어왔다. 피겨스케이팅은 싱글 레그를 이용한 착지가 필요한 운동이다. 비록 대부분의 스포츠 활동과 실제 착지하는 지면이 다를 수 있지만, 싱글 레그 착지에서 무릎에 필요한 상황은 대동소이하다. 스탠딩 롱 점프에서 싱글 레그 착지 운동을 피겨스케이팅의 훈련 프로그램에 추가함으로 무릎 부상의 위험을 낮출 수 있다.

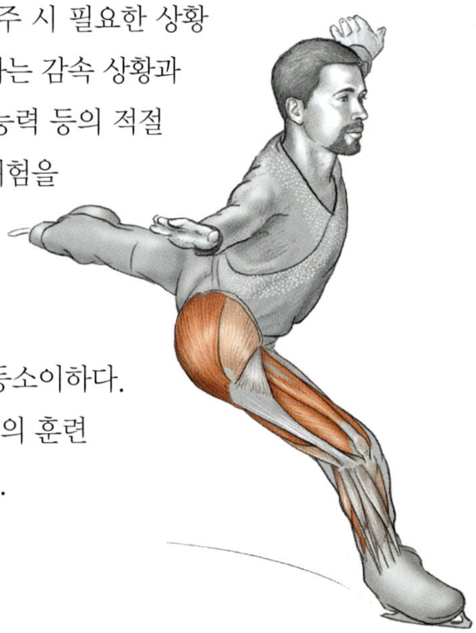

변형운동

스탠딩 롱 점프 후 버티컬 점프

이 변형운동은 앞서 언급한 운동과 비슷하게 시작하지만 양측 하지로 착지하고 그 즉시 수직 점프를 수행한 뒤 다시 양측 하지를 이용하여 충격을 흡수하며 부드럽게 착지하는 것이다.

레그 익스텐션 LEG EXTENSION

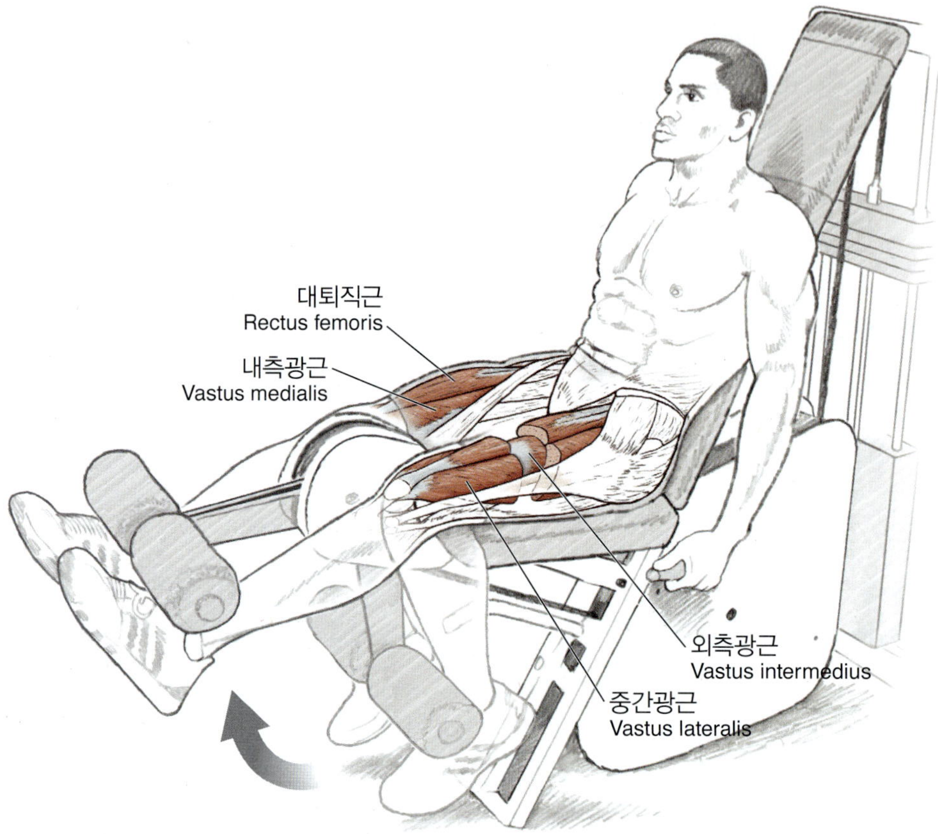

실행

1. 기구의 축과 당신의 무릎의 축을 일치시킨 채로 앉는다.
2. *참고.* 백패드의 조절이 가능하다면 무릎의 정렬을 기구의 축과 맞추기 위해 이를 조절할 수 있으며 엉덩이와 대퇴의 위치를 무릎의 후방이 기구 좌석의 끝에 닿을 수 있도록 조절한다.
3. 발목 전면부를 발목 패드의 아래에 걸어서 고정한다.
4. *참고.* 패드가 조정 가능하다면, 발의 내측과 접촉이 가능하도록 이를 조절한다.
5. 당신의 양측 대퇴부, 하지, 발을 평행하게 유지하면서 무릎이 일직선이 될 때까지 완전히 편다.
6. 천천히 무릎을 구부려 시작 자세로 돌아온다.

연관된 근육

주된 근육: 대퇴사두근(대퇴직근, 외측광근, 내측광근, 중간광근)

보조 근육: 없음

예방 주안점

이 운동의 경우 "기능적"이지 않다는 점과 재건된 전방십자인대에서 전방 전단력으로 인해 이완을 발생시킬 수 있다는 점에서 재활 또는 부상 예방을 위한 운동으로 논란이 있어왔다. 그러나 이는 우리가 아는 운동 중 대퇴사두근을 위한 최적의 운동이다. 이 운동은 스포츠나 일상생활에서 잘 일어나지 않는 움직임을 수행하는 것이기에 기능적이지 않은 것으로 보일 수 있다. 하지만 더 기능적인 운동을 수행하는 것도 가능하지만(예: 백 스쿼트) 대퇴사두근의 사용이 줄어든다. 이는 슬개건에 부하를 견디는 능력을 키우고 반복되는 전방십자인대 손상의 위험을 줄이는데 있어 특히 중요하다. 또한 전방십자인대에 해로운 영향을 미칠 수 있는 전방 전단이 발생할 수 있다는 결론을 내린 연구 역시 제한적이다.

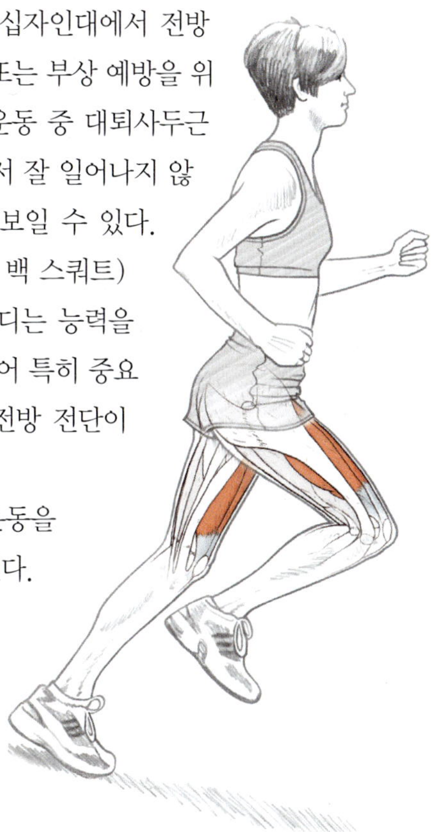

하체를 이용하는 어떠한 스포츠에서도 레그 익스텐션 운동을 포함하는 것이 슬개대퇴 부상의 위험을 줄이는데 도움이 된다. 달리기 선수는 흔하게 슬개대퇴 통증을 경험하는 대표적인 예로, 레그 익스텐션을 수행하는 것이 이득이 될 수 있다. 이는 특히 아래로 경사진 곳을 달릴 때 중요하다. 아래로 달릴 때에 큰 구심성 수축이 제동을 위해 필요하기 때문이다.

변형운동

케틀벨 다리 신전

이 운동은 위에 서술된 레그 익스텐션과 매우 유사하지만 두 가지 큰 차이점이 있다. 이는 한 쪽 다리로 수행하는 운동이고 기구를 이용하는 것이 아닌 케틀벨을 이용하는 저항성 운동이다. 케틀벨 익스텐션을 하기 위해서 의자, 벤치 또는 박스에 앉아 대퇴부를 지지하고 한쪽 발의 발가락에 케틀벨을 걸어 고정한다. 앉은 자리와의 접촉을 유지한 채 당신의 무릎을 일직선이 될 때까지 편 뒤 천천히 시작 지점으로 돌아온다.

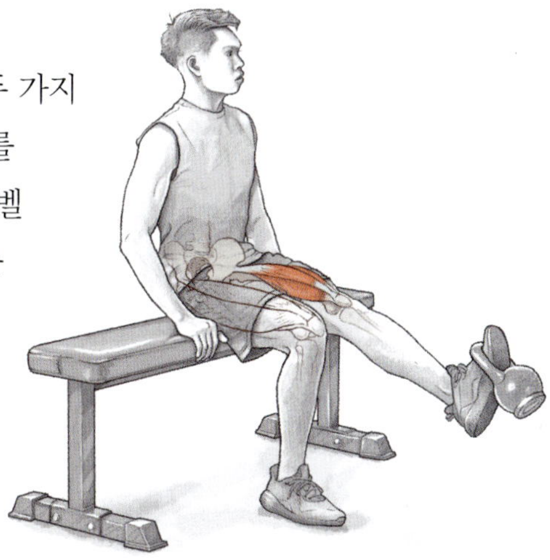

노르딕 대퇴사두근 운동

종종 리버스 노르딕이라 불리는 노르딕 대퇴사두근 운동은 햄스트링 운동의 반대로 수행하는 것으로 이름에서 알 수 있듯이 햄스트링이 아닌 대퇴사두근에 초점을 맞추어 수행한다.

운동을 수행하기 위해 바닥에 무릎을 대는 자세에서 시작한다. 무릎에서 어깨까지 일직선을 유지하면 무릎을 굴곡시켜 몸을 후방으로 기울인다. 내려가는 동안 당신은 전방 대퇴의 신장을 느낄 수 있다. 최대한 뒤로 몸을 기울인 뒤 다시 시작 자세로 돌아가기 위해 대퇴사두근을 수축시킨다.

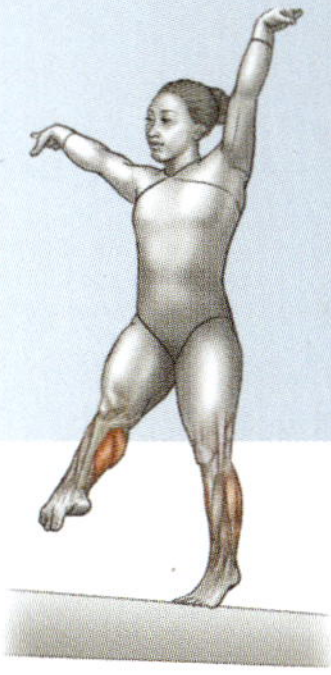

9

다리, 발목 그리고 발
LEG, ANKLE, AND FOOT

다리, 발목, 그리고 발은 해부학적으로 세 개의 별개의 구역으로 그들 사이에 상당한 중첩과 상호작용이 있다(그림 9.1). 각각의 영역과 관절은 특정 근육과 관절 고려사항과 함께 논의될 것이다.

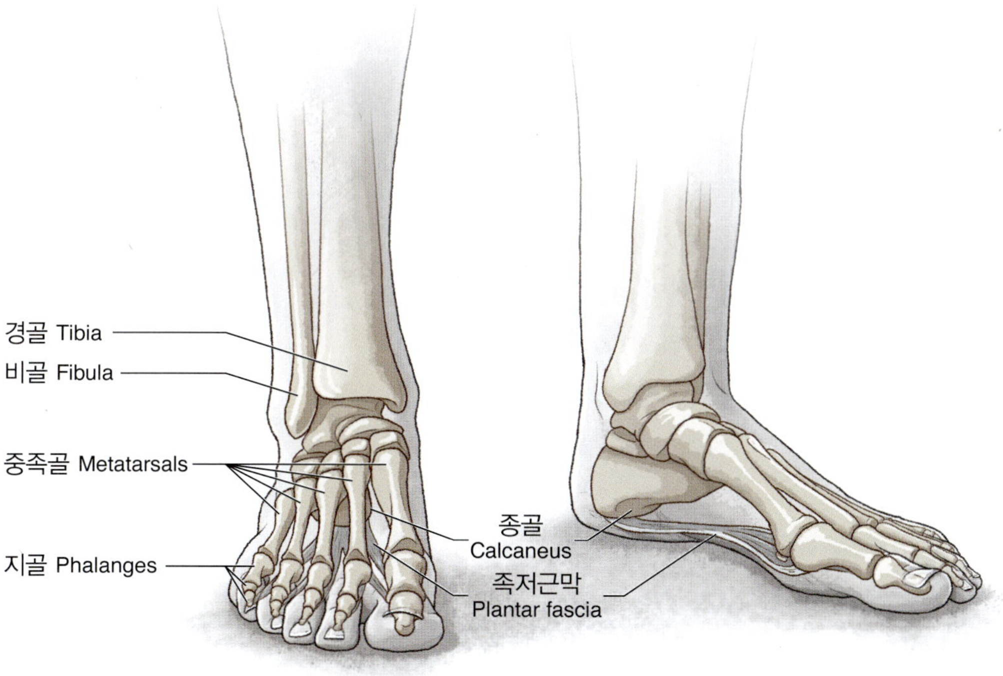

그림 9.1 다리, 발목, 그리고 발의 해부학.

다리 LEG

다리는 무릎과 발목관절 사이에 있는 하지의 아래 부분이다. 비록 전체 하지가 다리(leg)라고 불리지만, 오직 무릎과 발목관절 사이만 해부학적으로 다리(leg)이다. 경골과 비골은 다리의 뼈이고, 경골은 다리뼈 중에서 체중지지를 우선적으로 하는 뼈이다. 위쪽으로, 경골은 대퇴골의 관절융기와 마주 —관절을 형성— 하고(7장과 8장) 아래쪽으로 거골(이 장에서 다루어질 것)과 마주한다. 비록 이것이 작은 무게만 견딜지라도, 비골의 주된 역할은 다리 근육들에게 부착부위를 제공해 주는 것이다. 다리는 세 부분으로 —전방, 외측, 그리고 후방— 각각의 다른 근육들과 구조들로 나뉠 수 있다.

전방 부위는 네 개의 근육이 있고 각각 발목관절에서 발의 족배굴곡과 발가락의 신전과 연관된다(그림 9.2).

- *전경골근.* 이 근육은 경골의 가쪽면 위쪽 절반에서 기시해서 첫 번째 중족골 바닥과 내측 설상골에 정지한다. 주된 기능은 발목관절에서 발의 족배굴곡이지만, 이것은 또한 발을 내번 시킨다. 다른 근육들이 이 기능을 돕지만, 전경골근이 족배굴곡과 발을 내번시키는 주된 근육이다.

- *장지신근.* 이 근육은 전경골근 바로 가쪽에 위치하고 네 개의 힘줄을 가지고 있고, 이 힘줄들은 가쪽 네 개의 발가락으로 나뉘어진다. 경골의 가쪽 관절융기와 비골의 전면부의 위쪽 1/3에서부터 기시하는 장지신근은 중간과 원위부 외측 4개의 발가락 지골들에 부착한다. 이름에서 알 수 있듯이, 이 근육은 발가락을 신전시킨다. 이 근육이 앞 쪽에 있기 때문에, 이 근육은 또한 발목의 족배굴곡도 보조한다.

- *제삼비골근.* 이 근육은 비골의 앞쪽 면의 아래쪽 1/3에서 기시해서 다섯 번째 중족골 바닥면에 정지한다(위쪽). 이 근육이 족배굴곡을 보조하지만, 제삼비골근의 주된 기능은 발목에서 발의 외번이다.

- *장무지신근.* 이 근육은 비골의 앞쪽 면의 중간에서 기시해서 엄지의 원위지 골바

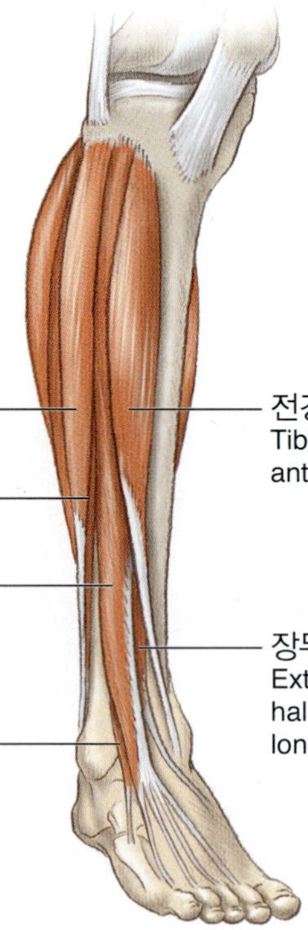

그림 9.2 다리의 전방 근육.

닥면에 정지한다. 주된 기능은 엄지의 신전과 과신전이지만, 발의 족배굴곡도 보조한다.

다리 외측에는 오직 두 개의 근육만 있는데, 두 개 모두 발을 외번시킨다. 두 근육은 외측 복사뼈에서 뒤쪽에 위치한다; 이러한 위치 때문에 두 근육은 족저굴곡(발이 아래를 향하는) 또한 보조한다(그림 9.2).

- *단비골근.* 이 근육은 비골의 외측 아래쪽 2/3에서 기시해서 다섯 번째 중족골의 바닥면과 외측 조면에 정지한다.

- *장비골근.* 이 근육은 비골의 외측면 위쪽 2/3와 머리에서 기시해서 첫 번째 중족골과 내측 설상골에 정지한다(첫 번째 중족골 뒤에 위치하는); 이러한 정지점은 전경골근의 근처에 있다.

다리의 뒤쪽 부분은 여러 개의 근육이 있다. 세 개의 근육은 조금 더 표면에 있고 두 번째 그룹에 있는 세 개의 근육은 뒤쪽 다리 근육 중에 더 깊게 있다(그림 9.3).

- *비복근.* 이 근육은 뒤에 있는 근육 중 가장 표면에 있고, 두 개의 갈래가 있다: 외측갈래는 대퇴골의 외측관절융기의 외측면에서 기시하고 내측갈래는 대퇴골의 오금쪽(무릎의 뒤쪽)과 대퇴골의 내측관절융기의 위쪽에서 기시한다. 두 개의 갈래는 종아리로 내려가면서 절반도 지나지 않아서 하나의 근육을 형성하고, 더 넓고 평평한 힘줄로 아킬레스건을 통해 뒤쪽에 있는 종골에 정지한다. 비복근의 주된 기능은 발목에서 발의 족저굴곡이다. 이 근육의 무릎에서의 독특한 근위부 기시점 때문에, 무릎의 굴곡 또한 보조한다. 그러나, 두 개의 관절을 지나는 어떠한 근육도 두 관절에서 최대한의 역할을 동시에 하려고 할 때 상당한 불이익이 있다, 그러므로, 족배굴곡을 최대로 하기 위해서는, 비복근은 무릎을 굴곡시키지 않아야 한다.

- *가자미근.* 물고기의 이름을 딴, 이 근육은 비골두의 후방면과 비골 후방면의 상부 1/4, 경골의 가자미근선, 그리고 경골의 내측면에서 기시한다. 비복근과 같이, 아킬레스건을 통해 뒤쪽 종골에 정지한다. 다리에서 가장 큰 근육으로, 가자미근은 매우 강한 근육이고 비복근과 함께 발목에서 발의 족배굴곡을 시킨다.

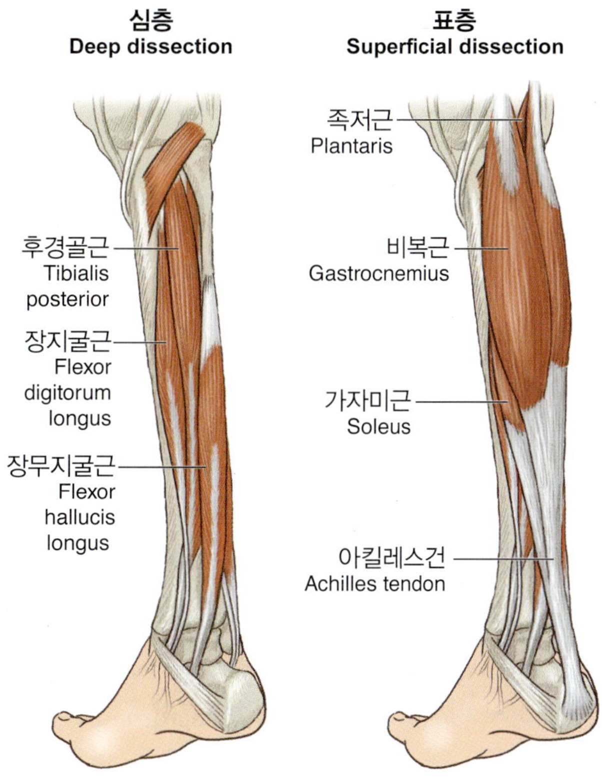

그림 9.3 다리의 후방 근육.

• *족저근.* 이 작은 근육은 대퇴골의 외측관절융기의 상부와 비복근의 외측두에서 기시해서 아킬레스건의 정지점 바로 위쪽 종골의 후방에 정지한다. 이 근육이 손상 받을 수 있음에도 불구하고, 족저근은 주로 고유수용성 기관으로 역할을 하고 약간의 족저굴곡의 능력을 갖는다.

• *장무지굴근.* 이 깊은 근육은 비골의 후방면 아래쪽 2/3에서 기시하고 엄지의 지골과 두 개의 종자골에 정지한다; 이 유동적인 뼈들은 힘줄의 양쪽에 놓여있는데, 힘줄이 첫 번째 중족골 머리를 통과할 때 이것을 보호하기 위해서이다. 장무지굴근은 엄지를 굴곡하고 발목에서 발의 제한된 양의 족저굴곡을 제공한다.

• *장지굴근.* 이 깊은 근육은 경골의 후방면과 가자미근의 기시점 아래에서 기시해서 외측 네 개의 발가락의 원위 지절골 바닥에 정지한다(즉, 발가락 2–5). 이것은 발가락을 굴곡한다.

• *전경골근.* 이 깊은 근육은 비골과 경골의 후방면에서 기시하고 주상골 결절, 설상골, 입방골, 그리고 2–4번째 중족골의 바닥면에 정지한다. 이 근육의 주된 기능은 발의 (특히, 족저굴과 동안) 회외와 내번이고, 발목에서 발의 제한된 양의 족저굴곡을 제공한다.

일상생활과 스포츠활동 중 이러한 근육의 과사용 때문에, 다리의 가장 흔한 손상들은 근육 또는 힘줄을 포함한다. 이러한 근힘줄 구조물들은 매일 수 천번 사용되고, 운동선수에게서 이 숫자는 더 증가하게 된다.

종아리 좌상 Calf Strain

비복근과, 가자미근, 그리고 족저근의 좌상은(묶어서 종아리 좌상이라고 불림) 빠른 속도로 달리기와 장거리 달리기, 그리고 급격히 가속과 감속을 포함하는 스포츠에서 발생한다. 가자미근의 손상이 덜 알려졌을지라도(Draghi et al. 2021), 이 부위의 좌상은 비복근의 내측도 또는 아킬레스건의 근힘줄 접합부위와 같이 흔하게 일어난다. 비복근은 슬괵근과 대퇴직근과 같이 두 관절 근육이다; 이 근육이 두 개의 관절에 기능을 하고 급격한 변화를 겪기 때문에, 손상에 더 취약할 수 있다. 종아리근육 좌상을 더 많이 겪는 운동선수들은 테니스, 미식축구 그리고 달리기를 주로 하는 선수들이다. 가끔, 많은 사람들은 뒤쪽 다리에서 '퍽(pop)' 하는 것을 느낄 것이다. 이것은 때로 테니스 다리로 불리고, 비록 이것이 보편적으로 족저근의 손상으로 생각될지라도(Powell 1883), 이것은 비복근의 내측두의 좌상에 조금 더 가깝다(Harwin and Richardson 2016).

아킬레스건병증 Achilles Tendinopathy

아킬레스건은 꽤 크고 비복근과 가자미근을 종골에 연결시킨다. 이것의 크기는 두 근육이 큰힘을 저항할 수 있게 하고 두 근육에서 발과 발목으로 힘을 전달하는 중요한 역할을 수행한다. 이 힘줄의 자극은 반복적인 에너지 보관 및 방출에 의해 발생하는 흔한 손상이다. 많은 사람들이 이것을 *아킬레스건염(tendinitis)*이라고 부를지라도, 이것은 오해의 소지가 있는 단어이다: 8장에서 슬개건(patellar tendon)과 함께 언급되었듯이, 손상된 힘줄 안에서 보이는 염증은 독특하고 전형적인 염증반응과는 다르다. 아킬레스건병증의 50% 이상은 건의 중간 주변에서 발생하고, 일부는 —50%— 종골 부착부위에서 발생한다(De Jonge et al. 2011). 최근 연구에서는 아킬레스건 통증에 대해서 족저근의 기여가 나타나고 있다(Olewnik et al. 2017). 종아리근육의 강하고 반복적인 수축을 요구하는 활동들은(예: 달리기, 농구, 축구, 미식축구) 좀 더 아킬레스건병증과 더 연관되는 것 같다.

정강이부목 Shin Splints

종아리 근육 좌상과 아킬레스건병증이 후방에 발생했을지라도, 통증은 다리의 앞쪽과 안쪽으로 일반적으로 방사되어 *정강이부목(shin splints)*으로 이어진다. 정강이 부목은 다음 구조물들과 연관된다:

- 전경골근
- 후경골근
- 장무지굴근
- 장지굴근
- 경골몸통
- 경골막

정강이 부목과 관련된 의학적 진단은 *내측정강스트레스증후군*이다. 보통, 가장 흔하게 연관되는 구조물은 전경골과 후경골근이다. 운동선수의 발이 땅에 닿을 때 후경골근은 회내의 속도를 줄여주는 역할을 한다(발의 외번, 족배굴곡, 그리고 외전의 결합); 이 근육의 충분한 훈련 없이 반복된 착지는 손상을 유발할 수 있다. 경골이 관여할 때는 골막의 자극으로 시작할 수 있으며 치료하지 않을 경우 스트레스 골절로 진행될 수 있다. 달리기나 점프와 착지를 반복하는 운동(예: 춤)에서 가장 흔하며, 일반적으로 너무 적은 훈련으로 너무 많은 활동을 함으로써 발생하는 과도한 부상이다. 이 진단에는 여러 개의 치료법이 있지만, 예방이 — 후경골근과 같은 특정 근육의 잘 짜여진 훈련과 스트렝스닝 — 최선이다.

발목 ANKLE

발목관절은 다리와 발이 포함되며 세 개의 뼈에 의해 형성된다: 다리의 경골, 비골 그리고 발의 거골. 경골과 비골은 두 개의 뼈 사이에 있는 여러 개의 인대와 골간막에 의해서 연결되어 있다(그림 9.4). 원위부에서, 이것들은 *장부구멍*이라고 알려진 브라켓과 같은 소켓을 형성한다. 발의 거골은 경골과 비골에 의해 형성된 장부구멍과 관절한다. 발목의 주된 움직임은 족배굴곡과 족저굴곡, 그러나 내번과 외번 또한 나타난다. 이러한 두 가지 움직임들은 발목관절에서 큰 손상을 만드는 원인이 된다.

외측으로, 발목은 세 개의 분리된 인대에 의해 안정성을 제공받는다: 전방 그리고 후방 거비인대 그리고 종비인대(그림 9.4). 이 인대들은 내번 스트레스를 저항한다. 내측으로, 발목은 튼튼한 삼각인대에 의해 안정성을 제공받는다. 네 개의 분리된 인대들로 구성되는데, 경골과 발을 연결하는 삼각형을 형성한다(특히, 주상골, 종골, 그리고 거골). 이 내측인대 그룹은 외번 스트레스를 저항한다.

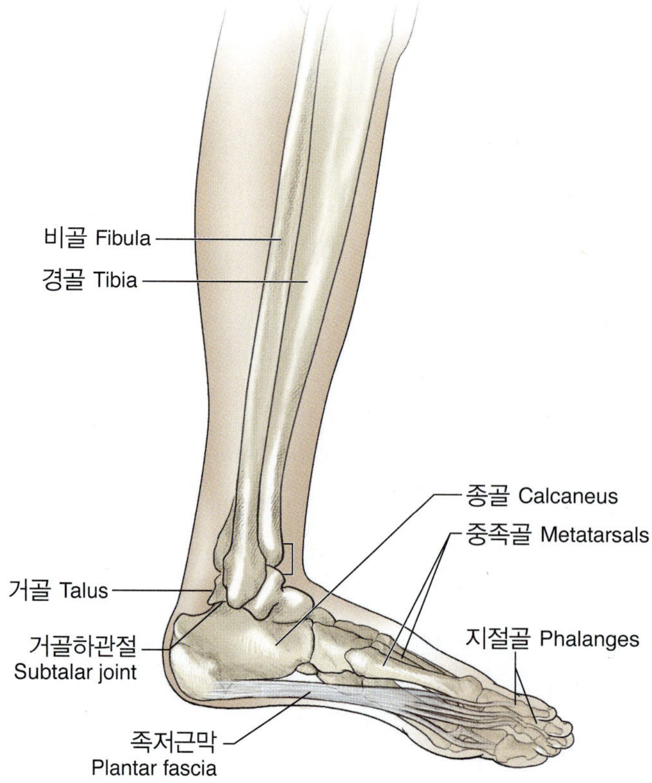

그림 9.4 발목관절 해부학.

발목의 뼈와 인대 구조물이 손상을 방지할 수 있어 보일지라도, 이 관절은 스포츠에서 가장 흔하게 손상되는 곳 중 하나이다. 그래서, 손상위험을 줄이기 위해 추가적인 관심이 필요하다.

발목 염좌 Ankle Sprain

발목 염좌는 — 정도에 따라 grade Ⅰ, Ⅱ, 또는 Ⅲ 인대 손상 — 스포츠에서 가장 흔한 손상 중 하나이고(Fong et al. 2007), 아래 세 가지 방법에 의해 발생할 수 있다:

- *내번 염좌.* 발목 염좌의 가장 흔한 유형이고 과도한 내번과 함께 발생한다; 너무 흔해서 일반인들 중 70%에서 일생 중 내번 발목 손상을 경험한다고 한다(Hiller et al. 2012). 이 손상은 세 개의 외측 인대를 포함한다: 전거비인대(가장 흔한 손상), 종비인대, 그리고 후거비인대. 내번 발목 염좌는 흔히 농구나 축구, 발리볼, 미식축구와 같은 스포츠에서 빠르게 방향 전환을 할 때 발생한다. 내번 염좌의 과거력은 이 손상의 가장 큰 위험요소이다.
- *외번 염좌.* 내측 발목 인대는 — 삼각인대 — 강하고, 과한 외번과 함께 손상 받을 수 있다.
- *경비결합 염좌.* 이것은 높은 *발목 염좌*로 불리고 원위부 경비 결합을 포함한다. — 경골과 비골 사이 섬유 관절 — 그리고 원위부에 있는 경골과 비골 사이 다른 인대들도 포함한다. 경비결합 염좌가 모든 방향의 발목 움직임과 함께 발생할지라도, 가장 흔한 방향은 거골의 과도한 외회전 또는 족배굴곡이다. 이 손상은 미식축구, 아이스하키, 스키, 그리고 레슬링에서 흔하다(Nussbaum et al. 2001).

발 FOOT

발은 여러 개의 구역으로 나뉠 수 있지만, 가장 흔한 구분은 후족부, 중족부, 그리고 전족부이다. 후족부는 발목관절의 바로 원위부에 있고 거주상골 관절과 종졸-입방골 관절에서 멈춘다(종종 *횡족근관절*이라 불린다). 후족부의 뼈는 거골과 종골이다. 중족부는 횡족근관절에서 시작하고 중족골이 시작하는 곳에서 멈춘다. 이것은 흔히 *족근중족골(TMT)* 관절로 불린다. 중족부에는 여러 개의 관절이 있지만, 제한된 움직임만 제공한다. 중족부의 다섯 개의 뼈는 주상골, 입방골, 그리고 내측, 중간, 그리고 외측 쐐기뼈이다. 발 전방부에는 다섯 개의 중족골이 있고, 두 개의 종자뼈, 그리고 14개의 지골들이 있다. 네 개의 작은 발가락은 각각 근위부, 중간, 그리고 원위부 지골을 가지고 있고, 잡기와 균형을 잡는 능력을 향상시킨다. 그러나, 가장 큰 발가락은 근위부와 원위부 지골만 있고 뻣뻣함을 제공하는데, — 엄청 뻣뻣하지는 않음 — 이는 걷거나 뛰거나, 단거리 달리기에서 추진력을 제공한다.

발의 뼈는 세 개의 아치를 형성한다: 내측 종아치, 외측 종아치, 그리고 횡아치. 아치들은 착지, 달리기, 그리고 걷기 동안 발생하는 충격을 흡수하는 것을 도와준다. 게다가, 그들은 유연하기 때문에, 발이 비 평지에 적응하는 것을 가능하게 한다. 이 아치들은 뼈에 의해서 수동적으로 지지 되지만, 또한 다양한 인대와 족저건막에 의해서 지지된다(흔히 *족저근막*이라고 불린다 - 그림 9.1). 아치의 능동적인 지지와 움직임은 여러 개의 작은 내재근들에 의해서 발생한다.

회내와 회외

책과 의료 전문가들이 많은 관심을 기울이는 두 발과 발목의 움직임에 대해 특별한 언급을 해야 한다: 회내와 회외. 회내는 세 개의 면에서(관상면, 횡단면, 그리고 시상면) 일어나는 종골과 발의 협응된 움직임이다. — 종골의 외번, 발 전반부의 외전, 그리고 발목의 족배굴곡. 회외는 기본적으로 회내의 반대이고 또한 세 개의 면의 움직임을 포함한다. — 종골의 내번, 발 전반부의 내전, 그리고 발목의 족저굴곡. 회내와 회외는 정상적인 움직임이고 손상이나 비정상적인 움직임을 의미하지 않는다. 걸을 때와 스포츠 활동 중(달리기, 스프린트, 점프, 그리고 착지를 포함하는) 발은 두 가지의 중요한 기능을 가지고 있다. 첫 번째는 지면 접촉 후 신체의 나머지 부분이 경험하는 충격을 줄이면서 지면의 변화에 발을 조정하는 것이다. 회내; 이러한 협응 없이, 운동선수들은 다른 하체 손상의 위험에 놓이게 된다. 그러나, 충격 흡수와 지면에 적응하는 것 뿐만 아니라, 발은 하지의 근육으로부터 오는 힘을 push-off 동안 추진력을 생성하기 위해 전달해야 한다. 이것을 위해, 발은 단단한 지렛대 역할을 해야 한다. 회외; 이 움직임 없이, 발과 다리의 근육들은 효율성을 잃고 땅으로 전달하는 대신 하중을 흡수함으로써 손상위험이 발생한다.

발 전체에는 많은 작은 근육들이 있다. 이 근육들은 발가락을 움직이고 발을 안정화 시킨다. 그 근육들이 발 안에서 기시하고 정지하기 때문에(즉, 발목의 근위부 말고), 이 근육들은 발의 *내재근*으로 불린다(그림 9.5). 이 근육들 중 두 개는 발의 가장 위쪽에 위치하고 (단무지신근 그리고 단지신근), 그리고 10개의 근육이 발의 발바닥면에 위치한다. 이 발바닥 근육들은 발가락의 외전, 내전, 그리고 굴곡을 시킨다(표층부터 심부까지): 무지외전근, 단지굴근, 소지외전근, 족저방형근, 충양근, 단무지굴근, 소지굴근, 무지내전근, 족저골간근, 그리고 족배골간근.

타고난 가동성과 일상생활과 스포츠활동에서의 중요한 역할 때문에, 여러 손상들이 발에서 발생한다. 가장 흔한 것은 표층 결합조직, 족저근막이다.

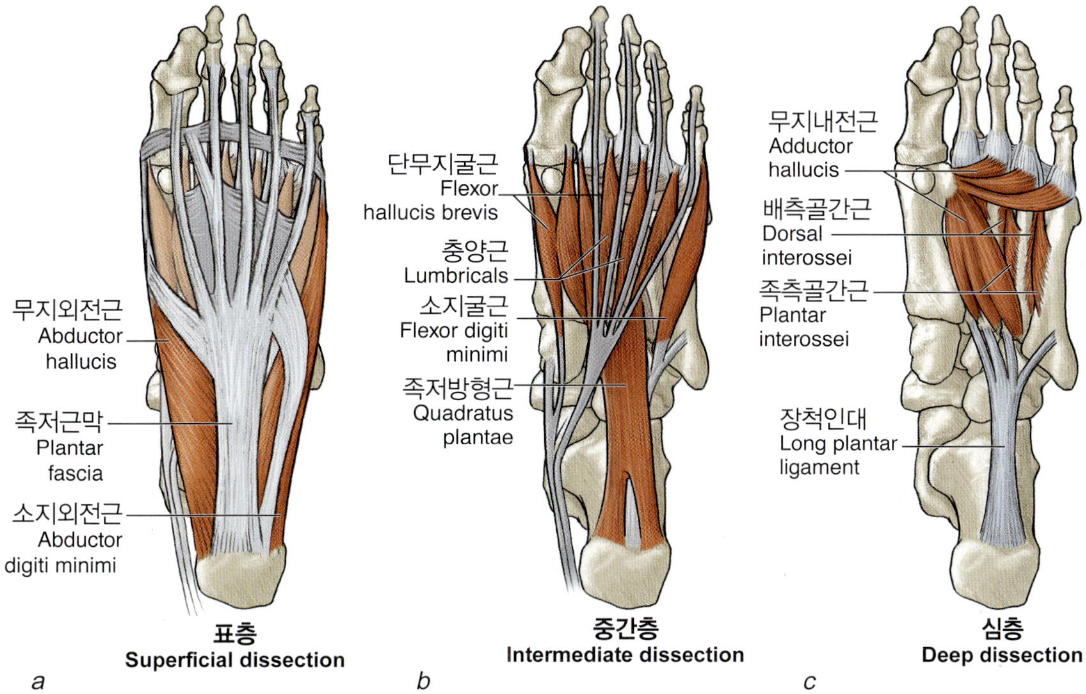

그림 9.5 발의 내재근들: (a) 표층: (b) 중간층: (c) 심층

족저근막염 Plantar Fasciitis

족저근막염은 내측종골결절부위 족저근막 기시점에서 시작하는 고통스러운 자극이다. 외상일 가능성이 있지만, 과사용 손상이 좀 더 흔하고 장거리 달리기 선수나, 축구선수와 같이 달리기를 많이 하는 운동선수에게서 많이 발생한다. 그러나, 연구결과는 혼합된다. 몇몇의 연구에서는 관련이 있다고 나오고(Aranda and Munuera 2014) 그리고 다른 연구에서는 관련이 없다고 나온다(Landorf et al. 2021).

힐 레이즈
HEEL RAISE

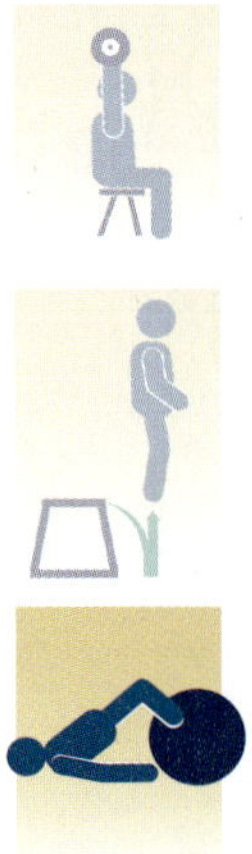

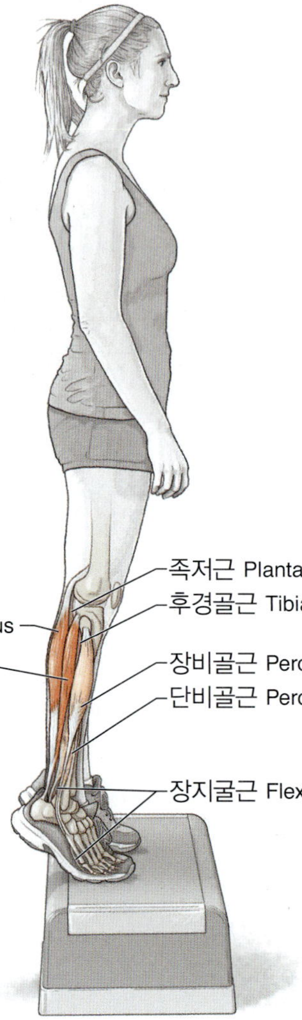

실행

1. 발볼을 계단 가장자리에 위치시킨 상태에서, 발과 다리를 서로 평행하게 하고 무릎을 곧게 세운다.
2. 뒤꿈치를 발판 아래로 내려서 편안한 스트레칭을 시킨다.
3. 무릎을 편상태를 유지하고 발을 평행하게 두고, 발과 발목을 족저굴곡 시켜서 발가락 위로 선다.
4. 뒤꿈치가 천천히 내려와서 시작 자세로 돌아온다.
5. *Note*: 발목이 밖으로 돌아가는 것을 방지한다.

연관된 근육

주된 근육: 비복근, 가자미근

보조 근육: 족저근, 후경골근, 장지굴근, 장무지굴근, 장비골근, 단비골근

예방 주안점

발목 족저굴곡근은 수많은 스포츠 활동에 포함된다. 순간적으로 힘을 내는, 점프, 단거리달리기, 그리고 방향 전환을 포함한다. 게다가 감속할 때나 착지할 때 힘을 흡수하기 위해 편심성으로 수축한다. 이 근육들을 타겟팅 해서 운동을 함으로써, 족저굴곡근(특히, 비복근과 가자미근)과 아킬레스건을 더 나은 상태로 만들어서 앞서 말했던 스트레스를 잘 견뎌내도록 만든다.

체조선수들은 몇 개의 동작 안에서 발가락으로 설 때가 있다. 텀블링 패스를 하는 동안 점프를 하고, 도마 위를 질주하고, 밸런스 빔을 켜고, 모든 기구에서 내리는 것은 발뒤꿈치 상승과 관련된 근육을 포함한다. 목표가 조절, 추진, 심지어 편심성 기능이든(착지처럼), 발뒤꿈치 올리기를 수행하는 것은 뒷다리 근육과 힘줄을 강화하고, 이러한 유형의 움직임을 견딜 수 있도록 발과 발목의 다른 구조물을 준비하고, 발과 발목 부상의 위험을 줄이는 데 도움이 된다.

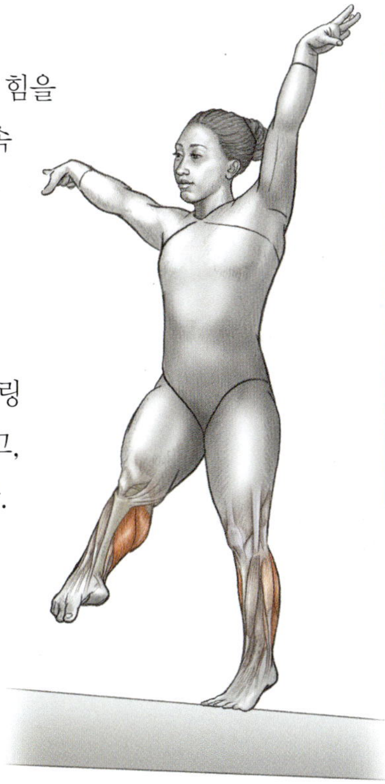

변형운동

싱글 레그 힐 레이즈

이 운동은 뒤꿈치 올리기와 같은 방법으로 수행되지만, 싱글 레그로 수행한다. 싱글 레그만 오직 사용함으로써, 싱글 레그 힐 레이즈는 기본 뒤꿈치 올리기보다 조금 더 강하고 어렵다.

시티드 힐 레이즈

시티드 힐 레이즈는 뒤꿈치 올리기와 같은 방법으로 수행되지만, 앉은 자세이다. 의자에 앉아서(또는 특별한 시티드 힐 레이즈 기계에서) 양쪽 넙다리가 평행하게 하고, 무릎을 90° 구부리고, 그리고 발볼을 가장자리에 올린다. 추가적인 무게를 넙다리 위해 큰 저항을 위해 올려도 된다. 뒤꿈치가 발판보다 아래로 내려가게 해서, 편안하게 스트레칭 시킨다; 최대한 발과 발목을 족저굴곡시키고, 뒤꿈치를 다시 천천히 시작 자세로 돌아온다. 무릎을 90°를 구부려 앉음으로써, 비복근이 활성화되는 것을 억제하고 가자미근이 주된 근육으로써 사용되는데, 이는 특히 달리기 활동에 중요한 운동이다.

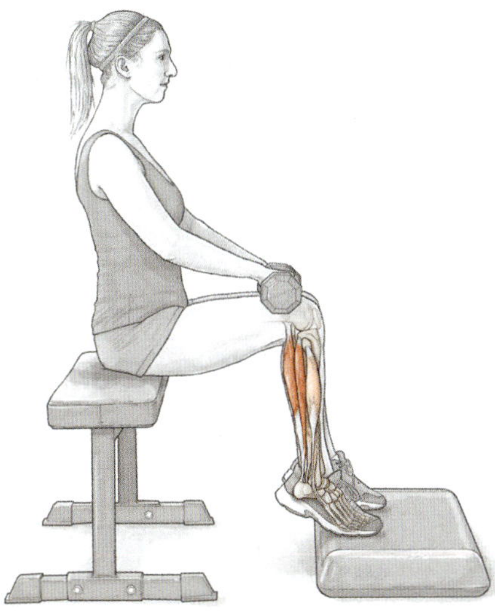

포고 POGO

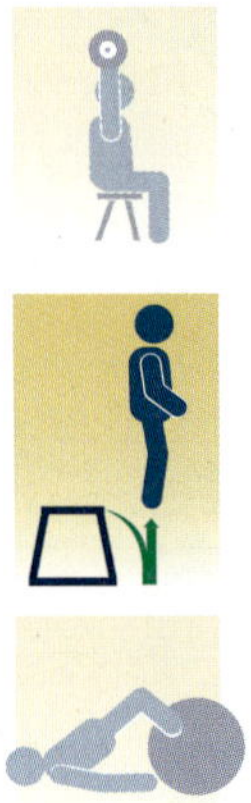

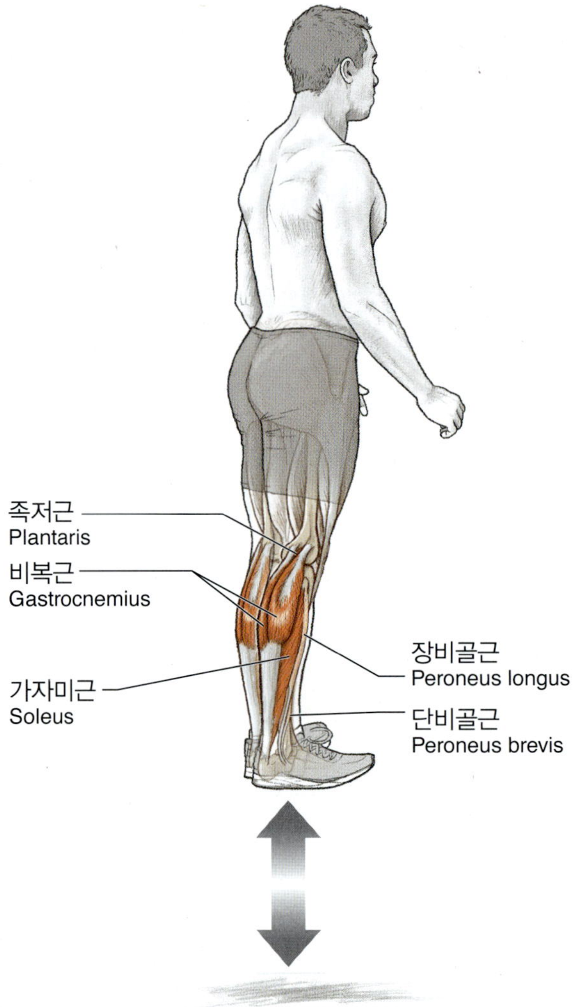

실행

1. 편안하게 발을 어깨와 골반 넓이로 벌리고 바로 선다.
2. 팔과 어깨를 사용해서 동작을 보조하고, 오직 아래 다리만 사용해서 점프를 한다. 약간의 무릎 굴곡과 신전이 나타날 수 있지만 발목과 발의 족저굴곡을 주로 사용해야 한다.
3. 공중에 뜨면, 발목을 족배굴곡 시킨다.
4. 발 전체로 착지하고, 즉시 다시 점프하는데, 대부분의 움직임은 발목과 발에서 나와야 한다.
5. *Note*: 움직임 탄성을 최대화하기 위해, 발이 잠긴 위치를 전체적으로 유지하여 견고한 접촉과 빠르고 탄력적인 이륙을 보장한다. 수평 및 측면 움직임을 최소화해야 한다 (앞 그리고 뒤로 또는 옆으로의 이동).

연관된 근육

주된 근육: 비복근, 가자미근

보조 근육: 족저근, 후경골근, 장지굴근, 장무지굴근, 단비골근, 대퇴사두근 (대퇴직근, 외측광근, 내측광근, 중간광근)

예방 주안점

포고 운동(pogo exercise)은 여러 가지 이점들이 있다. 주된 목적 중 하나는 착지와 땅에서 발을 뗄 때 발목과 무릎 그리고 고관절에서의 능력을 향상시키는 것이다. 게다가, 이 운동은 힘을 지면 아래로 유도하는 데 도움이 된다; 이 임팩트는 (그리고 지면반발력) 우리 몸이 배워야 할 중요한 자극이다.

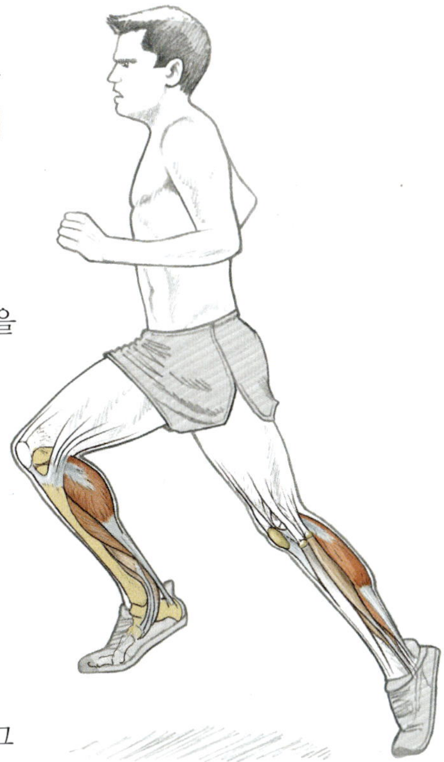

포고 운동은 반복적인 깡충 뛰기(hops)와 함께 발목과 발을 타겟으로 함으로써 무릎과 고관절 대신에 근육과 힘줄이 준비하는 데 도움을 준다. 게다가, 선수에게 이 운동 중 발이 떠있는 동안 족배굴곡을 시키는 것은 스프린트에서 "발을 들어주는(toes up)" 동작을 강화시켜준다.

변형운동

싱글 레그 포고(Single-Leg Pogo)

이 운동은 포고와 같은 방법으로 수행된다. 그러나 싱글 레그로 실시된다. 편안하게 선 자세에서 한쪽 다리의 고관절을 굴곡시키고 발목을 족배굴곡시킨다. 무릎은 고관절 높이로 하고 뒷꿈치를 지지하는 쪽 무릎에 얹는다. 팔과 어깨를 사용해서 위로 움직임을 만들고, 한쪽 다리만 사용해서 점프한다. 발바닥 전체를 이용해서 착지하고, 바로 다시 점프한다. 대부분의 움직임은 발목과 발관절에서 나와야 한다.

스킵 SKIP

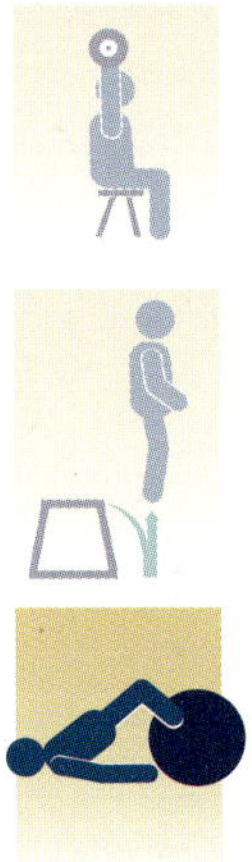

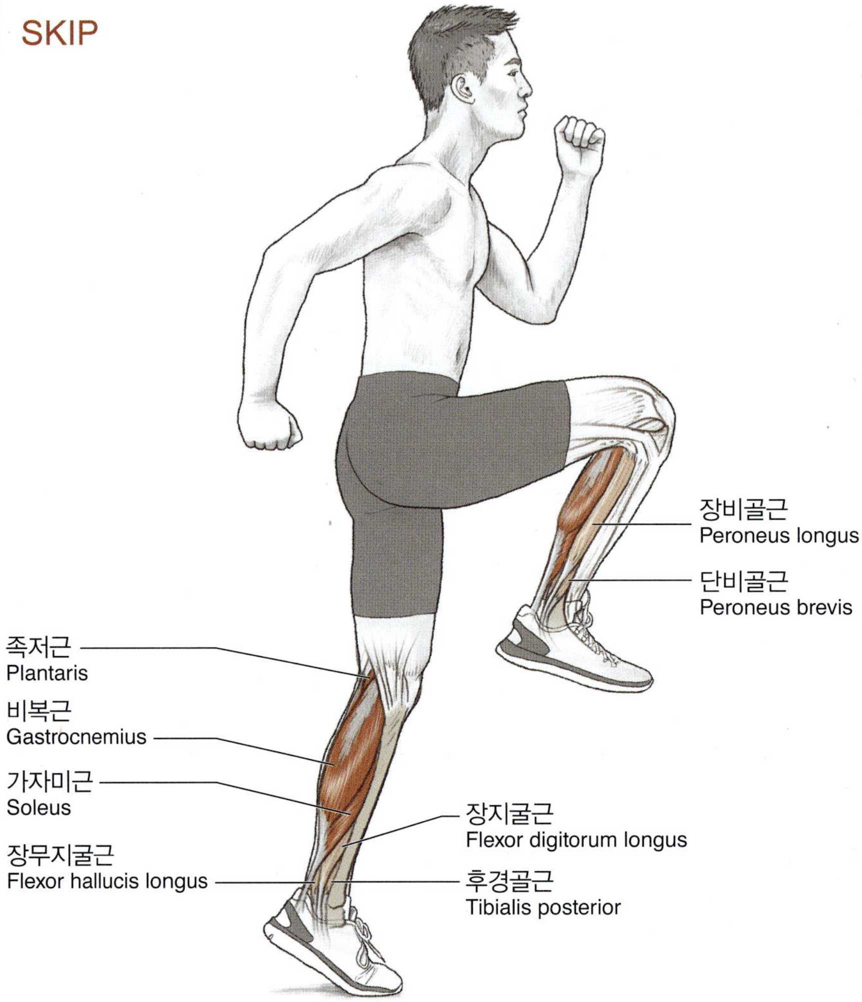

실행

1. 한쪽 다리의 고관절과 무릎관절을 대략 90° 들어 올린다.
2. 한쪽 다리로 점프하면서 교차 움직임을 만들고 앞으로 나아간다. 자유로운 다리는 시작에서의 굴곡자세를 착지할 때까지 유지해야 한다.
3. 같은 다리로 시작 자세로 착지한다.
4. 바로 반대쪽 다리로 반복한다.

연관된 근육

주된 근육: 비복근, 가자미근

보조 근육: 족저근, 후경골근, 장지굴근, 장무지굴근, 장비골근, 단비골근

예방 주안점

스킵(skip)은 근육운동에 매우 탁월한 운동이어서 지면반발력이 발생하는 동안 발걸음에 도움을 준다; 이 임팩트(그리고 지면반발력)는 우리 몸이 배워야 할 중요한 자극이다.

또 다른 이점은 근육과 관절, 그리고 다른 구조물들이 빠른 충격을 잘 견디고 많은 스포츠에서 요구되는 다시 뛰어오르는 동작을 훈련시키는 것이고 빨리 달리기와 다른 스포츠 동작에서 요구되는 폭발성(explosiveness)을 강화시킨다.

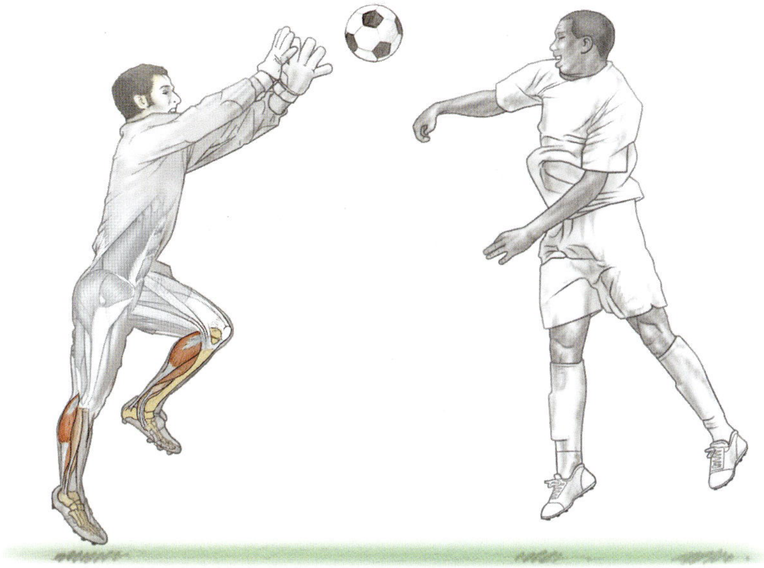

변형운동

스킵에 다양한 변화된 버전이 있지만, 세 가지는 빠른(fast) 스킵, 뒤(backward) 스킵, 그리고 옆(side) 스킵이 있다.

빠른 스킵

전통적인 스킵과 유사해 보일지라도, 빠른 스킵은 가속 매카니즘을 향상시키는 데 가장 관련된 연습이다. 여기서 중요한 점은 지지한 다리의 고관절 신전과 유각기에 있는 다리의 무릎의 위쪽 움직임을 강조하는 것이다. 발을 위로 올릴 때(toes up), 발의 바닥은 앞으로 나아가는 방향으로 자유로워야 한다. 움직임은 발이 뒤쪽 대퇴부 아래 놓이면서 끝난다. 빠른 스킵을 할 때 중점은 대퇴부의 신전, 회복, 높은 위치(cadence), 그리고 전방으로의 추진력(거리가 아닌)이다.

뒤 스킵

이 운동은 스킵과 같은 방법으로 실시되지만, 초기(그리고 그 다음) 점프가 앞으로 대신에 뒤로 시행된다. 뒤로 점프를 함으로써, 수정된 협응이 요구된다. 게다가, 착지 동안 관련된 근육들과 아킬레스건에 더 큰 신장성 수축이 요구된다.

옆 스킵

이 운동은 스킵과 같은 방법으로 실시되지만, 초기(그리고 그 다음) 점프가 앞으로 대신에 옆으로 시행된다. 이 운동은 또한 발목관절에서 손상 없이 내번(inversion)에 견딜 수 있게 훈련시켜 주고 더 큰 협응력을 요구한다.

릴리베 홀드 RELEVÉ HOLD

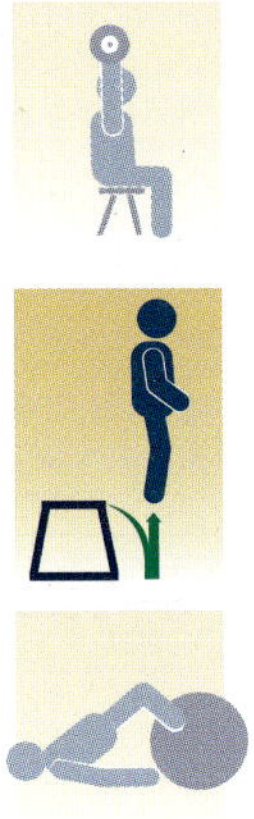

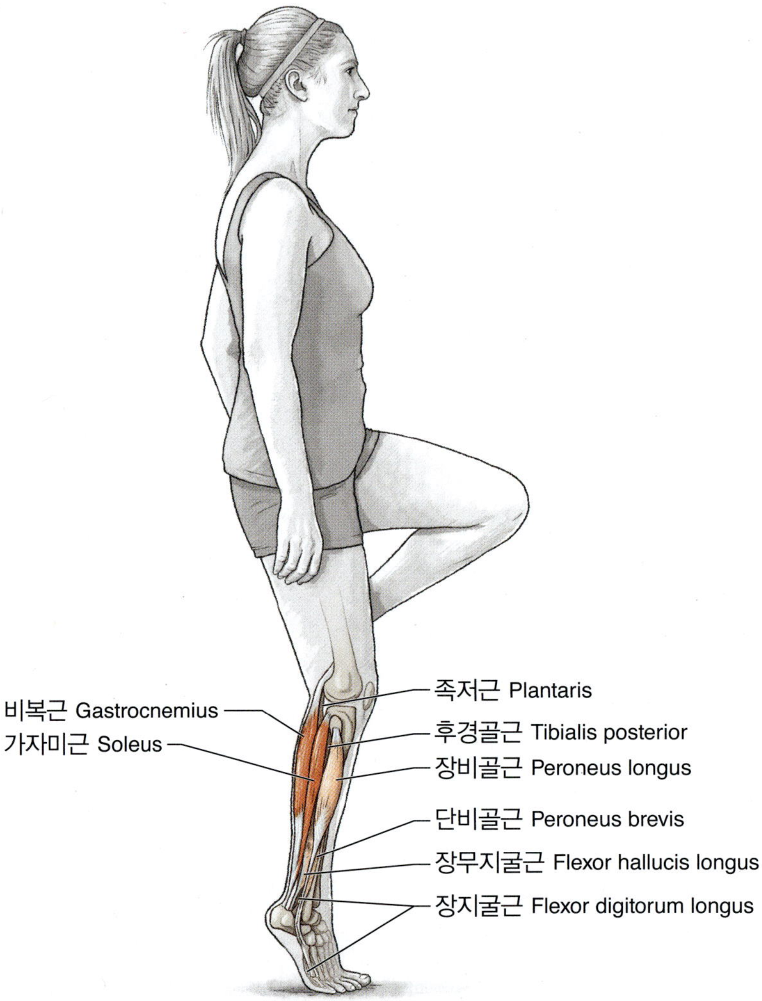

실행

1. 발과 다리를 수평하게 두고, 한쪽 다리의 고관절과 무릎을 대략 90° 굴곡시킨다.
2. 무릎을 곧게 펴고, 발과 발목을 발가락으로 들어 올릴 수 있게 최대한 족저굴곡을 한다.
3. 일정 시간 이 자세를 유지하고, 발뒷꿈치를 천천히 움직여서 시작 자세로 돌아간다.
4. *Note:* 움직임 중 발목을 바깥으로 말아 올리면 안 된다.

연관된 근육

주된 근육: 비복근, 가자미근

보조 근육: 족저근, 후경골근, 장지굴근, 장무지굴근, 장비골근, 단비골근

예방 주안점

Relevé는 "일어나다"를 의미하는 춤 용어이다. 전통적으로 발을 밖으로 내밀고 무릎을 구부린 자세(즉, plié)에서 시작하는 방식으로 수행되었지만, 우리는 상단에서 유지되는 힐 상승을 설명하기 위해 릴리베 홀드(*relevé hold*)라는 용어를 사용한다. 등척성 운동을 수행하는 것은 근력훈련을 돕고 족저굴곡근의 근지구력을 향상시키고(특히, 비복근과 가자미근) 그리고 많은 활동에서 필수 요소인 아킬레스건의 근지구력도 향상시킨다.

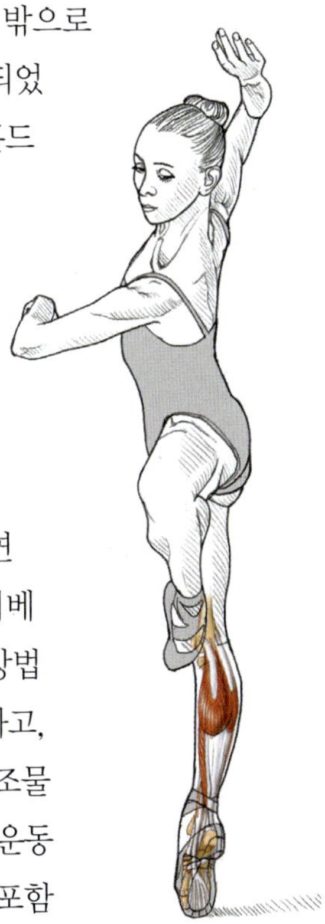

발레 댄서들은 발과 발목 손상이 잦은 경향이 있다. 때때로 이 것은 부족한 기술 때문이다(예: relevé 동안 sickling 또는 발목을 밖으로 굴리는); 때때로 이것은 반복적으로 발레에서 나오는 자연스러운 현상이다. 트레이닝 프로그램 안에서 적절한 형태로 릴리베(relevé)를 수행하는 것은 손상의 위험성을 줄일 수 있는 하나의 방법이다. 움직임의 마지막에 홀드를 추가하는 것은 적절한 위치를 강화하고, 관련된 근육의 등척성 수축, 또한 근육, 힘줄 그리고 관련된 다른 구조물의 스트렝스에 도움을 준다. 비록 이 움직임이 발레나 체조에 특화된 운동일지라도, 릴리베는 아킬레스건 또는 발목 손상 예방 프로그램에 포함되어야 한다.

변형운동

릴리베 랜딩 홀드(Relevé Landing Hold)

변형은, 두 발로 점프하고 한 발로 착지해서 릴리베(relevé) 자세를 잡는 것이다. 착지할 때, 일정 시간 동안 이 자세를 유지해야 한다. 릴리베 홀드(relevé hold)와 같이, 이러한 변화는 근지구력을 향상시킬 수 있지만, 착지할 때 운동선수들이 스포츠 안에서 자주 마주하는 스트레스를 생산한다.

레지스턴스 밴드 인버젼 RESISTANCE BAND INVERSION

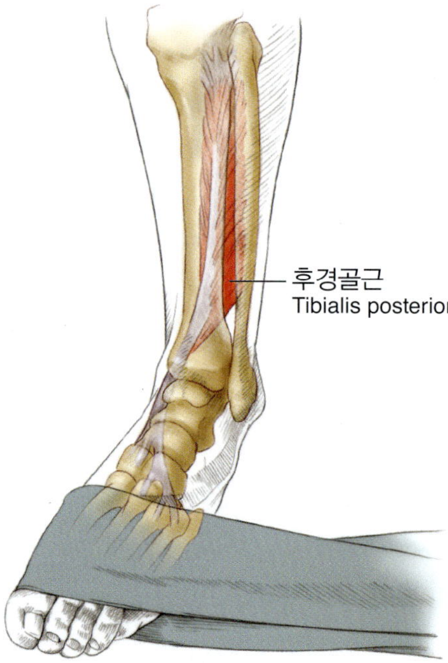

실행

1. 테이블, 벤치 또는 바닥에 앉아서 다리를 앞으로 곧게 편다.
2. 저항 밴드를 한 발 안쪽에 건다; 다른 발의 끝은 파트너에 의해 고정될 수 있다.
3. 저항 밴드를 발 안쪽에 고정하고 다리와 넙다리의 움직임 없이, 천천히 발을 가능한 멀리 안쪽으로 움직인다.
4. 발을 가능한 멀리 바깥쪽으로 움직인다.

연관된 근육

주된 근육: 후경골근

보조 근육: 전경골근

예방 주안점

후경골근은 발목을 내번시키는 근육이기 때문에 중요하다. 그러나 더욱 중요한 것은 점프에서 착지할 때 또는 달릴 때 이 근육은 편심성으로 발을 회내시킨다. 이 근육은 전경골근과 같이, 정강이통증증후군(shin splints)과 연관된다. 러너들은 내번 운동이 도움이 될 수 있다.

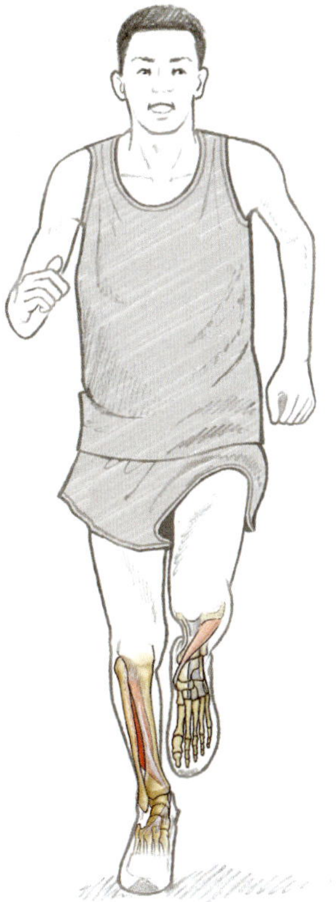

변형운동

족저굴곡이 동반된 저항 밴드 내번

이 운동은 저항 밴드 내번운동과 같은 방법으로 실시되지만, 발목이 움직임 동안 족저굴곡 되어있다. 이 자세는 후경골근을 고립시키기 좋다. 왜냐하면 전경골근은 도움을 줄 수 없는 위치에 있기 때문이다.

힐 워크 HEEL WALK

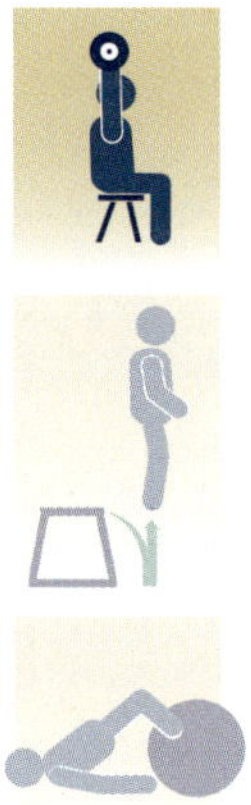

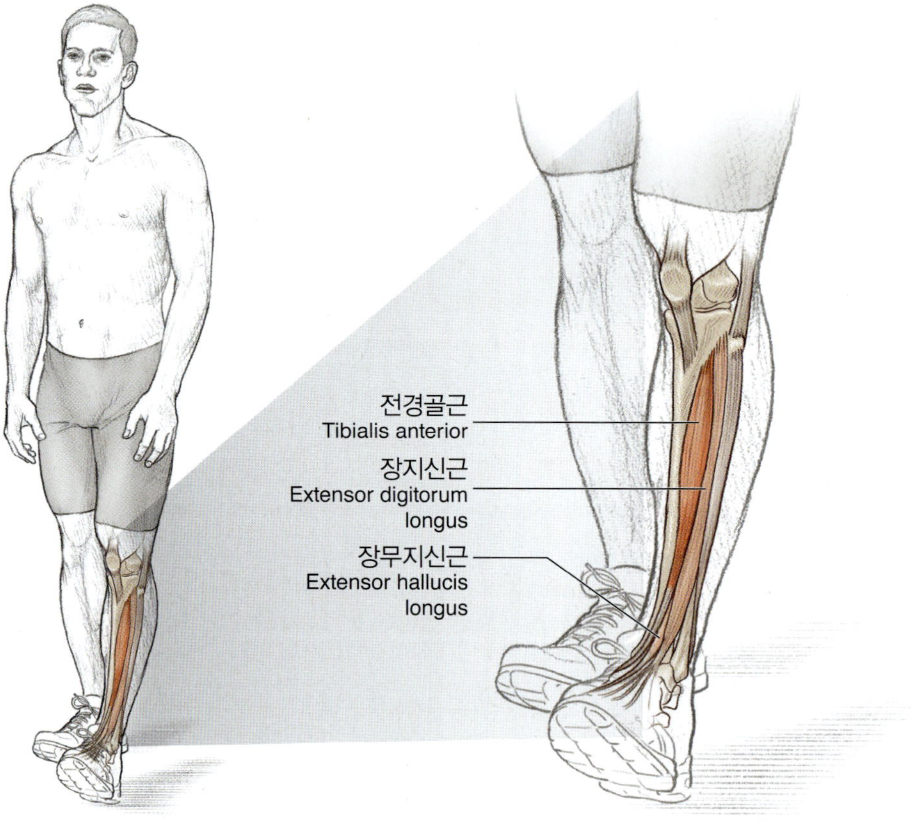

실행

1. 편안하게 발을 어깨와 골반넓이로 벌리고 바로 선다.
2. 족배굴곡을 시켜서 발가락과 발볼을 땅에서 들어 올린다.
3. 발과 발목 위치를 유지하면서, 특정한 보폭으로 걷는다.

연관된 근육

주된 근육: 전경골근

보조 근육: 장지신근, 장무지신근

예방 주안점

발목 족배굴곡근의 스트렝스닝을 함으로써, 운동선수들은 이 근육들이 스포츠활동에 적합하게 준비할 수 있다. 특히, 이 근육들은 달리기와 스프린팅 중 유각기 동안 발목을 족배굴곡 시키고, 달리기 동안 땅에 닿을 때 발목의 족저굴곡을 느리게 그리고 조절하는 것을 돕는다. 저항 밴드 내번처럼, 달리기는 훈련 프로그램에서 힐 워크를 연습함으로써 운동선수들이 이득을 볼 수 있는 명백한 스포츠이다. 전방 근육들의 스트렝스닝을 함으로써, 달릴 때 반복적으로 요구되는 족배굴곡을 더 잘 견딜 수 있을 것이다.

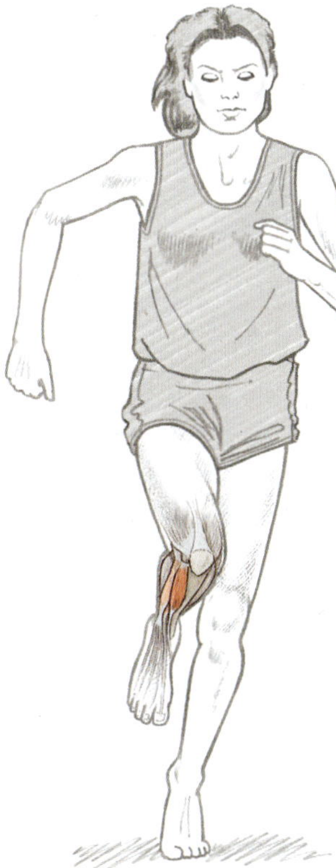

변형운동

도수 편심성 족배굴곡

테이블, 벤치 또는 바닥에 앉아서 다리를 앞으로 두고, 무릎을 쭉 펴고 앉는다. 파트너에게 발의 가장 위쪽을 잡게 하고 족저굴곡 방향으로 누르게 하고, 동시에 이 움직임을 저항한다. 이 운동은 발목의 강한 편심성 근육 작용의 결과를 만들어낸다. 앞서 언급했듯이, 이 움직임은 달리기를 할 때 초기입각기 직후 발목의 족저굴곡을 조절할 수 있기 때문에 중요하다. 그러므로, 이것은 sport-specific exercise로 사용될 수 있다.

레지스턴스 밴드 에버젼 RESISTANCE BAND EVERSION

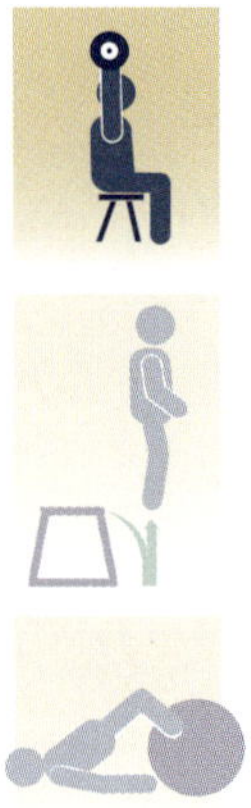

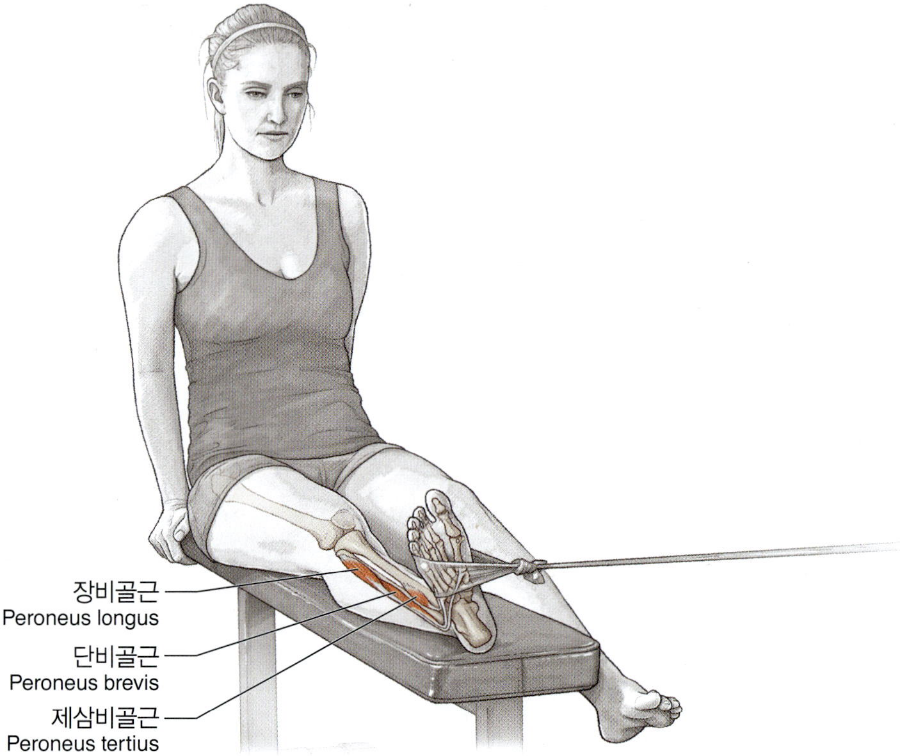

실행

1. 테이블, 벤치 또는 바닥에 앉아서 다리를 앞으로 곧게 편다.
2. 저항 밴드를 발 바깥면에 위치시킨다. 다른 발은 파트너에 의해 고정될 수 있다.
3. 다리 또는 넙다리가 움직이지 않게 하고 저항 밴드를 발 바깥면에 유지하면서, 천천히 발을 바깥쪽으로 최대한 멀리 움직인다.
4. 천천히 발을 안쪽으로 최대한 움직인다.

연관된 근육

주된 근육: 장비골근, 단비골근, 제삼비골근

보조 근육: 없음

예방 주안점

내번 발목 염좌는 방향 전환이 잦거나 불규칙한 지형에서 달리기를 포함하는 스포츠에서 매우 흔하다. 예를 들어, 트레일 러너들은 종종 구멍이나 노출된 뿌리나 바위와 같은 장애물을 마주친다. 이런 것들을 마주할 때, 발목은 관절 구조물의 허용하는 범위보다 더 내번될 수 있고, 발목 가쪽 인대의 염좌로 이어질 수 있다. 발목 외번근의 스트렝스닝은 발목의 안정성을 전반적으로 향상시킬 수 있는데, 특히 내번 발목 염좌의 위험성을 줄이는 것에 효과적이다.

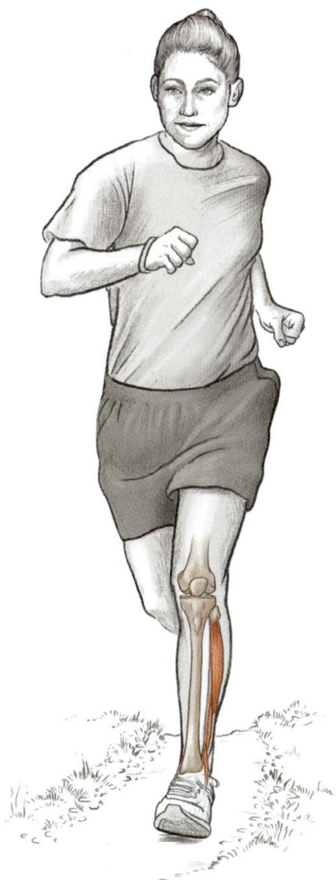

변형운동

등척성 외번

발을 똑바로 앞으로 내민 상태에서 같은 자세를 취하고 발 바깥쪽을 벽과 같은 움직이지 않는 물체에 댄다. 다리와 넙다리가 움직이지 않게 하고, 발을 바깥쪽 벽으로 최대한 강하게 밀어낸다. 특정 시간 동안 고정하고 이완하기를 반복한다. 저항 밴드 외번과 같이, 이 운동은 발목 외번근의 강화에 도움이 된다. 등척성 근육 작용을 사용함으로써, 더 큰 힘을 발생시킬 수 있는 가능성이 있다.

발

숏 풋 SHORT FOOT

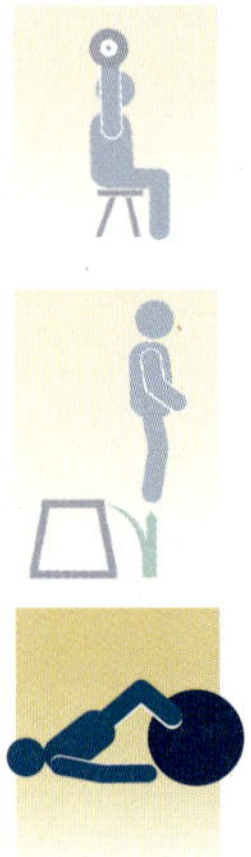

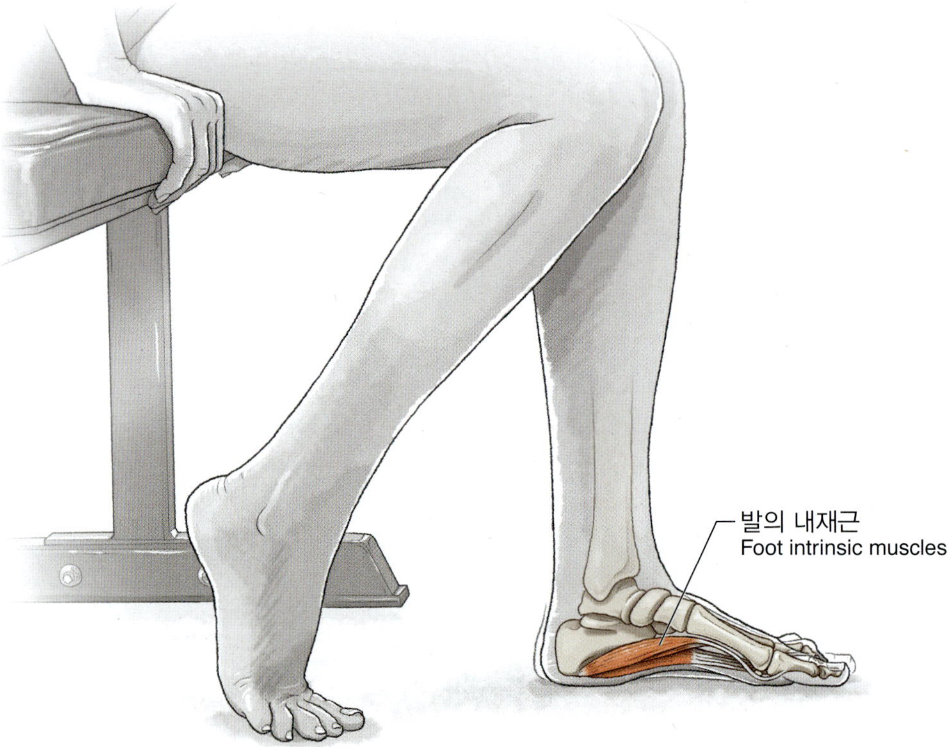

실행

1. 무릎을 90° 굴곡시키고 발목은 중립상태에서 앉는다.
2. 발가락을 구부리지 말고, 첫 번째 중족골두(발의 큰 발가락 바로 뒤에 있는 뼈)를 발뒤꿈치 쪽으로 가져온다(즉, 발을 "단축시키기").
3. *Note*: 발의 전방부위와 뒤꿈치가 땅에서 떨어지면 안 된다.

연관된 근육

주된 근육: 발의 내재근(단무지신근, 단지신근, 무지외전근, 단지굴근, 소지외전근, 족저방형근, 충양근, 단무지굴근, 무지내전근, 소지굴근, 족저골간근, 족배골간근)

보조 근육: 없음

예방 주안점

발의 내재근을 훈련하는 것은 달리기와 관련된 손상의 위험을 줄여준다고 두 번 이상 입증되었다(Taddei et al. 2020). 이러한 운동을 수행하는 것은 많은 달리기, 스프린팅, 점프, 그리고 착지를 수행하는 모든 운동선수에게 손상의 위험성을 줄여주는 데 도움을 줄 것이다.

숏 풋 엑서사이즈(그리고 아래에 변화에 나오는 것)는 발의 내재근의 스트렝스닝을 돕는다. 이것을 함으로써, 이 근육들은 발의 아치와 관절의 지지를 더 잘할 수 있을 것이고, 그러므로 발 손상의 위험성을 줄여줄 것이다. 발레 댄서들은 빈번한 발 손상을 경험하기 때문에, 이 운동은 그들에게 특히 도움이 될 것이다.

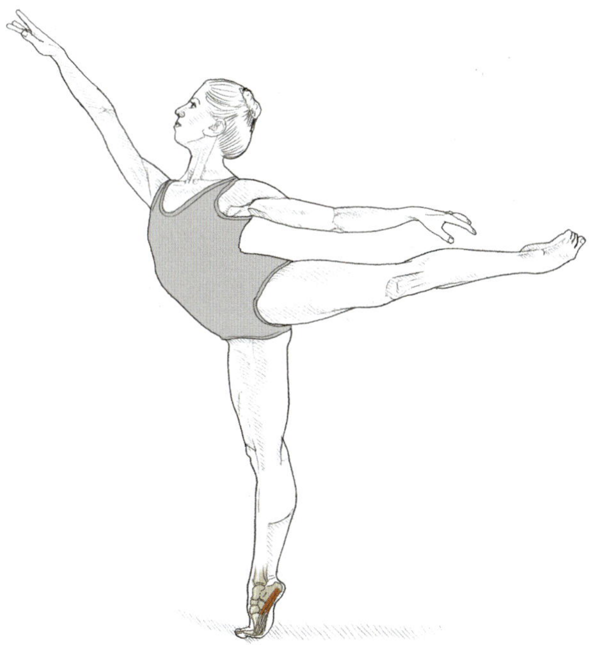

변형운동

아치 리프트

숏 풋 엑서사이즈와 유사할지라도, 아치 들어 올리기는 아치 높이를 증가시키는 것에 집중한다. 발을 바닥에 평평하게 두고 앉은 자세에서, 족저 아치를 들어 올린다. 뒤꿈치와 발가락을 땅에 유지시켜야 한다.

맨발 워킹 BARE FOOT WALK

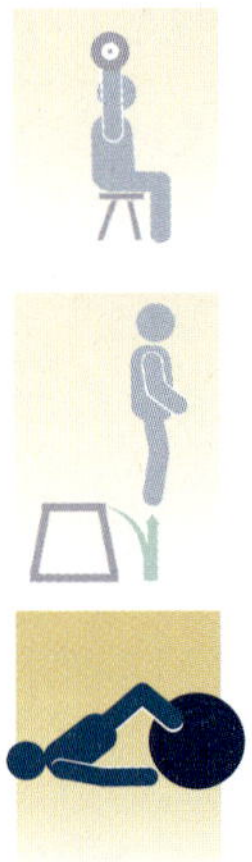

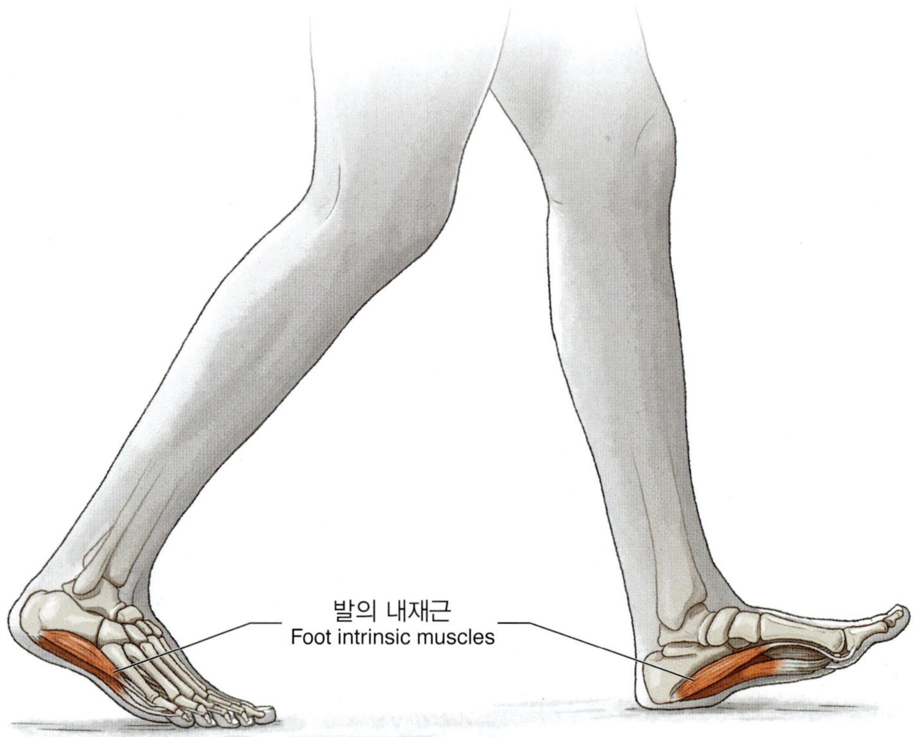

실행

1. 신발을 벗고, 발을 어깨와 골반 넓이로 벌리고 바로 선다.
2. 자신의 페이스로 앞으로 걷는다.
3. 특정 거리 또는 시간을 계속해서 걷는다; 처음에는 5분 정도 걷는 것을 추천한다.
4. *Note*: 신발을 벗기 전에 걷는 곳의 표면과 구역을 검사하여 모든 이물질과 위험한 물체가 보행 경로를 벗어나 있는지 확인한다.

연관된 근육

보행은 많은 근육들을 사용한다. 아래 나열된 근육들이 보행에 사용되는 근육들이다. 발과 발목의 부상을 줄이기 위해서, 기울어져서 써 있는 근육들을 집중해서 운동해야 한다.

주된 근육: 대퇴사두근, 슬괵근, 대둔근, 중둔근, *비복근, 가자미근, 장무지굴근, 장지굴근, 후경골근, 전경골근, 장무지신근, 장지신근, 제삼비골근, 단비골근, 장비골근, 발내재근*

보조 근육: 치골근, 장내전근, 단내전근, 대내전근

예방 주안점

신발류는 내측 종아치와 발의 다른 구조물들을 지지할 수 있다. 신발을 제거함으로써, 내재근(그리고 몇몇의 외재근, 후경골근과 같은)이 그 지지를 제공해야만 한다. 러너 뿐만 아니라 발레 댄서도 맨발 걷기로 이익을 볼 수 있다. 왜냐하면 이것은 발의 내재근과 아치를 지지하는(즉, 후경골근) 다른 근육들 스트렝스닝을 할 수 있기 때문이다. 이것은 또한 발 안에서 다른 연부조직들과 관절 구조물의 스트렝스닝을 돕는다.

Note: 맨발 달리기는 연구 문헌에서 논의되어 왔으며 관절의 안정성에 도전하고 달리기와 근육의 효율성을 향상시키는 효과적인 훈련 모드가 될 수 있다. 그러나, 이러한 프로그램을 시작하는 데 필요한 시간은 이 교과서의 범위를 벗어나므로 다루지 않을 것이다.

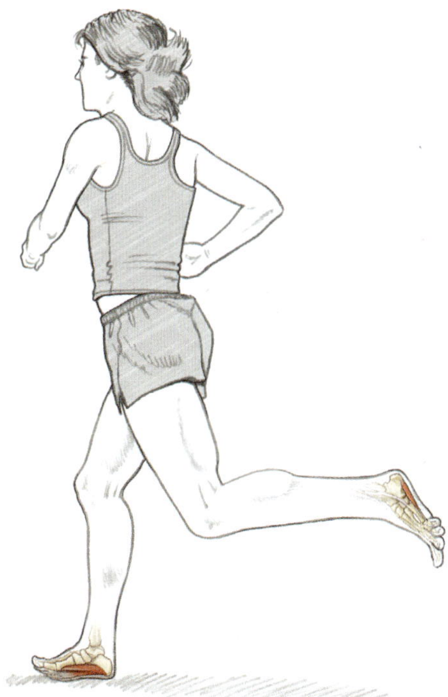

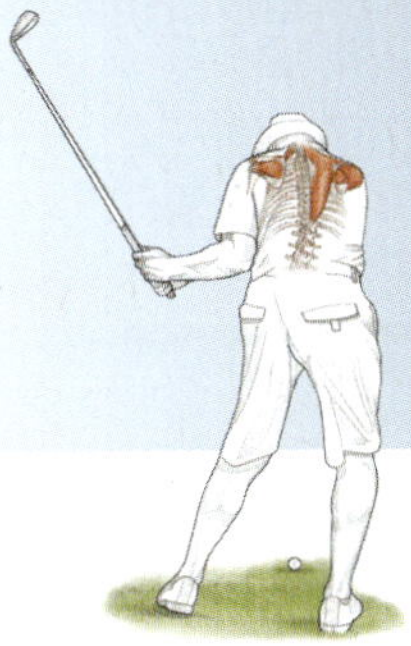

10

손상 방지를 위한 웜업
WARM-UP FOR INJURY PREVENTION

신체활동 전 워밍업을 하는 것은 운동, 훈련 또는 경기를 위해 몸을 준비하는 기본 방법이다. 웜업을 수행하는 것은 운동과 스포츠 퍼포먼스를 향상시킬 수 있고(Fradkin et al. 2010) 손상 위험도를 줄일 수 있다(Fradkin et al. 2006; McGowan et al. 2015; Shrier 1999, 2000; Silva et al. 2018). 몇몇의 이점들은 아래 있는 것을 포함한다.

- 힘의 발전 속도 향상(Asmussen et al. 1976; Swanson 2006),
- 더 빠른 근수축(Hoffman 2002),
- 향상된 스트렝스와 파워(Bergh and Ekblom 1979; Enoka 2015; Takeuchi et al. 2021),
- 증가된 가동성(Takeuchi et al. 2021),
- 더 빠른 런닝 스피드(Gil et al. 2020),
- 향상된 혈액순환 그리고 근육에 산소 전달(McArdle et al. 2014), 그리고
- 향상된 멘탈 준비(Bishop 2003)

그러나 웜업의 목표를 정하는 것은 중요하다. 흔한 목표는 신체활동을 위한 준비, 가동성 향상, 그리고 손상위험 줄이기를 포함한다. 이 장에서는 워밍업을 움직임 준비를 위한 준비로서 손상 위험도를 줄이기 위한 방법으로 논의해 보겠다. 일반적인 워밍업에서 손상 방지 웜업, 신체활동 특이적 웜업까지 단계적인 접근법을 사용할 것이다(Darrall-Jones et al. 2021; see figure 10.1). 이러한 각 단계는 강도가 증가하는 동시에 스포츠에 특화된다.

웜업에 대한 단계적인 접근

일반적인 웜업

이 운동은 흔하고 일반적인 움직임의 사용을 통해 일반적으로 몸의 온도를 올림으로써 선수가 신체활동을 준비할 수 있게 해준다. 각각의 이 운동들은 준최대(submaximal) 수준에서 5-10분 정도 수행된다.

예시

1. 런닝
2. 사이클
3. 걷기

손상 방지 웜업

다음의 운동들은 특정 스포츠의 흔한 손상 부위를 타켓한다. 손상 방지 웜업을 위한 운동은 10회 반복, 1-2세트로 수행된다.

예시

1. 노르딕 햄스트링 컬(제7장, 117페이지)
2. 사이드 플랭크(제5장, 74페이지)
3. 싱글 레그 스쿼트(제8장, 136페이지)
4. 힐 레이즈(제9장, 164페이지)
5. 코펜하겐 홀드 위드 레그 리프트(제7장, 127페이지)

활동-특이적 웜업

다음의 운동들은 선수들이 훈련과 경기를 준비할 수 있는 활동-특이적 움직임을 제공한다. 운동의 양과 강도는 다양하지만, 여기 나와있는 운동들은 30미터씩 3-5회 반복하는 것이 흔하다.

예시

1. 스프린트
2. 스킵(제9장, 168페이지)
3. 셔플(제10장, 192페이지)

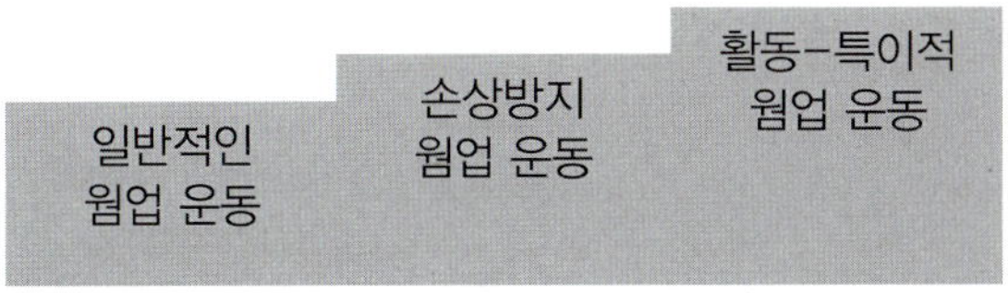

그림 10.1 웜업 순서는 일반적인 것에서 손상 방지로, 활동-특이적으로 진행해야 한다.

웜업의 마지막 이점은 — 특히 특이적 웜업에서 — post-activation potentiation(PAP)인데, 이는 선수축으로 근육이 생산하는 힘이 증가하는 현상이다. 다시 말해서, 초기 근수축은 피로를 유발하지 않고, 고중량 단기간 근수축은 근 퍼포먼스를 향상시킬 수 있다(Stone et al. 2008). 흔한 예시는 백 스쿼트를 수행하고 잠시 쉬고 점프 또는 스프린팅을 하는 것이다. 이 예시에서, 스쿼트는 차후의 퍼포먼스(점프 또는 스프린트)를 향상시킨다. 여기서 PAP를 웜업의 요소로 보지 않을 것이다. 왜냐하면 요점은 손상 방지이기 때문이다. 그러나 선수 퍼포먼스를 향상시키기 위해 이것은 가치 있는 기술이다.

일반적인 웜-업
GENERAL WARM-UP

일반적으로 흔한 웜업은 5-10분 정도의 신체활동으로 선수의 심박수를 증가시켜서 관련된 근육의 혈류량과 산로량을 증가시킬 뿐만 아니라 호흡수를 증가시키고 관절의 유동성을 증가시킨다(deVries and Housh 1995). 이것은 향후 발생할 부상방지 및 활동-특이적 웜업에 대한 준비로 간주해야 한다. 이름에서 알 수 있듯이, 일반적인 웜업은 특히 일반적인 활동들을 포함하는데, 이는 특정 스포츠, 운동, 또는 활동에 맞춤은 아니다. 그러나 일반적인 웜업은 선수의 다양한 유형에 따라서 달라질 수 있다. 예를 들어, 축구나 농구와 같은 팀스포츠에 있는 선수는 5분 달리기는 쉽게 수행할 수 있을 것이다. 반면에 역도 선수는 고정된 자전거를 타는 것을 쉽게 수행할 수 있을 것이다.

손상 방지 웜-업 INJURY PREVENTION WARM-UP

일반적인 웜업 다음으로, 손상 방지 웜업은 흔히 손상 위험도를 줄일 수 있는 운동과 함께 손상 부위에 초점을 맞춘다. 이 운동들은 제3장에서 9장까지 안에서 제시되었던 운동들과 유사하다. 그러나 피로가 없는 수준에서 수행된다. 일반적인 웜업과 같이, 손상 방지 웜업은 선수의 활동 또는 스포츠에 기초해서 달라질 것이다. 예를 들어, 축구선수는 ACL, 슬괵근, 그리고 발목 손상을 줄이기 위한 운동을 포함하는 반면에, 야구선수는 어깨와 팔꿈치 손상을 줄이는 운동을 수행할 것이다.

손상 방지 웜업 프로그램 Injury Prevention Warm-Up Programs

여러 개의 웜업 프로그램은 흔히 손상의 원인에 초점을 맞추어 개발되었다.
이 프로그램의 예시는 달리기, 축구, 농구, 그리고 체조를 위한 웜업을 포함한다.

스포츠-특이적 손상 방지 웜업 뿐만 아니라, ACL 부상의 위험을 줄이는데 초점을 맞춘 인기 있는 부상 방지 웜업 프로그램을 구체적으로 언급해야 한다. 가장 흔히 사용되는 ACL 손상 방지 프로그램 중 두 가지는 The Santa Monica Sports Medicine Research Foundation's PEP 프로그램과 11+(공식적으로 FIFA 11+로 알려진)이다. 비록 다를지라도, 이 프로그램들은 유사한 접근법을 가지고 있다: 두 개 모두 대략 20분 정도 소요된다; 둘 다 런닝, 스트렝스, 그리고 플라이오메트릭 운동을 포함한다; 그리고 둘 다 손상을 줄여주는데 효과적이었다.

PEP

PEP(Prevent injury and enhance performance) 프로그램은 ACL손상 방지 웜업 프로그램에서 가장 첫 번째로 나오는 것이고 "무릎 관절 주변의 안정화 근육의 힘과 조정에 잠재적인 결손을 해결하기 위한 웜업, 스트레칭, 스트렝스, 플라이오메트릭, 그리고 특정 민첩성으로 구성된다"(Silvers and Mandelbaum 2001, p. 206). 이 프로그램은 본래 여성 축구선수에게 초점이 맞춰져 있었다. 그러나 움직임과 운동은 많은 다른 스포츠에 적용 가능하다 — 농구, 발리볼, 그리고 미식축구 —(Herman et al. 2012; Noyes and Barber Westin 2012; Pollard et al. 2017; Rodríguez et al. 2018).

11+(공식적으로 FIFA 11+로 알려져 있음)

11+는 ACL 손상 방지 프로그램 중 가장 유명한 것 중의 하나이다. PEP프로그램과 같이 11+는 국제 축구 위원회의 승인을 받았기 때문에 축구에 초점을 맞추고 있다. Fédération

Internationale de Football Association(FIFA), and its research section, FIFA Medical Assessment and Research Centre(F–MARC). 그러나, 11+에 있는 런닝, 스트렝스, 플라이오메트릭, 그리고 균형 운동의 조화는 ACL 부상 위험을 줄이기 위한 좋은 프로그램이며 모든 훈련 세션과 경기 전에 수행하는 것이 좋다(Al Attar et al. 2016; Barengo et al. 2014; Herman et al. 2012; Mayo et al. 2014; Rössler et al. 2019; Silvers–Granelli et al. 2015).

활동-특이적 웜업 ACTIVITY–SPECIFIC WARM–UP

활동(activity)을 시작하기 전 일반적인 그리고 손상 방지 웜업 이후에 마지막 웜업 단계이다 — 활동–특이적 웜업. 이 웜업은 흔히 운동선수의 스포츠 또는 활동의 움직임으로 이동하고 특정 움직임의 리허설을 포함할 수 있다(Young and Behm 2002). 최적의 근신경 퍼포먼스를 내기 위해서 요구되는 특정 근육과 움직임을 준비하기 위해 이것은 점진적으로 강도와 정도가 증가되며 수행된다(McArdle et al. 2014). 특정 웜업 기간은 스포츠와 활동에 따라 다르다. 특정 웜업 기간에는 많은 접근법들이 있다; 몇몇의 예시는 다음 나오는 것들을 포함한다:

- *스프린팅:* Technique drills과 특정 움직임(예: A–skip, single exchange, triple exchange), 단거리를 느리게 그리고 빠르게 달리기
- *테니스:* 상지 그리고 하지 운동: 양쪽 그리고 한쪽 점프; 10초 가속, 감속, 그리고 방향 전환 drills(2–3세트, 6–10회 반복; 대략 5분 정도)(Fernandez–Fernandez et al. 2020)
- *팀 필드 스포츠(예: 축구, 핸드볼):* 경기 중간 1분의 소극적인 회복으로 2분 간의 작은 경기 세 번(Dello Iacono et al. 2021)

가동성 그리고 웜업 FLEXIBILITY AND THE WARM–UP

웜업 세션에서 가동성 운동은 흔하게 추천된다. 제2장에서 논의되었던 것처럼, 가동성은 관절 가동범위와 관절을 싸고 있는 조직의 신장성의 조화이다. 선수의 가동성을 증진시키기 위한 가장 직접적인 방법은 스트레칭이다. 여기 세 가지 유형의 스트레칭이 있다:

1. *정적:* 일정 시간 동안, 보통 10 – 30초, 수동적 움직임 제한
2. *동적:* 끝 범위에서 멈추지 않고 조절된 움직임
3. *탄성:* 정적과 동적 스트레칭의 조화로 끝 범위까지 도달하지만 움직임이 발생함 (특히, 튕기는 움직임)

제2장에서 언급되었듯이, 스트레칭은 — 우선 정적, 그러나 동적 또한 — 수행된 후 단기간에 급속도로 파워 생산능력이 하락했다(Gremion, 2005; Opplert and Babault, 2018; Sá et al. 2015; Yamaguchi et al. 2006; Young and Behm 2002). 우리가 아는 한, 몇 주 동안 또는 활동 후에 늘어나는 것이 동일한 전력 생산 손실을 초래하는지 여부를 결정하는 연구는 없다.

만약 선수가 웜업 시간에 그들의 스포츠 또는 동작을 수행하는데 있어서 충분한 가동범위 또는 조직 신장성을 가지고 있지 않다면, 가동성을 확보하기 위한 스트레칭이 동반된다. 예를 들어, 큰 가동성을 요구하는 선수는 체조, 발레댄서, 그리고 야구 투수를 포함한다. 유사한 가동성 요구사항을 가지고 있는 선수들은 사전 스트레칭으로 이점을 챙길 수 있을 것이다. 선수가 움직임이 수행되는데 필요한 가동성을 이미 가지고 있다면, 스트레칭은 요구되지 않는다. 왜냐하면 정적 그리고 동적 스트레칭이 손상 방지에 도움이 된다는 연구가 적기 때문이다(Shrier 1999; Witvrouw et al. 2004).

비록 스트레칭이 모든 운동선수에게 필수는 아니지만, 우리는 스트레칭의 전통이 있고 그룹 스트레칭 활동에 참여하는 것이 선수들에게 팀을 형성하는 기회를 제공할 수 있다는 것을 인정한다. 그러므로, 우리는 이것을 추천한다, 필요할 때, 스트레칭은 훈련과 경기 동안 스트렝스와 파워에 영향을 미치지 않게 활동 후 수행된다.

워킹 런지 WALKING LUNGE

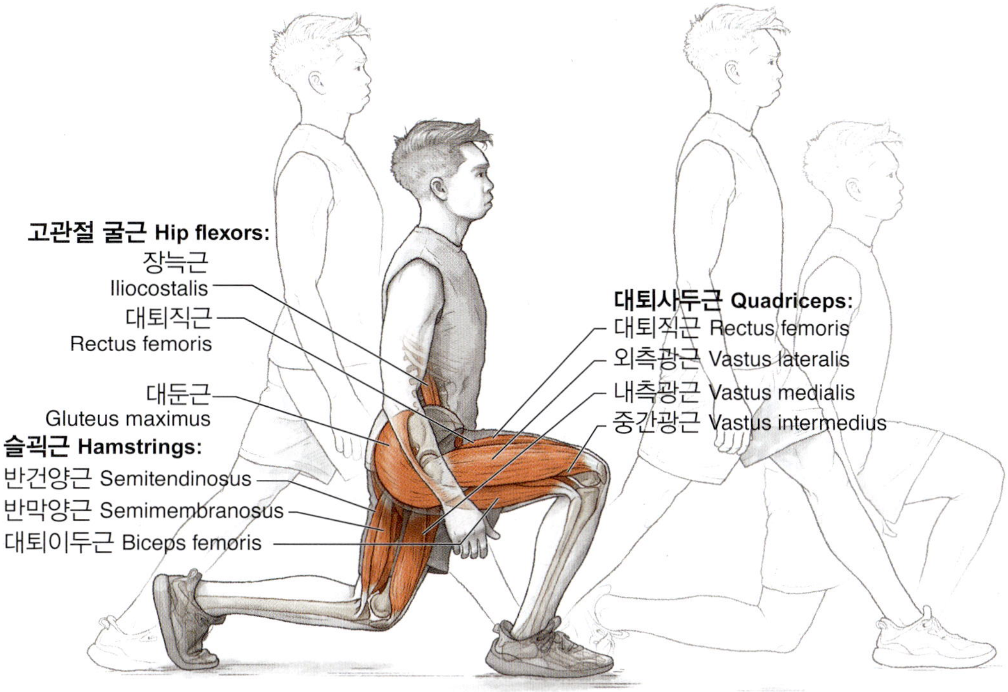

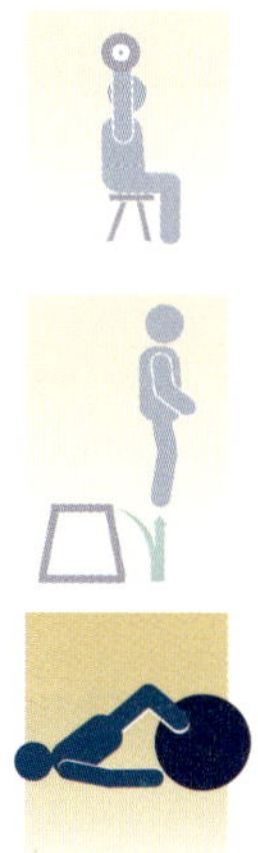

실행

1. 왼쪽 발을 땅에 대고, 오른쪽 발을 멀리 앞에 둔다.
2. 몸을 땅으로 낮추어 오른쪽 고관절과 무릎이 천천히 굴곡되게 하고 왼쪽 발을 말아 올린다.
3. *Note:* 제8장에서 묘사되었듯이, 오른쪽 무릎은 두 번째 그리고 세 번째 발가락 사이에 바로 서야 한다 — 즉, 안쪽으로 너무 멀지 않게, 밖으로 너무 멀지 않게 — 그리고 오른발을 넘어서(앞으로) 움직일 수 있다. 체중은 왼쪽과 오른쪽 발볼 사이에 분산되어 균형을 잡아야 하고, 몸통은 수직으로 유지하고 지면과 수직으로 유지해야 한다.
4. 무릎과 고관절을 신전시키면서 강제로 몸을 앞으로 민다.
5. 왼발을 들어 올리고 즉시 앞으로 내딛는다. 그리고 반복한다.

연관된 근육

주된 근육: 대둔근, 슬괵근(반건양근, 반막양근, 대퇴이두근), 장요근, 대퇴사두근(대퇴직근, 외측광근, 내측광근, 중간광근)

보조 근육: 없음

인버티드 슬괵근 신장

INVERTED HAMSTRING STRETCH

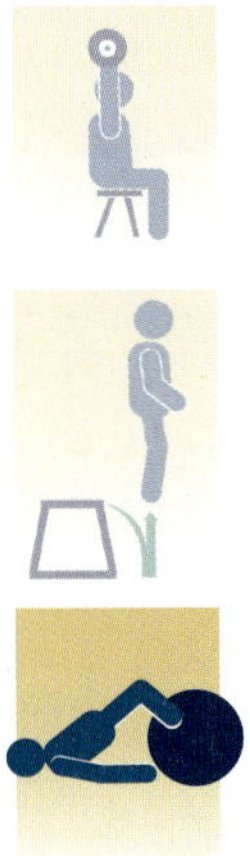

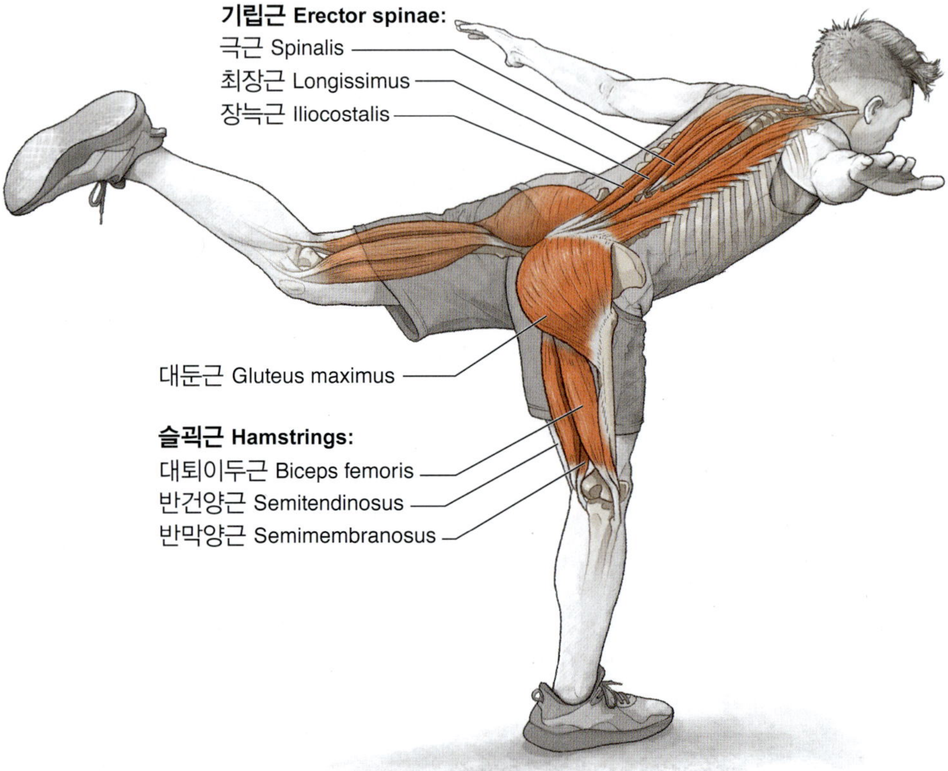

실행

1. 팔을 밖으로 정지시키고(어깨 90° 외전), 허리를 숙이고 왼쪽 다리를 뒤로 쭉 뻗는다.
2. *Note:* 옆으로 기대는 것을 피한다(즉, 골반은 그 위치를 유지해야 한다). 상지는 땅과 수평해야 하고 오른쪽 슬괵근이 늘어나는 것을 느껴야 한다.
3. 왼발을 땅에 두고 상지를 바로 세워 돌아온다.
4. 즉시 반대쪽도 반복한다.

연관된 근육

주된 근육: 슬괵근(반건양근, 반막양근, 대퇴이두근)

보조 근육: 없음

싱글 레그 계단 바운드 SINGLE-LEG STAIR BOUND

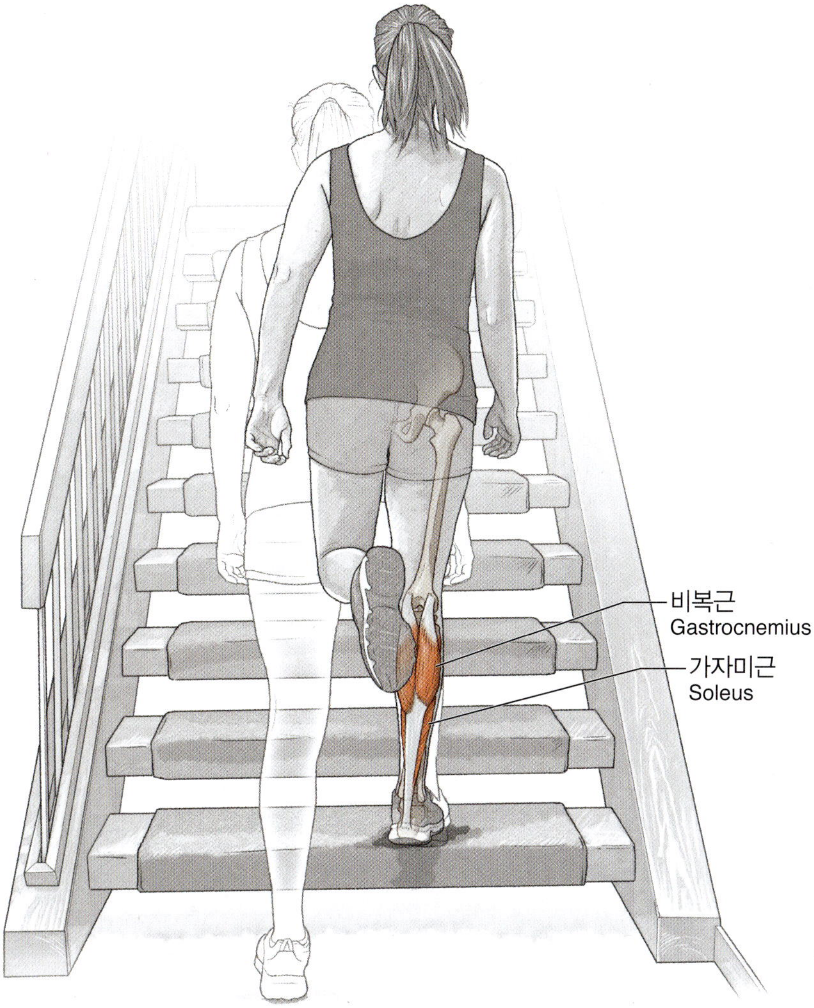

실행

1. 계단에 서 있는 동안, 아래 계단 또는 바닥에 왼발을 내린다.
2. 왼발이 아래 계단에 닿자마자, 즉시 위로 들어 올린다.
3. 다음 계단에 오른발을 올린다.
4. 동일한 거리 또는 숫자 동안 이 순서를 반복한다.
5. *Note:* 135페이지 그림 8.4에 묘사되었듯이, 착지할 때, 무릎은 두 번째 그리고 세 번째 발가락 사이에 바로 서야 한다 — 즉, 너무 안쪽으로 들어오거나, 밖으로 나가면 안 된다.

연관된 근육

주된 근육: 비복근, 가자미근, 대퇴사두근(대퇴직근, 외측광근, 내측광근, 중간광근), 대둔근

보조 근육: 없음

교차 뛰기 SHUFFLE

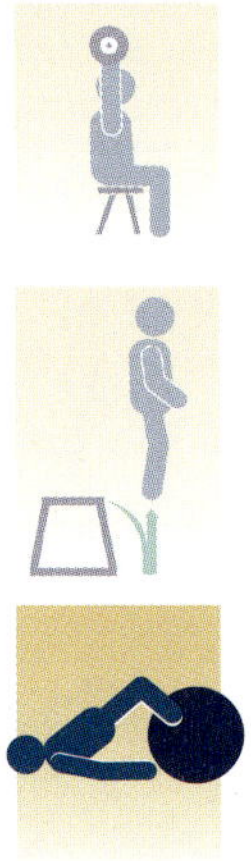

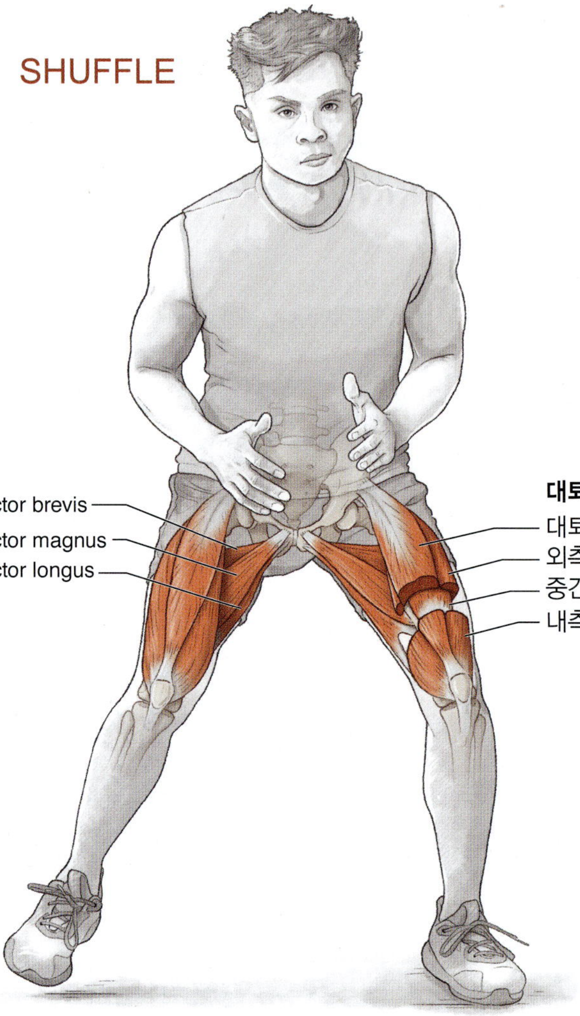

실행

1. 골반보다 약간 넓게 서고 고관절을 약간 낮추고 양쪽 무릎을 굴곡 시킨다.
2. 오른발을 밀어내고 왼쪽으로 이동한다.
3. 발을 넘어서거나 건들지 말고, 왼쪽발로 착지하고, 즉시 왼발을 밀어내서 오른쪽으로 다시 한다.
4. 앞서 나온 거리를 반복한다.
5. *Note:* 이 움직임은 미끄러짐과 유사해야 하지만, 점프하거나 호프(hop)하면 안 된다.

연관된 근육

주된 근육: 고관절 내전근(장내전근, 대내전근, 단대전근), 고관절 외전근, 대퇴사두근(대퇴직근, 외측광근, 내측광근, 중간광근)

보조 근육: 없음

앵클 플립 ANKLE FLIP

실행

1. 오른쪽 다리로 앞으로 점프해서, 왼쪽 다리를 앞에 둔다.
2. 왼발로 착지하고 빠르게 다시 앞으로 뛰어 오르고, 지면 접촉을 최소화하고, 지면반발력을 최대화 한다.
3. *Note:* 지면접촉 시간을 최소화 할뿐만 아니라, 이 운동의 초점은 족배굴곡이 된 상태를 유지하면서 무릎의 굴곡각도를 최소화 하는 것이다. 이 운동은 실제로 하체 — 주로 발목 — 탄력성에 초점을 맞춤으로써 표면의 반발력을 강조하는 달리기 또는 바운드 유형의 운동이다.

연관된 근육

주된 근육: 비복근, 가자미근

보조 근육: 없음

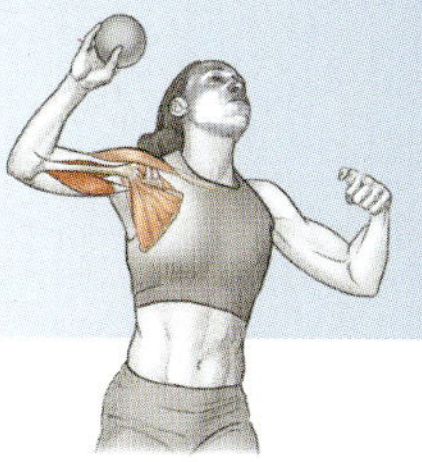

11

손상 예방 프로그램 디자인

INJURY PREVENTION PROGRAM DESIGN

효율적인 손상 예방 프로그램은 스트렝스, 파워, 그리고 호기성 내구력 훈련과 같이 전통적으로 운동선수 퍼포먼스를 향상시키기 위한 트레이닝 프로그램과 유사하다. 오직 전통적 트레이닝 프로그램과 같이, 결과 측정을 향상시켜서, 궁극적으로 손상의 위험을 줄이기 위해, 손상 예방 프로그램은 신체가 도전적인 상황에 적응하는 중요한 변수들의 조작이 요구된다.

손상 예방 중심 단계

INJURY PREVENTION FOCUS STEPS

손상의 위험을 줄이기 위한 프로그램을 디자인할 때, 중심이 되어야 하는 것은 전통적인 트레이닝 프로그램과는 살짝 다르다. 두 프로그램 디자인 접근법 모두 분석, 운동 선별, 트레이닝 빈도, 트레이닝 강도, 그리고 반복 횟수 — 즉, 강도(intensity) — 그리고 양(volume)과 함께 시작된다. 손상 위험의 감소를 위해 프로그램을 디자인할 때는, 이상적인 운동은 운동 중에 시행되는 운동과 휴식시간이 정해져 있지 않다. 그러므로 이 두 개의 변수는 포함되지 않는다. 그러나 새로운 변수는 — 프로그램의 타이밍 — 제시되어 있다. 그러므로, 손상 예방 프로그램을 위해서 중요한 것은 다음의 다섯 가지 단계를 포함한다.

1. 요구 분석
2. 운동 선별
3. 트레이닝 빈도
4. 타이밍
5. 강도와 양

게다가, 세 가지 트레이닝 원칙을 유념하는 것이 중요하다: 특이성, 과부화, 그리고 점진성. 첫 번째로, 2장에서 언급되었듯이, 트레이닝은 운동선수의 스포츠 안에서 흔한 움직임에 맞추어져야 한다. 이 경우, 프로그램 디자인은 또한 운동선수들이 원하는 손상 예방 부위와 과거력을 고려해서 만들어져야 한다. 다음, 프로그램은 충분한 자극을 제공함으로써 반드시 운동선수에게 도전적(challenge)이어야 한다(예: 증가된 무게 또는 속도를 통한 과부하). 마지막으로, 프로그램은 계획적인 관리를 통해서 점진적으로 조금 더 도전적으로 진행되어야 한다 — 즉, 점진성 —.

이 장의 나머지에서는 효과적으로 손상의 위험을 줄이기 위해서 적절하게 수행되어야 할 다섯 단계에 대해서 간단하게 리뷰를 할 것이다. 각각의 단계는 전방십자인대(ACL) 손상 예방 프로그램의 예시를 들어서 설명될 것이다.

Step 1: 요구 분석 Needs Analysis

손상 위험을 줄이기 위한 프로그램을 디자인할 때 선수의 손상 예방 요구의 정도를 평가하는 것은 중요하다. 이것을 하기 위해, 우리는 요구 분석을 실행한다, 이는 다음의 것을 포함한다(표 11.1):

- *스포츠와 해부학적 평가.* 각각의 스포츠와 포지션은 독특한 생체역학적 또는 물리적 필요성, 그리고 독특한 손상 위험을 가지고 있다. 마찬가지로, 각각의 해부학적 구조물은 독특한 움직임, 안정성, 그리고 기능적 요구에 맞추어 디자인 된다. 스포츠와 해부학적 평가의 목표는 이 요구들을 결정하는 것이다(예: 스트렝스, 근부착 부위 그리고 수축 유형, 수축, 감속 속도, 방향 전환, 관절 구조물).

- *손상 이력.* 이전의 손상은 재손상과 후속 손상에 있어서, 가장 큰 위험 요소 중 하나이다. 재손상은 이전에 손상되었던 구조물이 다시 손상되는 것이다 — 예를 들어, 만약 운동선수가 발목의 염좌를 당하고 몇 개월 뒤 같은 발목에 또 염좌가 생기는 것을 의미한다. 후속 손상은 첫 번째 손상 이후 발생하는 다른 손상이다 — 예를 들어, 운동선수가 발목에 좌상을 입고 그때 다른(반대편) 발목 또는 인접한 구조물에 손상이 생기는 것을 의미한다. 선수의 부상 이력을 이해하면 프로그래밍이 일반적인 재부상과 그에 따른 부상을 해결하도록 유도할 수 있다.

- *목표와 환경.* 각각의 운동선수들은 일반적인 그리고 손상 예방 트레이닝에서 각자의 환경과 목표가 있다. 요구 분석의 이 부분은 손상 방지 프로그램을 디자인할 때 유동적일 수 있게 한다.

표 11.1 ACL 손상 예방 프로그램: 요구 분석

스포츠와 해부학 평가	손상 이력	목표와 환경
ACL은 대퇴골에서 경골로 주행하고 경골의 전방전단력을 방지한다. **정렬 위험 요소들** 얕은 무릎 굴곡각과 큰 동적 외반이 동반된 점프에서의 착지는 ACL 손상 위험도를 증가시킨다. **생체역학 위험 요소들** 증가된 무릎관절의 부하는 ACL 손상의 위험도를 증가시킨다(Hewett et al. 2005; Myer et al. 2008, 2011; Paterno et al. 2010; Quatman and Hewett 2009). **스트렝스** 슬괵근과 고관절 외전근의 약화는 ACL 손상 위험도를 증가시킨다(Ford et al. 2008; Khayambashi et al. 2016; Knapik et al. 1991; Myer et al. 2004, 2008; Söderman et al. 2001; Withrow et al. 2008). 만약 이전에 손상이 발생했었다면, 대퇴사두근의 약화는 ACL 손상의 위험과 관절염과 연관되어진다.	이전의 ACL 손상은 ACL 재손상과 같은 무릎 안의 다른 구조물 또는 반대편 ACL의 후속손상의 위험도를 증가시킨다.	프로그램의 목표는 하지 정렬을 바르게 하는 것이고, 특히 무릎 굴곡을 최대화하고 착지와 감속 그리고 방향 전환 때 동적 외반을 최소화하는 것이다. 게다가, 슬괵근과 고관절 외전근의 스트렝스를 향상시키는 것은 이전에 ACL 손상이 없던 사람들의 손상 위험을 감소시켜주는데 효과가 있다; 대퇴사두근의 스트렝스를 향상시키는 것은 이전에 ACL 손상이 있던 사람들에게 중요하다.

Step 2: 운동 선별 Exercise Selection

이 단계에서, 우리는 어떤 운동모드가 선택될 것인지 결정할 것이다. 2장에서 논의되었던 것처럼, *운동모드*는 운동의 유형을 의미한다. 2장에 나왔던 운동의 모드는 스트렝스 트레이닝, 플라이오메트릭 트레이닝, 스피드 그리고 민첩성 트레이닝, 가동성 트레이닝, 그리고 혐기성 지구력 트레이닝이다. 마지막 세 개는 "특별 트레이닝 운동"이라는 제목으로 분류되며, 이는 스포츠나 부상에 특화된 연습일 수 있다. 우리의 트레이닝 프로그램은 이 운동의 모드에 초점을 맞출 것이다. 손상 방지 프로그램이 포함된 운동모드의 숫자에 관련된 연구는 없다. 비록 이것이 시즌에 따라 다양할지라도, 일반적으로, 네 개에서 여섯 개의 스트렝스닝 운동과, 세 개에서 네 개의 플라이오메트릭 운동, 그리고 여섯 개의 특별 트레이닝 운동까지 추천한다(표 11.2).

표 11.2 ACL 손상 방지 프로그램: 운동 선별

스트렝스 트레이닝 운동	플라이오메트릭 트레이닝 운동	특별 트레이닝 운동
백 스쿼트	드롭(깊이) 점프	런닝
싱글 레그 스쿼트(그리고 변형)	드롭(깊이) 점프 두 번째 박스	감속
포워드 런지	스탠딩 롱 점프 싱글 레그 랜딩	
사이드 런지	싱글 레그 버티컬 점프	
노르딕 햄스트링 컬		
루마니안 데드리프트		
사이드 플랭크		

Step 3: 운동 빈도 Training Frequency

트레이닝 빈도는 각각의 주에 수행된 손상 예방 세션의 숫자이다. 일반적인 스포츠 퍼포먼스를 위한 트레이닝 빈도는 종종 스포츠 년도 또는 시즌의 시간에 따라 달라진다; 손상 방지 트레이닝 역시 똑같다. 각각의 시즌은 — 프리시즌, 시즌 중, 그리고 오프시즌 — 특정 목표와 트레이닝 빈도를 가지고 있다(표 11.3). 프리시즌의 목표는 실전 이전에 퍼포먼스를 최대화 시키는 것이고 시즌을 위해 준비하는 기간이다. 일반적인 프리시즌 준비 컨디셔닝은 두 가지의 중요한 이점을 갖는다: 전반적인 손상 위험을 감소시키고 퍼포먼스를 향상시킨다(Myer et al. 2005, 2007; Myer, Ford, Brent, et al. 2006; Myer, Ford, McLean, et al. 2006).

간단할 수 있지만, 시즌 중 손상 방지 전략은 제한적일 수 있다. 이 단계는 낮은 강도의 훈련을 하는 경향이 있고, 종종 프리시즌 동안 얻은 기술의 향상을 단순히 유지하기 위한 시간으로 간주된다.

스트렝스, 파워, 그리고 스트레스 요인에 대한 내성은 손상 예방을 위해 중요하기 때문에, 오프시즌은 프리시즌과 시즌 중 발생하는 더 강도 높은 훈련을 위해 강력한 컨디션 조절 기반을 개발하기에 적합한 시기이다. 불행하게도, 손상 방지 전략은 종종 시즌이 끝나면 종료된다. 확실히, 이 기간 동안 부상 방지 세션을 조정하는 것은 일정상의 관점에서 힘들 수 있지만, 근력, 힘, 지구력을 향상시키기 위한 훈련을 병행하면서 기술에 계속 집중할 것을 지지한다. 스포츠 해의 각 시즌도 중요하지만, 손상 예방 프로그램을 여러 시즌에 통합하는 프로그램은 생체역학과 손상 감소를 위해 가장 큰 긍정적인 효과를 갖는다(Gilchrist et al. 2008; Klugman et al. 2011; Myer GD, Stroube BW, DiCesare CA, et al. 2013; Stroube et al. 2013).

표 11.3 ACL 손상 방지 프로그램: 트레이닝 빈도

스포츠 시즌	주당 세션
프리시즌	3
시즌 중	2
오프시즌	4

Step 4: 타이밍 Timing

손상 방지 프로그램 타이밍은 트레이닝 할 때 손상 방지 운동의 배치 또는 스케줄을 잡는 것이다. 손상 방지는 훈련 전, 경기 후, 훈련 후 또는 분리된 세션일 수 있다. 타이밍 결정은 편리함과 어떻게 손상 방지 운동이 경기 또는 다른 트레이닝 세션에 영향을 미치는지에 따라 정해진다; 선수들이 너무 피곤해서 연습이나 경기에 지장이 생기지 않게 적절한 회복이 허용될 정도로 스케줄을 짜야 한다. 여러 개의 스케줄을 잡는 것도 가능하지만, 다른 트레이닝 세션과 함께 수행되도록 분류되는 것이 최상이고(예: 준비 또는 웜업) 또는 따로 트레이닝 세션으로 분리되는 것이 좋다(표 11.4).

손상 방지 프로그램에 대한 대부분의 접근법은 이러한 운동과 다른 트레이닝 세션이 결합된다. 손상 방지 운동이 연습 또는 경기 전 수행되는 것은 굉장히 흔한 것이다. 이 방법으로 스케줄을 짜는 것은 편리하고 규정 준수를 향상시키는 것으로 나타났다(Sugimoto et al. 2012). 이것은 우리가 제10장에서 지지하고 수행하는 방법의 개요이다. 다른 훈련 세션 후에 운동을 수행하는 것도 또 다른 선택지이다(Potach et al. 2018). 이러한 편리함 뿐만 아니라 또 다른 이점이 있을 수 있다: 감속, 착지, 방향 전환은 피로가 쌓였을 때 손상 방지의 프로그램의 중요한 구성요소이다. 이것이 모든 세션과 함께 해서는 안되겠지만, 다른 훈련 뒤에 좋은 정렬에 초점을 둔 손상 방지 운동을 수행하는 것은 추가로 새로운 자극을 제공할 수 있다.

특히 오프시즌 동안, 독립적인 트레이닝 세션으로 손상 방지 운동 세션을 스케줄링 하는 것은 좋은 선택이 될 수 있다. 이 방법으로 프로그램을 구성하는 것은 선수에게 스트레스 요인에 대한 적응을 초래할 수 있는 더 나은 스트렝스, 파워, 그리고 근지구력을 만들어낼 수 있다(Augustsson 2013). 그러나 가장 중요한 고려 사항은 규정 준수이다(Dix et al. 2020; Sugimoto et al. 2012). 그리고 선수들이 정확한 운동의 질과 모드를 취해서 손상 위험도를 줄이는 것이다(Sugimoto et al. 2012, 2015; Sugimoto, Myer, Barber-Foss et al. 2014; Sugimoto, Myer, Bush et al. 2014).

표 11.4 ACL 손상 방지 프로그램: 타이밍

스포츠 시즌	일정
프리시즌과 시즌 중	훈련 세션 전에 워밍업의 일부로서
오프시즌	독립적인 세션

Step 5: 강도와 양 Intensity and Volume

강도는 주어진 운동이나 운동 그룹의 상대적인 난이도이며, 가장 흔히 하중(사용된 저항의 양) 또는 복잡성으로 측정된다. 이것은 손상 방지 프로그램을 짤 때 가장 중요한 요소 중 하나이다. 원하는 적응을 취하기 위해서, 프로그램은 과부화와 점진성을 제공해야 한다. 강도는 점진적으로 증가되어서 스트렝스와 운동조절 발달의 정체기를 피해야 한다(Augustsson 2013). 충분한 훈련 부하(>80% 1RM)와 함께, 대부분의 사람들은 6주 이내에 스트렝스와 파워를 향상시킬 수 있다(Goodwill et al. 2012; Oliveira et al. 2013; Weier et al. 2012).

트레이닝 강도를 향상시키는 또 다른 방법은 운동 복잡성(complexity)과 새로움(novelty)을 다양하게 하는 것이다. 손상 방지 트레이닝 과정 초기에, 상대적으로 복잡한 운동을 하는 것은 원하는 이득으로 이어지는 적절한 도전을 제공하기에 충분할 수 있다. 운동 난이도에 집중하는 것은 실제 스트렝스와 파워 훈련과 비교해서 더 많은 움직임 탐색이 요구된다. 기술과 정렬은 많은 손상의 위험 요소이기 때문에, 이러한 요소에 주의를 기울이는 것은 중요하다.

운동의 양(volume)은 선수가 각각의 세션 동안 수행한 운동의 양(amount)이고 다양한 방법에 의해서 측정될 수 있다. 양을 계산하는 것은 부하를 포함할 수 있지만, 이 문장에서는 양은 부상 방지 세션 동안 수행된 총 반복 횟수에만 관련된 것으로 간주된다(표 11.5; Fleck and Kraemer 2014; McBride et al. 2009; O'Bryant et al. 1988). 어느 정도, 손상 방지와의 반비례 관계이다: 신경근 훈련량이 많을수록 부상 위험이 낮다(Sugimoto et al. 2015; Sugimoto, Myer, Barber-Foss et al. 2014). 사실, 프로그램 세션을 30분 이상 지속하는 것은 15분 또는 그 이하로 수행했을 때보다 ACL 손상 위험도를 26%를 낮췄다(Sugimoto, Myer, Barber-Foss et al. 2014). 매주 30분은 상대적으로 짧은 시간이고 손상 방지 프로그램을 위해 최소한 요구되어야 하는 시간이다(Sugimoto et al. 2015).

표 11.5 ACL 손상 방지 프로그램: 강도와 양

	스트렝스 트레이닝 운동	플라이오메트릭 트레이닝 운동	특별 트레이닝 운동
프리시즌	4 exercises 2 sets of 8 each	2 exercises 2 sets of 10 each	2 exercises 2 sets of 10 each
시즌 중	3 exercises 1 sets of 6 each	2 exercises 1 sets of 10 each	2 exercises 2 sets of 10 each
오프시즌	6 exercises 2 sets of 10 each	4 exercises 2-3 sets of 10 each	None

샘플 프로그램 SAMPLE PROGRAMS

이 섹션에서, 우리는 두 가지의 손상 방지 프로그램의 샘플을 제공한다. 하나는 특정 스포츠에 초점이 맞춰줘 있고(축구; 표 11.6-11.8) 그리고 다른 하나는 특정 구조물에 초점이 맞춰진다(슬괵근; 표 11.9-11.11). 이러한 샘플 프로그램을 검토할 때 각 프로그램에 동일한 형식이 사용된다. 중급 프로그램과 고급 프로그램 모두 표시된다. 두 프로그램 사이에는 겹치는 부분이 있지만 각각의 고유한 특징도 있다. 손상 방지 프로그램을 만들 때, 이 장에 나오는 단계를 따라 보호하려는 팀, 운동선수 및 해부학적 구조의 필요에 맞게 프로그램을 만들어야 한다.

축구 손상 예방 Soccer Injury Prevention

축구 손상 방지 프로그램은 중급레벨 프로그램이고 워밍업으로 스트렝스 트레이닝, 플라이오메트릭 트레이닝 그리고 특별 트레이닝 운동이 포함된다. 이 프로그램은 일년 중 언제든지 수행될 수 있다; 변화되는 것은 프로그램의 양과 빈도이다.

표 11.6 축구 손상 방지 프로그램: 워밍업

운동	세트	반복/거리	페이지
워킹 런지	1	10	189
인버티드 슬괵근 신장	1	10	190
싱글 레그 스쿼트(눈감고)	1	10	112
앵클 플립	2	100 feet(30m)	193
싱글 레그 계단 바운드	2	6	191
교차 뛰기	2	100 feet(30m)	192
포고(Pogo)	2	10	166
단거리질주(50% effort)	6	100 feet(30m)	N/A

표 11.7 축구 손상 방지 프로그램: DAY 1

운동 유형	운동	세트	반복	부하	페이지
플라이오 메트릭 운동	드롭(깊이) 점프	2	10	18inches (45cm)	143
	스탠딩 롱 점프 버티컬 점프	2	10	BWT*	151
	싱글 레그 버티컬 점프	2	10	BWT	145
	스탠딩 롱 점프 싱글 레그 랜딩	2	10	BWT	150
스트렝스 운동	백 스쿼트	3	8	50% BWT	110
	사이드 런지	2	10		99
특별 운동	싱글 레그 루마니안 데드리프트	3	8	25% BWT	121
	도수 편심성 고관절 외전	2	10		94
	사이드 라잉 고관절 외전	2	15		92
	힐레이즈	2	15		164

*BWT: Bodyweight exercise or a percentage of BWT(예: 50% BWT indicates you should use a weight equal to half of your bodyweight)

표 11.8 축구 손상 방지 프로그램: DAY 2

운동 유형	운동	세트	반복	부하	페이지
플라이오 메트릭 운동	드롭(깊이) 90° 회전으로 점프	2	10	18inches (45cm)	144
	싱글 레그 사이드 투 사이드 홉 (for alignment)	1	10	BWT*	146
	싱글 레그 푸쉬 오프	2	10	BWT	113
	사이드 허들 점프	2	10	BWT	147
스트렝스 운동	싱글 레그 스쿼트	2	10	4 lb	112
	데드리프트	2	8	50% BWT	72
특별 운동	스터빌러티 볼 햄스트링 컬 + 싱글 레그 벤치 브릿지 컴파운드 세트	3	10	BWT	138 그리고 97
	사이드 플랭크	2	10	BWT	74
	노르딕 햄스트링 컬	2	10	BWT	117
	케이블 고관절 굴곡	2	10	Band	125
	저항 밴드 내번(느리게 그리고 빠르게)	2	15	Band	172
	저항 밴드 외번(느리게 그리고 빠르게)	2	15	Band	176

*BWT: Bodyweight exercise or a percentage of BWT(예: 50% BWT indicates you should use a weight equal to half of your bodyweight)

햄스트링 손상 방지 Hamstring Injury Prevention

이 햄스트링 손상 방지 프로그램은 고급레벨 프로그램이고 준비운동 이후에 나오는 플라이오메트릭, 스트렝스 트레이닝, 그리고 특별 운동이 포함된다.

표 11.9 햄스트링 손상 방지 프로그램: 워밍업

운동	세트	반복/거리	페이지
워킹 런지	1	10	189
인버티드 슬괵근 신장	1	10	190
싱글 레그 스쿼트(눈감고)	1	10	112
빠른 스킵	2	100 feet(30m)	169
앵클 플립	2	100 feet(30m)	193
교차 뛰기	2	100 feet(30m)	192
포고(Pogo)	2	10	166

표 11.10 햄스트링 손상 방지 프로그램: DAY 1

운동 유형	운동	세트	반복	부하	페이지
플라이오메트릭 운동	드롭 프리즈(Drop freeze)	2	10	24inches (60cm)	142
	파이크 점프(Pike jump)	2	10	BWT	122
	프론트 싱글 레그 푸쉬 오프	2	10	18inches (45cm)	114
	플라이오메트릭 리버스 벤치 브리지	2	10	BWT	116
스트렝스 운동	백 스쿼트	2	8	8RM	110
	사이드 런지	2	10	BWT	99
특별 운동	루마니안 데드리프트	2	10	25% BWT	120
	스터빌러티 볼 햄스트링 컬 + 싱글 레그 벤치 브릿지 컴파운드 세트	2	10	BWT	138 그리고 97
	힐 레이즈	2	15	BWT	164
	노르딕 햄스트링 컬	2	10	BWT	117

*BWT: Bodyweight exercise or a percentage of BWT(예: 50% BWT indicates you should use a weight equal to half of your bodyweight)
8RM is an eight repetition maximum that is the heaviest weight you can lift with maximum effort for eight repetitions.

표 11.11 햄스트링 손상 방지 프로그램: DAY 2

운동 유형	운동	세트	반복	부하	페이지
플라이오메트릭 운동	드롭(깊이) 점프	2	10	18inches (45cm)	143
	사이클 스플릿 스쿼트 점프	2	10	BWT	101
	단거리질주	1	6	100feet(30m)	N/A
스트렝스 운동	싱글 레그 스쿼트	2	10	10	112
	데드리프트	2	8	50% BWT	72
특별 운동	힐 워크	2	60ft	BWT	174
	족저굴곡이 동반된 저항 밴드 내번	2	15	Band	173
	스터빌러티 볼 햄스트링 컬	3	10	BWT	138
	힐 레이즈	2	15	BWT	164

*BWT: Bodyweight exercise or a percentage of BWT(예: 50% BWT indicates you should use a weight equal to half of your bodyweight)

모든 손상을 방지하는 것은 가능하지 않다. 그러나 손상 방지의 원칙에 따라 조심스럽게 그리고 해부학과 책에 나와있는 흔한 손상에 대한 이해가 동반된다면, 손상의 위험도를 낮추는 것은 가능하다. 이 장에서 나온 예시들은 손상 방지 프로그램을 만드는데 있어서 일반적인 개요(template)를 제공한다. 손상 방지 프로그램이 일반적인 트레이닝 프로그램과 훈련, 그리고 본경기와 함께 스포츠를 하는 해 동안 지속적으로 수행되는 것은 중요하다.

운동 찾아보기

Note: 각각의 장 안에서 나온 운동들은 운동 모드의 유형을 묘사하기 위해 하나의 아이콘을 포함한다 — 스트렝스, 플라이오메트릭, 또는 특별 트레이닝(스피드 그리고 민첩성, 가동성, 그리고 호기성 내구력) — 주로 운동에 적용된다; 추가적인 설명은 페이지 X를 본다.

머리, 목, 그리고 어깨
HEAD, NECK, AND SHOULDER

스트렝스

팔꿈치, 손목, 그리고 손
ELBOW, WRIST, AND HAND

스트렝스

척추와 몸통
SPINE AND TRUNK

스트렝스

플라이오메트릭

(계속)

고관절 HIP

스트렝스

플라이오메트릭

대퇴부 THIGH

스트렝스

플라이오메트릭

슬관절 KNEE

스트렝스

플라이오메트릭

특별

다리, 발목, 그리고 발
LEG, ANKLE, AND FOOT

스트렝스

플라이오메트릭

특별

손상 방지를 위한 웜업
WARM-UP FOR INJURY PREVENTION

플라이오메트릭

특별

참고문헌

Al Attar WS, Soomro N, Pappas E, Sinclair PJ, Sanders RH.How effective are F-MARC injury prevention programs for soccer players? A systematic review and meta-analysis. *Sports Med.* 2016;46:205-217. doi:10.1007/s40279-015-0404-x

Al Attar WA, Soomro N, Sinclair PJ, Pappas E, Sanders RH. Effect of injury prevention programs that include the nordic hamstring exercise on hamstring injury rates in soccer players: A systematic review and meta-analysis. *Sports Med.* 2017;47(5):907-916. doi:10.1007/s40279-016-0638-2

Aranda Y, Munuera PV. Plantar fasciitis and its relationship with hallux limitus. *J Am Podiatr Med Assoc.* 2014 May;104(3):263-268. doi:10.7547/0003-0538-104.3.263

Archbold, P., and G. Mezzadri. Iliotibial band syndrome. *Surgery of the Knee* 2014; 127–130. doi:10.1007/978-1-4471-5631-4_12.

Ardern CL, Ekås GR, Grindem H, et al. Prevention, diagnosis and management of paediatric ACL injuries. *Br J Sports Med.* 2018;52(20):1297-1298. doi:10.1136/bjsports-2018-099493

Ardern CL, Taylor NF, Feller JA, Webster KE. Fifty-five per cent return to competitive sport following anterior cruciate ligament reconstruction surgery: An updated systematic review and meta-analysis including aspects of physical functioning and contextual factors. *Br J Sports Med.* 2014;48(21):1543-1552. doi:10.1136/bjsports-2013-093398

Asmussen E, Bonde-Petersen F, Jorgensen K. Mechano-elastic properties of human muscles at different temperatures. *Acta Physiol Scand.* 1976 Jan;96(1):83-93. doi:10.1111/j.1748-1716.1976.tb10173.x

Augustsson J. Documentation of strength training for research purposes after ACL reconstruction. *Knee Surg Sports Traumatol Arthrosc.* 2013 Aug;21(8):1849-1855.

Ayala F, López-Valenciano A, Gámez Martín JA, et al. A preventive model for hamstring injuries in professional soccer: Learning algorithms. *Int J Sports Med.* 2019 May;40(5):344-353.

Barengo NC, Meneses-Echávez JF, Ramírez-Vélez R, Cohen DD, Tovar G, Bautista JE. The impact of the FIFA 11+ training program on injury prevention in football players: a systematic review. *Int J Environ Res Public Health.* 2014;11:11986-12000. doi:10.3390/ijerph111111986

Bates NA, Ford KR, Myer GD, Hewett TE. Impact differences in ground reaction force and center of mass between the first and second landing phases of a drop vertical jump and their implications for injury risk assessment. *J Biomech.* 2013;46(7):1237-1241. doi:10.1016/j.jbiomech.2013.02.024

Bergh U, Ekblom B. Influence of muscle temperature on maximal muscle strength and power output in human skeletal muscles. *Acta Physiol Scand.* 1979 Sep;107(1):33-37. doi:10.1111/j.1748-1716.1979.tb06439.x

Bishop D. Warm up I: potential mechanisms and the effects of passive warm up on exercise performance. *Sports Med.* 2003;33(6):439-454. doi:10.2165/00007256-200333060-00005

Bourne MN, Duhig SJ, Timmins RG, et al. Impact of the Nordic hamstring and hip extension exercises on hamstring architecture and morphology: implications for injury prevention. *Br J Sports Med*. 2017;51:469-477.

Brooks JH, Fuller CW, Kemp SP, et al. Incidence, risk, and prevention of hamstring muscle injuries in professional rugby union. *Am J Sports Med*. 2006 Aug;34(8):1297-1306.

Butterfield TA, Herzog W. Quantification of muscle fiber strain during in vivo repetitive stretch-shortening cycles. *J Appl Physiol*. 2005;99:593-602.

Cameron KL, Thompson BS, Peck KY, Owens BD, Marshall SW, Svoboda SJ. Normative values for the KOOS and WOMAC in a young athletic population: History of knee ligament injury is associated with lower scores. *Am J Sports Med*. 2013;41(3):582-589. doi:10.1177/0363546512472330

Cherni Y, Jlid MC, Mehrez H, et al. Eight Weeks of Plyometric Training Improves Ability to Change Direction and Dynamic Postural Control in Female Basketball Players. *Front Physiol*. 2019;10:726. Published 2019 Jun 13. doi:10.3389/fphys.2019.00726

Collins JD, Almonroeder TG, Ebersole KT, O'Connor KM. The effects of fatigue and anticipation on the mechanics of the knee during cutting in female athletes. *Clin Biomech* (Bristol, Avon). 2016;35:62-67. doi:10.1016/j.clinbiomech.2016.04.004

Crossley KM, Patterson BE, Culvenor AG, Bruder AM, Mosler AB, Mentiplay BF. Making football safer for women: a systematic review and meta-analysis of injury prevention programmes in 11 773 female football (soccer) players. *Br J Sports Med*. 2020 Sep;54(18):1089-1098.

Darrall-Jones J, Roe G, Cremen E, Jones, B. Can team-sport athletes accurately run at submaximal sprinting speeds? implications for rehabilitation and warm-up protocols. *J Strength Cond Res*. 2021 Jan. doi:10.1519/JSC.0000000000003960

de Jonge S, van den Berg C, de Vos RJ, van der Heide HL, Weir A, Verhaar JN, Bierma-Zeinstra SA, Tol, JL. Incidence of midportion Achilles tendinopathy in the general population. *Br J Sports Med*. 2011;45(13):1026-1028.

Dello Iacono A, Vigotsky A, Laver L, Halperin I. Beneficial effects of small-sided games as a conclusive part of warm-up routines in young elite handball players. *J Strength Cond Res*. 2021 Jun;35(6):1724-1731. doi:10.1519/JSC.0000000000002983

deVries HA, Housh TJ. *Physiology of exercise for physical education, athletics and exercise science*. 5th ed. Brown; 1995.

Dickin DC, Johann E, Wang H, Popp JK. Combined effects of drop height and fatigue on landing mechanics in active females. *J Appl Biomech*. 2015;31(4):237-243. doi:10.1123/jab.2014-0190

Dix C, Logerstedt D, Arundale A, Snyder-Mackler L. Perceived barriers to implementation of injury prevention programs among collegiate women's soccer coaches. *J Sci Med Sport*. 2021 Apr;24(4):352-356. doi:10.1016/j.jsams.2020.09.016

Draghi F, Bortolotto C, Ferrozzi G. Soleus strain: an underestimated injury? [published online ahead of print, 2021 Jan 5]. *J Ultrasound*. doi:10.1007/s40477-020-00555-7

Drezner J, Ulager J, Sennett MD. Hamstring muscle injuries in track and field athletes: A 3-year study at the Penn Relay Carnival [abstract]. *Clin J Sport Med*. 2005;15(5):386.

Ekstrand J, Hägglund M, Waldén M. Injury incidence and injury patterns in professional football - the UEFA injury study [published online ahead of print, 2010 May 29. *Br J Sports Med.*

Enoka, RM. *Neuromechanics of Human Movement.* 5th ed. Human Kinetics; 2015.

Fairclough J, Hayashi K, Toumi H, et al. Is iliotibial band syndrome really a friction syndrome?. *J Sci Med Sport.* 2007;10(2):74-78. doi:10.1016/j.jsams.2006.05.017

Feeley BT, Kennelly S, Barnes RP, et al. Epidemiology of National Football League training camp injuries from 1998 to 2007. *Am J Sports Med.* 2008 Aug;36(8):1597-1603.

Fernandez-Fernandez J, García-Tormo V, Santos-Rosa FJ, et al. The effect of a neuromuscular vs. dynamic warm-up on physical performance in young tennis players. *J Strength Cond Res.* 2020 Oct;34(10):2776-2784. doi:10.1519/JSC.0000000000003703

Finch CF, Twomey DM, Fortington LV, et al. Preventing Australian football injuries with a targeted neuromuscular control exercise programme: comparative injury rates from a training intervention delivered in a clustered randomised controlled trial. *Inj Prev.* 2016 Apr;22(2):123-128.

Fleck S, Kraemer W. *Designing Resistance Training Programs.* 4th ed. Human Kinetics; 2014:1-62, 179-296.

Fong DT, Hong Y, Chan LK, Yung PS, Chan KM. A systematic review on ankle injury and ankle sprain in sports. *Sports Med.* 2007;37(1):73-94. doi:10.2165/00007256-200737010-00006

Ford K, Myer G, Schmitt L, van den Bogert A, Hewett, T. Effect of drop height on lower extremity biomechanical measures in female athletes. *Med Sci Sports Exerc.* 2008;40:S80.

Fradkin AJ, Gabbe BJ, Cameron PA. Does warming up prevent injury in sport? the evidence from randomised controlled trials? *J Sci Med Sport.* 2006 Jun;9(3):214-220. doi:10.1016/j.jsams.2006.03.026

Fradkin AJ, Zazryn TR, Smoliga JM. Effects of warming-up on physical performance: a systematic review with meta-analysis. *J Strength Cond Res.* 2010 Jan;24(1):140-148. doi:10.1519/JSC.0b013e3181c643a0

Frank BS, Gilsdorf CM, Goerger BM, Prentice WE, Padua DA. Neuromuscular fatigue alters postural control and sagittal plane hip biomechanics in active females with anterior cruciate ligament reconstruction. *Sports Health.* 2014;6(4):301-308. doi:10.1177/1941738114530950

Freckleton G, Cook J, Pizzari T. The predictive validity of a single leg bridge test for hamstring injuries in Australian Rules football players. *Br J Sports Med.* 2014;48:713-717.

Fuller M, Moyle GM, Minett GM. Injuries across a pre-professional ballet and contemporary dance tertiary training program: A retrospective cohort study. *J Sci Med Sport.* 2020;23(12):1166-1171. doi:10.1016/j.jsams.2020.06.012

Gabbett TJ, Hulin B, Blanch P, Chapman P, Bailey D. To couple or not to couple? For acute:chronic workload ratios and injury risk, does it really matter? *Int J Sports Med.* 2019;40(9):597-600. doi:10.1055/a-0955-5589

Gil MH, Neiva HP, Alves AR, et al. The effect of warm-up running technique on sprint performance [published online ahead of print, 2020 Mar 12]. *J Strength Cond Res*. doi:10.1519/JSC.0000000000003528

Gilchrist, J, Mandelbaum BR, Melancon H, et al. A randomized controlled trial to prevent noncontact anterior cruciate ligament injury in female collegiate soccer players. *Am J Sports Med*. 2008;36:1476-1483.

Goel R, Abzug JM. de Quervain's tenosynovitis: a review of the rehabilitative options. *Hand* (N Y). 2015 Mar;10(1):1-5.

Goodwill AM, Pearce AJ, Kidgell DJ. Corticomotor plasticity following unilateral strength training. *Muscle Nerve*. 2012 Sep;46(3):384-393.

Goossens L, Witvrouw E, Vanden Bossche L, et al. Lower eccentric hamstring strength and single leg hop for distance predict hamstring injury in PETE students. *Eur J Sport Sci* 2015;15:436-442.

Green B, Bourne MN, van Dyk N, Pizzari T. Recalibrating the risk of hamstring strain injury (HSI): A 2020 systematic review and meta-analysis of risk factors for index and recurrent hamstring strain injury in sport. *Br J Sports Med*. 2020;54(18):1081-1088. doi:10.1136/bjsports-2019-100983

Gremion G. Les exercices d'étirement dans la pratique sportive ont-ils encore leur raison d'être? Une revue de la littérature [Is stretching for sports performance still useful? A review of the literature]. *Rev Med Suisse*. 2005;1(28):1830-1834.

Grindstaff TL, Potach, DH. Prevention of common wrestling injuries. *Strength Cond J*. 2006 Aug;28(4):20-28.

Harwin JR, Richardson ML. "Tennis leg": gastrocnemius injury is a far more common cause than plantaris rupture. *Radiol Case Rep*. 2016;12(1):120-123. doi:10.1016/j.radcr.2016.10.012

Heiser TM, Weber J, Sullivan G, et al. Prophylaxis and management of hamstring muscle injuries in intercollegiate football players. *Am J Sports Med*. 1984 Sep-Oct;12(5):368-370.

Herman K, Barton C, Malliaras P, Morrissey D. The effectiveness of neuromuscular warm-up strategies, that require no additional equipment, for preventing lower limb injuries during sports participation: a systematic review. *BMC Med*. 2012;10:75. Published 2012 Jul 19. doi:10.1186/1741-7015-10-75

Hewett TE, Myer GD, Ford KR, et al. Biomechanical measures of neuromuscular control and valgus loading of the knee predict anterior cruciate ligament injury risk in female athletes: a prospective study. *Am J Sports Med*. 2005;33(4):492-501. doi:10.1177/0363546504269591

Hewett TE, Ford KR, Myer GD. Anterior cruciate ligament injuries in female athletes: Part 2, a meta-analysis of neuromuscular interventions aimed at injury prevention. *Am J Sports Med*. 2006;34(3):490-498. doi:10.1177/0363546505282619

Higashihara A, Nagano Y, Ono T, et al. Differences in hamstring activation characteristics between the acceleration and maximum-speed phases of sprinting. *J Sports Sci*. 2018;36:1313-1318.

Hiller CE, Nightingale EJ, Raymond J, et al. Prevalence and impact of chronic musculoskeletal ankle disorders in the community. *Arch Phys Med Rehabil*. 2012;93(10):1801-1807. doi:10.1016/j.apmr.2012.04.023

Hoffman J. *Physiological Aspects of Sport Training and Performance*. Human Kinetics; 2002.

Huang YL, Jung J, Mulligan CMS, Oh J, Norcross MF. A majority of anterior cruciate ligament injuries can be Prevented by injury prevention programs: a systematic review of randomized controlled trials and cluster-randomized controlled trials with meta-analysis. *Am J Sports Med*. 2020 May;48(6):1505-1515. doi:10.1177/0363546519870175

Hutchinson LA, Lichtwark GA, Willy RW, Kelly LA. The iliotibial band: A complex structure with versatile functions [published online ahead of print, 2022 Jan 24]. *Sports Med*. 2022;10.1007/s40279-021-01634-3. doi:10.1007/s40279-021-01634-3

Johansson F, Cools A, Gabbett T, Fernandez-Fernandez J, Skillgate E. Association between spikes in external training load and shoulder injuries in competitive adolescent tennis players: The SMASH cohort study. *Sports Health*. 2022;14(1):103-110. doi:10.1177/19417381211051643

Jones RI, Ryan B, Todd AI. Muscle fatigue induced by a soccer match-play simulation in amateur Black South African players. *J Sports Sci*. 2015;33(12):1305-1311. doi:10.1080/02640414.2015.1022572

Khayambashi K, Ghoddosi N, Straub RK, Powers CM. Hip muscle strength predicts noncontact anterior cruciate ligament injury in male and female athletes: a prospective study. *Am J Sports Med*. 2016 Feb;44(2):355-361.

Klugman MF, Brent JL, Myer GD, Ford KR, Hewett TE. Does an in-season only neuromuscular training protocol reduce deficits quantified by the tuck jump assessment? *Clin Sports Med*. 2011;30:825-840.

Knapik JJ, Bauman CL, Jones BH, Harris JM, Vaughan L. Preseason strength and flexibility imbalances associated with athletic injuries in female collegiate athletes. *Am J Sports Med*. 1991;19:76-81.

Kongsgaard M, Aagaard P, Roikjaer S, Olsen D, Jensen M, Langberg H. Decline eccentric squats increases patellar tendon loading compared to standard eccentric squats. *Clin Biomech* (Bristol, Avon). 2006;21:748-754.

Kumagai K, Abe T, Brechue WF, Ryushi T, Takano S, Mizuno M. Sprint performance is related to muscle fascicle length in male 100-m sprinters. *J Appl Physiol* (1985). 2000;88(3):811-816. doi:10.1152/jappl.2000.88.3.811

Landorf KB, Kaminski MR, Munteanu SE, Zammit GV, Menz HB. Clinical measures of foot posture and ankle joint dorsiflexion do not differ in adults with and without plantar heel pain. *Sci Rep*. 2021 Mar 19;11(1):6451. doi:10.1038/s41598-021-85520-y

Markolf KL, Burchfield DM, Shapiro MM, Shepard MF, Finerman GA, Slauterbeck JL. Combined knee loading states that generate high anterior cruciate ligament forces. *J Orthop Res*. 1995;13(6):930-935. doi:10.1002/jor.1100130618

Martinez JC, Mazerolle SM, Denegar CR, et al. Female adolescent athletes' attitudes and perspectives on injury prevention programs. *J Sci Med Sport*. 2017;20(2):146-151. doi:10.1016/j.jsams.2016.06.009

Marušič J, Vatovec R, Markovič G, Šarabon N. Effects of eccentric training at long-muscle length on architectural and functional characteristics of the hamstrings. *Scand J Med Sci Sports*. 2020 Nov;30(11):2130-2142.

Mawson R, Creech MJ, Peterson DC et al. Lower limb injury prevention programs in youth soccer: a survey of coach knowledge, usage, and barriers. *J Exp Orthop.* 2018;5:43. doi:10.1186/s40634-018-0160-6

Mayo M, Seijas R, Alvarez P. Structured neuromuscular warm-up for injury prevention in young elite football players. *Rev Esp Cir Ortop Traumatol.* 2014;58:336-342. doi:10.1016/j.recote.2014.09.004

McArdle WD, Katch FI, Katch VL. *Exercise Physiology: Nutrition, Energy, and Human Performance.* 8th ed. LWW; 2014.

McBride JM, McCaulley GO, Cormie P, Nuzzo JL, Cavill MJ, Triplett NT. Comparison of methods to quantify volume during resistance exercise. *J Strength Cond Res.* 2009 Jan;23(1):106-110.

McGowan CJ, Pyne DB, Thompson KG, Rattray B. Warm-up strategies for sport and exercise: Mechanisms and applications. *Sports Med.* 2015;45:1523-1546.

Mendiguchia J, Conceição F, Edouard P, et al. Sprint versus isolated eccentric training: comparative effects on hamstring architecture and performance in soccer players. *PLoS One.* 2020 Feb 11;15(2):e0228283. doi:10.1371/journal.pone.0228283

Miranda DL, Fadale PD, Hulstyn MJ, Shalvoy RM, Machan JT, Fleming BC. Knee biomechanics during a jump-cut maneuver: effects of sex and ACL surgery. *Med Sci Sports Exerc.* 2013 May;45(5):942-951.

Moffroid MT, Haugh LD, Haig AJ, Henry SM, Pope MH. Endurance training of trunk extensor muscles. *Phys Ther.* 1993;73:10-17.

Moore D, Semciw AI, Pizzari T. A systematic review and meta-analysis of common therapeutic exercises that generate highest muscle activity in the gluteus medius and gluteus minimus segments. *Int J Sports Phys Ther.* 2020;15(6):856-881. doi:10.26603/ijspt20200856

Morin JB, Gimenez P, Edouard P, et al. Sprint acceleration mechanics: the major role of hamstrings in horizontal force production. *Front Physiol.* 2015;6:404. doi:10.3389/fphys.2015.00404

Myer GD, Brent JL, Ford KR, Hewett TE.. A pilot study to determine the effect of trunk and hip focused neuromuscular training on hip and knee isokinetic strength. *Br J Sports Med.* 2008;42:614-619.

Myer GD, Faigenbaum AD, Foss KB, et al. Injury initiates unfavourable weight gain and obesity markers in youth. *Br J Sports Med.* 2013;48(20):1477-1481. doi:10.1136/bjsports-2012-091988

Myer GD, Ford KR, Barber Foss KD, Liu C, Nick TG, Hewett TE. The relationship of hamstrings and quadriceps strength to anterior cruciate ligament injury in female athletes. *Clin J Sport Med.* 2009 Jan;19(1):3-8.

Myer GD, Ford KR, Brent JL, Hewett TE. Differential neuromuscular training effects on ACL injury risk factors in "high-risk" versus "low-risk" athletes. *BMC musculoskeletal disorders.* 2007;8:39.

Myer GD, Ford KR, Brent JL, Hewett TE. The effects of plyometric versus dynamic balance training on power, balance and landing force in female athletes. *J Strength Cond Res.* 2006;20:345-353.

Myer GD, Ford KR, Hewett TE. Rationale and clinical techniques for anterior cruciate ligament injury prevention among female athletes. *J Athl Train*. 2004;39:352-364.

Myer GD, Ford KR, Khoury J, Succop P, Hewett TE. Biomechanics laboratory-based prediction algorithm to identify female athletes with high knee loads that increase risk of ACL injury. *Br J Sports Med*. 2011 Apr;45(4):245-252.

Myer GD, Ford KR, McLean SG, Hewett TE. The effects of plyometric versus dynamic stabilization and balance training on lower extremity biomechanics. *Am J Sports Med*. 2006;34:445-455.

Myer GD, Ford KR, Palumbo JP, Hewett TE. Neuromuscular training improves performance and lower-extremity biomechanics in female athletes. *J Strength Cond Res*. 2005;19:51-60.

Myer GD, Lloyd RS, Brent JL, Faigenbaum AD. How young is "too young" to start training? *ACSMs Health Fit J*. 2013;17:14-23.

Myer GD, Stroube BW, DiCesare CA, et al. Augmented feedback supports skill transfer and reduces high-risk injury landing mechanics: a double-blind, randomized controlled laboratory study. *Am J Sports Med*. 2013;41:669-677.

National Strength and Conditioning Association, Haff G, Travis TN. *Essentials of strength training and conditioning*. 4th ed. Human Kinetics; 2016:440.

Niederbracht Y, Shim AL, Sloniger MA, Paternostro-Bayles M, Short TH. Effects of a shoulder injury prevention strength training program on eccentric external rotator muscle strength and glenohumeral joint imbalance in female overhead activity athletes. *J Strength Cond Res*. 2008 Jan;22(1):140-145.

Noyes FR, Barber Westin SD. Anterior cruciate ligament injury prevention training in female athletes: a systematic review of injury reduction and results of athletic performance tests. *Sports Health*. 2012 Jan;4(1):36-46. doi:10.1177/1941738111430203

Nussbaum ED, Hosea TM, Sieler SD, Incremona BR, Kessler DE. Prospective evaluation of syndesmotic ankle sprains without diastasis. *Am J Sports Med*. 2001;29:31-35.

O'Bryant HS, Byrd R, Stone MH. Cycle ergometer performance and maximum leg and hip strength adaptations to two different methods of weight-training. *J Strength Conditioning Res*. 1988;2(2):27-30.

O'Connor KM, Johnson C, Benson LC. The effect of isolated hamstrings fatigue on landing and cutting mechanics. *J Appl Biomech*. 2015;31(4):211-220. doi:10.1123/jab.2014-0098

Okoroha KR, Conte S, Makhni EC, et al. Hamstring injury trends in Major and Minor League Baseball: epidemiological findings from the Major League Baseball health and injury tracking system. *Orthop J Sports Med*. 2019;7(7):2325967119861064. doi:10.1177/2325967119861064

Olewnik L, Wysiadecki G, Polguj M, Topol M. The report on the co-occurrence of two different rare anatomic variations of the plantaris muscle tendon on both sides of an individual. *Folia Morphologica* (Poland). 2017;76(2):331-333.

Oliveira FB, Oliveira AS, Rizatto GF, Denadai BS. Resistance training for explosive and maximal strength: effects on early and late rate of force development. *J Sports Sci Med*. 2013 Sep 1;12(3):402-408.

Oliver GD, Dougherty CP. The razor curl: a functional approach to hamstring training. *J Strength Cond Res*. 2009 Mar;23(2):401-405. doi:10.1519/JSC.0b013e31818f08d0

Opplert J, Babault N. Acute effects of dynamic stretching on muscle flexibility and performance: An analysis of the current literature. *Sports Med*. 2018;48(2):299-325. doi:10.1007/s40279-017-0797-9

Palmieri-Smith RM, McLean SG, Ashton-Miller JA, Wojtys EM. Association of quadriceps and hamstrings cocontraction patterns with knee joint loading. *J Athl Train*. 2009;44(3):256-263. doi:10.4085/1062-6050-44.3.256

Paterno MV, Rauh MJ, Schmitt LC, Ford KR, Hewett TE. Incidence of second ACL injuries 2 years after primary ACL reconstruction and return to sport. *Am J Sports Med*. 2014;42(7):1567-1573. PMCID: PMC4205204

Paterno MV, Schmitt LC, Ford KR, et al. *Am J Sports Med*. 2010 Oct;38(10):1968-1978.

Petushek EJ, Sugimoto D, Stoolmiller M, Smith G, Myer GD. Evidence-based best-practice guidelines for preventing anterior cruciate ligament injuries in young female athletes: a systematic review and meta-analysis. *Am J Sports Med*. 2019 Jun;47(7):1744-1753.

Pollard CD, Sigward SM, Powers CM. ACL injury prevention training results in modification of hip and knee mechanics during a drop-landing task. *Orthop J Sports Med*. 2017 Sep 8;5(9):2325967117726267. doi:10.1177/2325967117726267

Potach DH, Myer G, Grindstaff, TL. Special consideration: female athlete and ACL injury prevention. In: Parikh SN, editor. *The Pediatric Anterior Cruciate Ligament*. Springer; 2018:251-283.

Powell RW. Lawn tennis leg. *Lancet*. 1883;122(3123):44.

Prince C, Morin JB, Mendiguchia J, et al. Sprint specificity of isolated hamstring-strengthening exercises in terms of muscle activity and force production. *Front Sports Act Living*. 2021 Jan 21;2:609636. doi:10.3389/fspor.2020.609636

Proske U, Morgan DL. Muscle damage from eccentric exercise: mechanism, mechanical signs, adaptation and clinical applications. *J Physiol*. 2001;537:333-345.

Quatman CE, Hewett TE. The anterior cruciate ligament injury controversy: is "valgus collapse" a sex-specific mechanism? *Br J Sports Med*. 2009;43:328-335.

Rodríguez C, Echegoyen S, Aoyama T. The effects of "Prevent injury and Enhance Performance Program" in a female soccer team. *J Sports Med Phys Fitness*. 2018 May;58(5):659-663. doi:10.23736/S0022-4707.17.07024-4

Rössler R, Verhagen E, Rommers N, et al. Comparison of the "11+ Kids" injury prevention programme and a regular warmup in children's football (soccer): a cost effectiveness analysis. *Br J Sports Med*. 2019 Mar;53(5):309-314. doi:10.1136/bjsports-2018-099395

Sá MA, Neto GR, Costa PB, et al. Acute effects of different stretching techniques on the number of repetitions in a single lower body resistance training session. *J Hum Kinet*. 2015;45:177-185. Published 2015 Apr 7. doi:10.1515/hukin-2015-0018

Sands WA. Injury prevention in women's gymnastics. *Sports Med*. 2000;30(5):359-373. doi:10.2165/00007256-200030050-00004

Schneider DK, Grandhi RK, Bansal P, et al. Current state of concussion prevention strategies: a systematic review and meta-analysis of prospective, controlled studies. *Br J Sports Med*. 2017 Oct;51(20):1473-1482.

Schuermans J, Van Tiggelan D, Danneels L, et al. Susceptibility to hamstring injuries in soccer: a prospective study using muscle functional magnetic resonance imaging. *Am J Sports Med*. 2016;44:1276-1285.

Sell TC, Ferris CM, Abt JP, et al. Predictors of proximal tibia anterior shear force during a vertical stop-jump. *J Orthop Res*. 2007;25(12):1589-1597.

Shiri R, Coggon D, Falah-Hassani K. Exercise for the prevention of low back pain: systematic review and meta-analysis of controlled trials. *Am J Epidemiol*. 2018 May;187(5):1093-1101.

Shrier I. Stretching before exercise: an evidence based approach. *Br J Sports Med*. 2000 Oct;34(5):324-325. doi:10.1136/bjsm.34.5.324

Shrier I. Stretching before exercise does not reduce the risk of local muscle injury: a critical review of the clinical and basic science literature. *Clin J Sport Med*. 1999 Oct;9(4):221-227. doi:10.1097/00042752-199910000-00007

Shultz SJ, Schmitz RJ, Cone JR, et al. Changes in fatigue, multiplanar knee laxity, and landing biomechanics during intermittent exercise. *J Athl Train*. 2015;50(5):486-497. doi:10.4085/1062-6050-49.5.08

Silva LM, Neiva HP, Marques MC, Izquierdo M, Marinho DA. Effects of warm-up, post-warm-up, and re-warm-up strategies on explosive efforts in team sports: A systematic review. *Sports Med*. 2018;48:2285-2299.

Silvers HJ, Mandelbaum BR. Preseason conditioning to prevent soccer injuries in young women. *Clin J Sport Med*. 2001 Jul;11(3):206.

Silvers-Granelli H, Mandelbaum B, Adeniji O, et al. Efficacy of the FIFA 11+ injury prevention program in the collegiate male soccer player. *Am J Sports Med*. 2015 Nov;43(11):2628-2637. doi:10.1177/0363546515602009

Söderman K, Alfredson H, Pietilä T, Werner S.. Risk factors for leg injuries in female soccer players: a prospective investigation during one out-door season. *Knee Surg Sports Traumatol Arthrosc*. 2001;9:313-321.

Stearns-Reider KM, Straub RK, Powers CM. Hip abductor rate of torque development as opposed to isometric strength predicts peak knee valgus during landing: implications for anterior cruciate ligament injury. *J Appl Biomech*. 2021 Sep 20;37(5):471-476.

Stone MH, Sands WA, Pierce KC, Ramsey MW, Haff GG. Power and power potentiation among strength-power athletes: preliminary study. *Int J Sports Physiol Perform*. 2008 Mar;3(1):55-67. doi:10.1123/ijspp.3.1.55

Stroube BW, Myer GD, Brent JL, Ford KR, Heidt RS, Jr., Hewett TE. Effects of task-specific augmented feedback on deficit modification during performance of the tuck-jump exercise. *J Sport Rehabil*. 2013;22:7-18.

Sugimoto D, Mattacola CG, Bush HM, et al. Preventive neuromuscular training for young female athletes: comparison of coach and athlete compliance rates. *J Athl Train*. 2017;52(1):58-64. doi:10.4085/1062-6050-51.12.20

Sugimoto D, Myer GD, Bush HM, Hewett TE. Effects of compliance on trunk and hip integrative neuromuscular training on hip abductor strength in female athletes. *J Strength Cond Res*. 2014;28:1187-1194.

Sugimoto D, Myer GD, Bush HM, Klugman MF, Medina McKeon JM, Hewett TE. Compliance with neuromuscular training and anterior cruciate ligament injury risk reduction in female athletes: a meta-analysis. *J Athl Train*. 2012;47:714-723.

Sugimoto D, Myer GD, Micheli LJ, Hewett TE. ABCs of evidence-based anterior cruciate ligament injury prevention strategies in female athletes. *Curr Phys Med Rehabil Rep*. 2015;3(1):43-49. doi:10.1007/s40141-014-0076-8

Sugimoto D, Myer G, Barber-Foss K, Hewett T. Dosage effects of neuromuscular training intervention to reduce anterior cruciate ligament injuries in female athletes: Meta- and sub-group analyses. *Sports Med*. 2014;44:551-562.

Swanson J. A functional approach to warm-up and flexibility. *Strength Cond J*. 2006;28:30-36.

Taddei UT, Matias AB, Duarte M, Sacco ICN. Foot core training to prevent running-related injuries: a survival analysis of a single-blind, randomized controlled trial. *Am J Sports Med*. 2020 Dec;48(14):3610-3619.

Takeuchi K, Takemura M, Nakamura M, Tsukuda F, Miyakawa S. Effects of active and passive warm-ups on range of motion, strength, and muscle passive properties in ankle plantarflexor muscles, *J Strength Cond Res*. 2021 Jan;35(1):141-146. doi:10.1519/JSC.0000000000002642

Tamura A, Akasaka K, Otsudo T, et al. Fatigue alters landing shock attenuation during a single-leg vertical drop jump. *Orthop J Sports Med*. 2016;4(1):2325967115626412. Published 2016 Jan 14. doi:10.1177/2325967115626412

Tanaka MJ, Jones LC, Forman JM. Awareness of anterior cruciate ligament injury: preventive training programs among female collegiate athletes. *J Athl Train*. 2020 Apr;55(4):359-364.

Tyler TF, Silvers HJ, Gerhardt MB, Nicholas SJ. Groin injuries in sports medicine. *Sports Health*. 2010;2(3):231-236. doi:10.1177/1941738110366820

van der Horst N, Smits DW, Petersen J, Goedhart EA, Backx FJ. The preventive effect of the Nordic hamstring exercise on hamstring injuries in amateur soccer players: study protocol for a randomised controlled trial. *Inj Prev*. 2014;20(4):e8. doi:10.1136/injuryprev-2013-041092

van Dyk N, Behan FP, Whiteley R. Including the Nordic hamstring exercise in injury prevention programmes halves the rate of hamstring injuries: a systematic review and meta-analysis of 8459 athletes. *Br J Sports Med*. 2019;53:1362-1370.

Vuurberg G, Hoorntje A, Wink LM, et al. Diagnosis, treatment and prevention of ankle sprains: update of an evidence-based clinical guideline. *Br J Sports Med*. 2018 Aug;52(15):956. doi:10.1136/bjsports-2017-098106

Warden SJ, Davis IS, Fredericson M. Management and prevention of bone stress injuries in long-distance runners. *J Orthop Sports Phys Ther*. 2014 Oct;44(10):749-765.

Webster KE, Hewett TE. Meta-analysis of meta-analyses of anterior cruciate ligament injury reduction training programs. *J Orthop Res*. 2018 Oct;36(10):2696-2708. doi:10.1002/jor.24043

Weier AT, Pearce AJ, Kidgell DJ. Strength training reduces intracortical inhibition. *Acta Physiol (Oxf)*. 2012 Oct;206(2):109-119.

Whittaker JL, Woodhouse LJ, Nettel-Aguirre A, Emery CA. Outcomes associated with early post-traumatic osteoarthritis and other negative health consequences 3-10 years following knee joint injury in youth sport. *Osteoarthritis Cartilage*. 2015;23(7):1122-1129. doi:10.1016/j.joca.2015.02.021

Wilk KE, Lupowitz LG, Arrigo CA. The youth throwers ten exercise program: A variation of an exercise series for enhanced dynamic shoulder control in the youth overhead throwing athlete. *Int J Sports Phys Ther*. 2021;16(6):1387-1395. Published 2021 Dec 1. doi:10.26603/001c.29923

Will JS, Bury DC, Miller JA. Mechanical low back pain. *Am Fam Physician*. 2018 Oct 1;98(7):421-428.

Withrow TJ, Huston LJ, Wojtys EM, Ashton-Miller JA. Effect of varying hamstring tension on anterior cruciate ligament strain during in vitro impulsive knee flexion and compression loading. *J Bone Joint Surg Am*. 2008;90:815-823.

Witvrouw E, Mahieu N, Danneels L, McNair P. Stretching and injury prevention: an obscure relationship. *Sports Med*. 2004;34(7):443-449. doi:10.2165/00007256-200434070-00003

Yamaguchi T, Ishii K, Yamanaka M, Yasuda K. Acute effect of static stretching on power output during concentric dynamic constant external resistance leg extension. *J Strength Cond Res*. 2006;20(4):804-810. doi:10.1519/R-18715.1

Young W, Behm D. Should static stretching be used during a warm-up for strength and power activities? *NSCA Journal*. 2002;24(6):33-37.

Yu B, Lin CF, Garrett WE. Lower extremity biomechanics during the landing of a stop-jump task. *Clin Biomech* (Bristol, Avon). 2006;21(3):297-305.

Zebis MK, Andersen LL, Bencke J, Kjaer M, Aagaard P. Identification of athletes at future risk of anterior cruciate ligament ruptures by neuromuscular screening. *Am J Sports Med*. 2009 Oct;37(10):1967-1973.

추가 참조

International Olympic Committee Pediatric ACL Injury Consensus Group, Ardern CL, Ekås G, et al. 2018 International Olympic Committee consensus statement on prevention, diagnosis, and management of pediatric anterior cruciate ligament injuries. *Orthop J Sports Med*. 2018 Mar 21;6(3):2325967118759953.

저자 소개

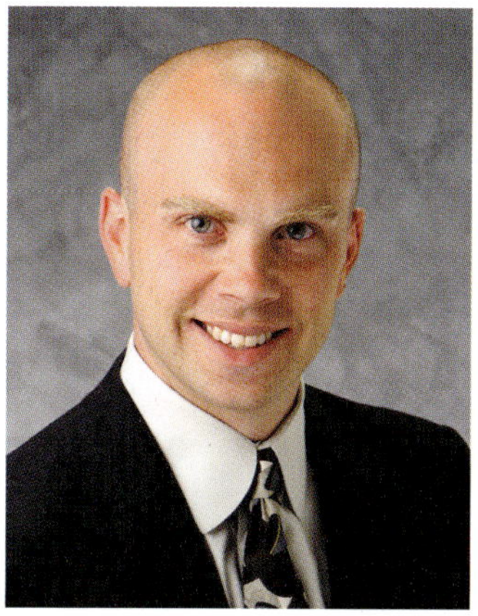

David Potach, PT, SCS, CSCS은 Cheshire Medical Center in Dartmouth, New Hampshire에서 재활물리치료의 책임자이다. 그는 선수들이 그들의 퍼포먼스 목표를 달성하는 것을 20년 넘게 도왔다. Potach는 스트렝스와 컨디셔닝 코치로 Greighton대학에서 일 했었고, Omaha Sports Physical Therapy의 오너였고, 그리고 어린이 병원과 메디컬 센터에서 스포츠 재활 책임자였다.

Potach는 국제적으로 그리고 국지적으로 스트렝스 트레이닝과 컨디셔닝, 플라이오메트릭, 손상 방지 그리고 재활에 대해서 연설해 왔다. 그는 스포츠 재활에 대해서 몇몇의 기사를 썼고, 스포츠 메디신과 스포츠 컨디셔닝에 대해 교과서도 썼다. 2005년, 그는 National Strength and Conditioning Association(NSCA) Sports Medicine / Rehabilitation Specialist of the Year award에서 첫 번째 수장자가 되었다.

그는 스포츠 물리치료사이자, 스트렝스와 컨디셔닝 전문가로서(CSCS), NSCA이다. 그리고 퍼스널 트레이너이다(NSCA-CPT). 그는 물리치료 석사와 과학 석사가 있다 — 둘 다 Nebraska대학에서 — 그리고 Creighton 대학에서 운동과학 학사를 취득했다.

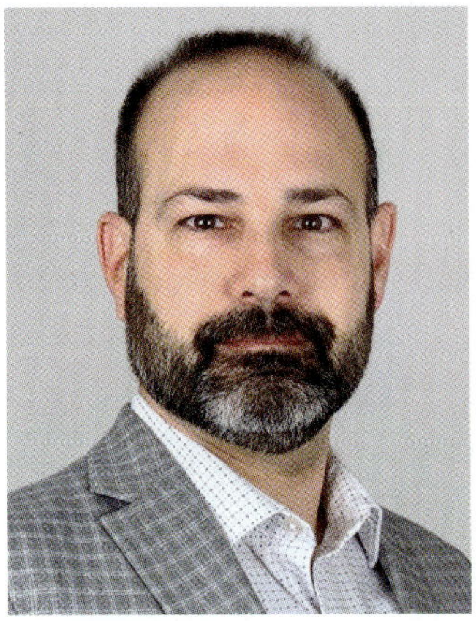

Erik P. Meira, PT, DPT는 현재 포틀랜드 오리건주에 있는 스포츠 재활과 교육에 특화된 Physical Therapy Science Communication Group의 책임자이다. 또한 포틀랜드 대학교에서 NCAA Division I 프로그램의 임상어드바이저이다. 그는 ABPTS 이사회에서 인증한 스포츠 임상 전문가이며 NSCA로부터 다양한 수준의 스포츠 부상 관리에 대한 폭넓은 경험을 가진 스트렝스 및 컨디셔닝 전문가(CSCS)로 인증을 받았다. 그는 NCAA, NBA, NFL, MLS, WNSL, 그리고 여러 다른 스포츠 리그에서 컨설턴트이다.

Dr. Meira는 여러 기사와 교과서를 저술했으며, 강연에서부터 개인적인 환경의 소규모 팀, 대규모 전문 회의의 기조 연설자에 이르기까지 다양한 분야에서 국제적으로 강의를 했다. 잘 알려진 그의 능력은 복잡한 생각을 간단하게 만들어서 이해가 잘 될 수 있도록 재치와 함께 잘 전달하는 것이고, 그는 고관절, 슬관절, 운동처방, 운동선수들을 스포츠에 복귀시키는 것, 과적 적용, 생체역학의 적용, 그리고 물리치료 연습 모델과 같은 주제들을 다룬다. 그는 the hip special interest group of the American Academy of Sports Physical Therapy(AASPT)의 설립자이자 의장이었고, APTA Combined Sections Meeting(CSM) program 의장, 그리고 the AASPT executive committee의 일원이었다. 그는 또한 물리치료 과학 이해를 위한 팟캐스트인 PT Inquest의 공동 진행자이며 Science PT를 통해 지속적인 교육을 제공한다.